临床病原微生物精准诊断

主　编　赵晓东　黄荣忠

U0232521

科学出版社

北京

内 容 简 介

本书主要探讨了现代医学中精准诊断的理念和技术，着重介绍病原微生物高通量测序（NGS）技术在临床医学中的应用，涵盖了 NGS 技术原理、数据处理方法及在感染性疾病诊断中的应用。此外，本书还介绍了微生物组研究的最新进展和未来前景，以及 NGS 技术在微生物其他领域的应用。

本书适合从事临床感染性疾病诊断和治疗的临床医生、临床微生物学实验室人员、临床检验科技师等专业人员使用，也适合微生物学和生物技术专业的研究生、教师和科研人员阅读。

图书在版编目（CIP）数据

临床病原微生物精准诊断 / 赵晓东，黄荣忠主编 . —北京：科学出版社，2023.8

ISBN 978-7-03-076027-2

Ⅰ . ①临⋯　Ⅱ . ①赵⋯　②黄⋯　Ⅲ . ①病原微生物－实验室诊断
Ⅳ . ① R446.5

中国国家版本馆 CIP 数据核字（2023）第 129473 号

责任编辑：咸东桂　刘　川 / 责任校对：张小霞
责任印制：肖　兴 / 封面设计：吴朝洪

科学出版社 出版
北京东黄城根北街 16 号
邮政编码：100717
http://www.sciencep.com

北京中科印刷有限公司 印刷
科学出版社发行　各地新华书店经销
*

2023 年 8 月第　一　版　　开本：787×1092　1/16
2023 年 8 月第一次印刷　印张：11
字数：246 000

定价：98.00 元
（如有印装质量问题，我社负责调换）

《临床病原微生物精准诊断》编委会

主　编　赵晓东　黄荣忠

副主编　向　荣　安云飞

编　委（按姓氏汉语拼音排序）

曹云星　邓　旺　董一山　胡天洋　黄丽莉

江德鹏　鞠　尚　李长毅　李佳俊　李勇湧

刘　达　刘　玲　刘　熙　陆　毅　罗　灿

罗　强　倪田根　苏　恒　谭　博　童　瑾

汪　洋　王　娜　王嘉佳　王晓龙　肖胜楠

谢美凤　严　宇　杨　迪　应森洪　张　安

张　楠　赵　燕　朱佑明

前　言

在临床医学领域，精准诊断感染性疾病至关重要。准确的诊断可以帮助医生在早期采取正确的治疗方法，避免不必要地使用抗生素或抗病毒药物，从而减少不良反应并提高治疗效果。然而，传统的病原体检测方法如细菌培养、免疫学检测和PCR等存在许多限制，如检测时间长、检测范围窄及检测灵敏度低等。随着高通量测序（又称下一代测序，NGS）技术的发展，宏基因组测序已经成为研究和诊断病原微生物的重要工具。NGS可以直接对临床样本中的总核酸进行高通量测序，从而实现对其中微生物的识别，并且能够检测到新发和罕见的病原体。这使得NGS在重症感染领域，特别是在疑难、罕见病导致的重症感染中发挥了重要的作用，从而实现了对病原微生物的精准诊断。

NGS技术的发展历程中出现了一系列重大事件。最早的事件可以追溯到2003年，宏基因组测序技术首次被用于分析海洋生态系统。随着技术的不断发展，NGS技术在2011年成功应用于人类肠道微生物组的研究中。2013年，NGS技术被应用于发掘人类口腔内的病原体，发现了一种新的病原体——"吸入型支原体"。NGS技术还在2014年西非埃博拉病毒疫情的病原体检测中发挥了关键作用，成功鉴定出埃博拉病毒。2016年，美国食品药品监督管理局（FDA）认可NGS技术用于病原微生物的诊断和耐药毒力分析，标志着NGS技术在医疗领域得到了广泛认可。2018年，病原宏基因组学被纳入《中国成人医院获得性肺炎与呼吸机相关性肺炎诊断和治疗指南》，进一步推动了NGS技术在重症感染领域的应用。2019年，《中华急诊医学杂志》发表了《宏基因组分析和诊断技术在急危重症感染应用的专家共识》，《中华危重病急救医学杂志》也在2020年发表了《宏基因组学测序技术在中重症感染中的临床应用专家共识》。这些共识肯定了NGS技术在病原微生物鉴定和治疗中的重要作用，并提出了相关的技术和临床应用建议。可见，NGS技术在病原微生物的检测和分析中发挥了越来越重要的作用，从而实现了疾病的精准诊断和治疗。

然而，由于NGS分析需要进行大规模的数据分析和处理，因此分析人员需要深入了解多种数据分析软件和算法，具备相关的专业知识和技能，包括基本的统计学知识、生物信息学技能和程序设计技巧等。此外，应用NGS技术还需要熟悉DNA和RNA的化学性质，以及PCR扩增和文库构建等分子生物学技术。在临床应用中推广和开发NGS技术，还需要了解医学基础知识和生物医学工程等相关领域的知识。因此，对于缺乏相关背景的临床工作者和相关人员，学习和应用NGS技术可能存在一定的困难。然而，随着临床NGS在病原微生物领域的不断发展，掌握和应用NGS技术已成为不可或缺的一部分。为此，相关人员需要通过参加相关的培训课程、交流学习、阅读相关文献和查阅书籍等途径，不断提升自己的专业知识和技能，以适应临床病原微生物NGS技术的发展和应用。

基于上述背景，我们编写了《临床病原微生物精准诊断》一书，旨在为临床医生和相关从业人员提供详尽而系统的病原微生物 NGS 分析技术指南，从而实现对病原微生物的精准诊断。本书详细介绍了 NGS 技术在病原微生物检测中的原理、文库构建和质量控制、数据分析和解释等方面的内容，并提供了丰富的案例和详细的实验操作步骤，帮助读者更好地理解和应用该技术。通过本书的学习，相关人员可以更好地掌握 NGS 技术在病原微生物检测中的应用，提高病原微生物的检测效率和准确性，从而实现疾病的精准诊断和治疗，更好地服务于临床工作。

在这里，我们希望本书能为读者提供有价值的内容和帮助，也希望读者能加深对 NGS 技术和精准医学的全面理解并对其进行深入探究。我们相信，随着技术的不断进步，NGS 技术将在生物医学领域发挥越来越重要的作用，成为未来临床病原微生物诊断的重要手段。

在本书的编写过程中，我们秉持客观、准确、实用的原则，力求为读者提供最新、最全面、最实用的知识。本书的编写得到了多位专家和学者的支持和帮助。他们来自于不同的领域，包括微生物学、生物信息学、临床医学等，他们在各自领域内拥有丰富的经验和知识，并为本书提供了宝贵的意见和建议。我们由衷感谢他们的支持和帮助，没有他们的贡献，这本书不可能完成。

本书引用了大量的论文和著作，为本书提供了充分的研究支持。在此，我们向这些作者表示衷心的感谢！

由于作者水平有限，书中难免出现疏漏。在此，我们恳请读者指出错误或不准确之处，以便及时修正。

赵晓东　黄荣忠

2023 年 2 月 4 日

目 录

第1章 绪 论

1.1 精准医学的定义

美国政府于 2015 年 1 月宣布，将投入 2.15 亿美元支持 "精准医疗计划"，促进精准医学的发展，将其应用于患者医疗服务。在生命科学领域，"精准医疗" 和 "个性化医疗" 这两个概念很相似，有时可以互相替换。但是，"精准医疗" 更流行，它更强调通过分子水平信息将疾病和患者进行分类，而 "个性化医疗" 则更强调根据每个人的独特特征来制定治疗和预防策略。美国政府的资金支持极大地推动了精准医学的发展[1, 2]。

实现精准医疗需要建立可靠的数据资源，包括基因组、暴露组、病史、社会因素和生活方式因素等。这些因素是相互作用的，需要协同分析来为每位患者提供个性化、精准的医疗方案，从而提高药物的有效性和安全性，降低常见复杂疾病的易感性[3, 4]。精准医疗不是孤立的，而是一个高度互动的领域，涉及医学、生物化学、分子生物学、遗传学、社会学、政治学、信息学和生物统计学等多个学科。2003 年，人类基因组计划（HGP）的完成开启了后基因组时代。随着分子医学特别是遗传学、信息学等高新技术的快速发展，我们对 DNA 的精确分子结构和基因组结构有了更深入的理解，这改变了我们对健康的看法。高通量技术（如纳米技术、蛋白质组学、代谢组学）使科学家和医生对如何精确检测和最终治疗疾病有了更多的思考[5]。通过个体遗传信息或基因组学信息来预测个体未来的健康变得可行。如今，我们已经可以在疾病前期或药物治疗开始之前建立预防性和定制化的检测和干预方案。

不同的环境和生活方式，基因会以不同的形式存在，导致了基因的多样性和遗传差异[6, 7]。进入后基因组时代，我们可以使用遗传信息或基因组学信息来预测个人未来的健康状况。我们的基因存在 "多态性"，即不同的基因位点有不同的形式，例如单核苷酸多态性（SNP）。SNP 检测可以帮助我们更好地了解各种情况下的代谢特性[8]。作为新遗传学的一部分[9]，精准医学可以利用多态现象来指导常规医疗实践。根据基因组学研究成果，将分子和遗传学分析与临床病理数据匹配对于判断疾病的风险（"谁容易得病"）、诊断疾病的原因（"是什么引起的病"）、预测疾病的发展（"谁需要及时治疗"）和选择合适的治疗方法（"怎样才能治好"）非常重要，甚至可以作为日常个性化健康保健中治疗决策和预防策略的一部分[10, 11]。但是，酶的活性不仅受遗传因素的控制，还受环境因素的影响，这些因素可以改变基因活性和基因表达，导致不同疾病的表现形式有所不同。细胞和组织在不同交互层之间保持连续通信，如 DNA、RNA 和蛋白质，以维持机体稳态并调节对外部环境刺激的生物过程。图 1-1 显示了预测性医学和个性化 / 精准医学的主要原则，个人作为 "开放系统" 的结果，是基因和环境（如生物、心理、电磁波等因素）不断相互交流的结果，而这些因素在疾病的相互作用和发展过程中起着重要作用[12]。此外,生物统计学和生物信息学方法在预测每个特定案例中疾病的相对风险方面起着关键作用。我们无法改变基因结构,但我们可以通过生活方式和基因表达的反馈原则来影响基因表达结果,例如通过表观遗传调控转录(疾病的发生或预防、药物代谢),以预防或延迟疾病的发生[13]。

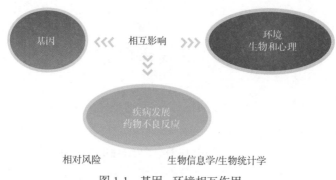

图 1-1 基因 - 环境相互作用

"精准医学"的应用将在大多数医学领域中逐步扩大,特别是在目前我们所观察到的与环境相关的复杂多因素非传染性疾病中,如癌症、心血管疾病和糖尿病等[2]。"精准医疗"的基本理念之一是确定不同疾病的遗传风险因素信息,以告知患者并主动改变其生活方式。因此,通过更好地了解个体的遗传信息,可以预防由环境引起的疾病(如大多数癌症、糖尿病、高血压、心血管疾病等多因素疾病),并研究应用药物遗传学方面的知识,对继发性药物反应进行干预。例如,糖尿病"基因风险评分"高但尚未罹患糖尿病的人群可能会被建议改变生活方式,如减肥和积极锻炼。因此,精准医学旨在开发有针对性的医疗和干预措施,每个人都应根据其自身的情况进行分析和检查,包括环境、遗传、生活方式,甚至社会经济和家庭互动,因为所有这些在日常实践中使用的信息都有助于形成个人健康记录[14]。了解遗传变异与人类疾病相关的基因-环境相互作用是精准医学面临的重要挑战。通过药物基因组学的帮助,精准医学可以将功能基因组学转化为合理的治疗方法,确保患者在正确的时间以正确的剂量获得正确的药物[15,16]。在个性化干预新时代,将药物基因组学知识转化为临床实践,根据个人独特的基因来优化药物和药物组合,是实施个性化医疗的首要任务,是"精准医学"的重要组成部分[16,17]。由于基因数据的指数级增长及环境因素信息正在成为医疗服务中的重要工具,为了使精准医疗在临床水平上发挥作用,实施存储全面、针对个人数据的电子健康记录(EHR)至关重要[18]。此外,精准医学还依赖于准确识别和将相关亚组患者分类的能力,以及从广泛的临床和基因组数据集中获取有效信息的能力。临床决策支持系统可以提供将不同临床表型数据与基因组数据相结合的机会,从而在临床层面生成更多可操作的信息(图 1-2)。

根据 2010 年 Ropers 和 2012 年 Kuehn 的研究,大约有 4000 种疾病是由单个基因的缺陷导致的单基因遗传病[19,20]。所有的基因,包括那些导致单基因病的基因,都有可能与复杂疾病有关。复杂疾病是指涉及多个基因,并且与环境因素相互作用的疾病。大多数孟德尔遗传病涉及基因编码序列内部的结构变化(如 SNP、缺失、拷贝数变异),直接导致基因功能缺陷。在糖尿病患者中,大多数单基因缺陷是由参与胰岛素分泌、葡萄糖转运等功能的基因序列缺陷引起的。例如，肝核因子 4α（hepatic nuclear factor 4 alpha，HNF4α）基因的多态性已被确认为导致糖尿病的一个风险因素。该基因编码的转录因子在调节胰腺 β 细胞中的基因转录方面发挥着重要作用。HNF4α 基因的多态性可能导致 HNF4α 蛋白质结构和功能发生变化，进而影响胰岛素分泌和葡萄糖代谢，最终导致糖尿病的发生[21]。相反，在多基因病中，大部分单核苷酸多态性位于编码序列之外，例如位于 3′ 和 5′ 片段、内含子中或完全位于基因之外，通常参与基因转录的控制。一个复杂的例子是尿调制蛋白（uromodulin，UMOD）基因，它在多基因病中的作用能够很好地通过大量的编码序列外的多态性来说明，这些多态性与糖尿病肾病有关[22]，而基因编码序列内的突变导致一种常染色体显性的肾病，即一种与糖尿病无关的单基因病——家族性间质性肾病。

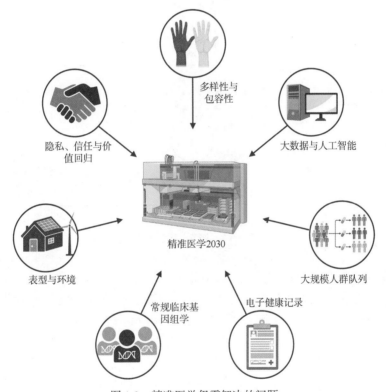

图 1-2　精准医学仍需解决的问题

　　自宏基因组学问世以来[23-25]，最近的研究表明，代谢性疾病与肠道菌群之间的联系可能至关重要（图 1-3）。肠道菌群的组成可被认为是调节宿主新陈代谢的环境因素，肠道菌群包括超过 400 个物种，超过 100 万亿个细胞（大约是人体细胞总数的 10 倍）[26]。肠道菌群的调节和扰动似乎与肥胖和 2 型糖尿病（T2D）等机体代谢紊乱密切相关[27-31]。因此，调节肠道菌群可能是治疗肥胖或糖尿病患者能量平衡的重要策略[31,32]。此外，同样重要的是要注意人类微生物组包含的基因数量是人类基因组的 150 倍[33]。有证据表明，短链脂肪酸（short-chain fatty acid，SCFA）丁酸盐可以改善 2 型糖尿病的代谢控制[31,34-36]。肠道微生物群的不同组成会导致产生不同的 SCFA，而丁酸盐是结肠发酵 SCFA 的终产物之一，可调节多种细胞过程如细胞分化和抑制不同细胞系的肿瘤细胞增殖[37-40]。丁酸盐也能对肥胖和 2 型糖尿病的表观遗传基因调控产生影响，即肥胖和 2 型糖尿病中肠道微生物群的不同组成可能影响基因的表观遗传调控。例如，编码 SCFA 受体 FFAR2 和 FFAR3 的基因通过组蛋白去乙酰化酶（histone deacetylase，HDAC）的抑制和超乙酰化引起 *FFAR* 基因表达和信号通路的变化[36, 41-43]。影响代谢性疾病的发生和 FFAR 家族的表观遗传学调控可能是 2 型糖尿病的潜在治疗靶点之一[34, 44-46]。

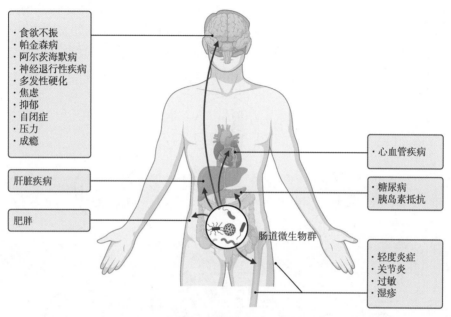

图 1-3　肠道微生物群影响多种疾病的发生

　　了解肠道微生物生态系统的组成和肠道微生物标志物如 SCFA 的比例，是未来精准医学的关键要素。但是，我们仍然需要更多的研究来支撑更精确的诊断、治疗干预，并最终通过干预生活方式来预防和控制疾病[28, 35]。饮食调节是干预生活方式的一种选择，例如增加高膳食纤维食物摄入量，膳食纤维是影响肠道微生物群组成的短链脂肪酸的重要来源。增加丁酸盐浓度与降低胰岛素抵抗以对抗代谢综合征和糖尿病，也可能是预防与治疗肥胖症和 2 型糖尿病的重要途径[35, 36, 44, 47-50]。另外需要考虑的是由于存在个体差异，应该同时纳入肠道微生物群和生活方式因素的个性化水平评估，以确定其是否会诱发 2 型糖尿病的发展。在这个后基因组时代，科学家对快速发展的"组学"（转录组学、蛋白质组学、代谢组学、表观基因组学、微生物组学）寄予了厚望，希望通过这些方法能够更好地理解多基因多因素慢性复杂疾病的分子基础，并最终能提供更精准的方法来有效治疗疾病[51, 52]。精准医学需要从大量的临床和基因组数据集中准确识别相关疾病亚群患者，通过"定制"的方法来检测、预防和治疗疾病[53]。

　　生命科学领域越来越关注临床疾病背后的分子特征，重点强调"预测 / 预防"未来的健康结果，预测疾病易感性，并减少不确定的治疗决策[53]。更好地了解遗传信息可以让我们控制由环境诱发的多因素疾病（如糖尿病、高血压、心血管疾病、癌症）的发展，当然也可以通过药物遗传学预防继发性药物反应，对于减少过度的医疗花费也很重要。结合大数据采集和电子健康记录（electronic health record，EHR）的应用，加上患者的参与，新的医学时代即将到来。广泛采用电子健康记录能更好地进行患者分类，同时也将增进我们对复杂疾病表型的理解[54-56]。基因组技术的经济评估对于卫生经济学家来说是一个重要的挑战[57-60]，因此我们可以汇集不同卫生部门和多学科的海量数据进行分析，作为相关政策制定的数据支撑[61,62]。另一个关键点是临床医生的教育，尽管临床医生希望实践精准医疗，但他们并不熟悉如何实现精准医疗，也不能将其转化为临床应用。因此，为了将精准医学快速整合到临床医疗实践，需要对临床医生，特别是基层医疗机构医生[63]进行最新的基因组学知识和技术方面的培训[64]。在药物遗传学测试应用方面，还需要考虑市场上商业药物测试的可用性和合格程度问题[16,65,66]。

在后基因组时代，关于如何改善健康状况与环境状况的争论一直持续存在[67]。这需要在社会实践中不断发现问题、解决问题并最终总结有效可行的解决方案[67]。建立健康和可持续发展的现代化社会需要科学和其他各个学科组成的"综合知识生态系统"[61,68-71]。健康对于个人和社会都至关重要，这也是一项基本人权，精准医学同样如此[72,73]。精准医疗已成为健康的基石，然而许多中低收入国家仍然缺乏全球公共卫生基因组学数据，因此需要开展区域科学研究能力建设[74-76]。社会需要精准医学，因为它符合不同收入水平国家的社会、伦理、技术和疾病负担的现实[77-85]。

1.2 NGS 技术与临床病原微生物诊断

现代医学在诊断和治疗感染性疾病时需要一个准确的检测方法，而传统的培养方法被认为是最可靠的病原体检测方式。然而，传统的培养方法存在许多局限性，如运输问题、培养基选择问题等，这些因素可能会导致检测结果不准确。将 NGS 技术应用于感染性疾病的检测能够很好地解决这些问题，该技术能够快速准确地检测到细菌和真菌。这种技术基于 DNA 测序，可以在病人的样本中检测到微生物的 DNA，即使这些微生物难以培养或者不能够被传统的培养方法检测到（图 1-4）。研究表明，NGS 技术能够检测到那些在传统培养方法中未被发现的微生物，如产单核李斯特菌、猪链球菌、军团菌和肺孢子菌等。NGS 技术的应用可以提高感染病例的检测率，帮助医生更快地做出诊断，提高治疗效果，减少患者的痛苦和降低疾病传播的风险。

为了更好地应用 NGS 技术，需要考虑其成本效益和技术局限性。对于轻度及传统检测方法能够明确诊断的感染，如尿路感染和皮肤软组织感染等，不建议使用 NGS 检测，因为传统检验方法已经足够。对于人源性细胞或背景菌较多的感染标本，如粪便标本，也不建议使用 NGS 检测，因为可能会影响检测结果的准确性。然而，在某些情况下，NGS 技术是非常有用的。例如，在那些难以诊断的复杂感染病例中，NGS 技术可以提供更精准的诊断结果，帮助医生更好地制订治疗计划。此外，在一些严重的感染病例中，如败血症、中枢神经系统感染等，NGS 技术可以快速准确地检测到致病微生物，帮助医生及时诊断和治疗。

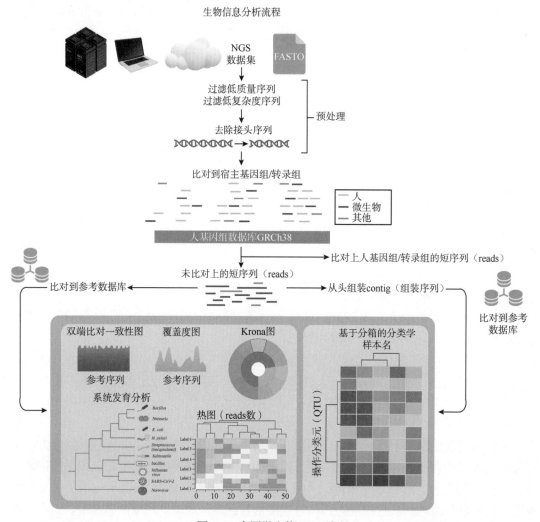

图 1-4　病原微生物 NGS 流程

　　NGS 技术能全覆盖检测细菌、支原体、衣原体、螺旋体、立克次体、真菌、病毒和寄生虫等所有病原体[86]。临床样本中的所有核酸序列能够通过 NGS 技术进行无偏倚测序，因此能够快速鉴定新发病原体。不同病毒间的交叉重组、重配所导致的新发传染病暴发越来越频繁。虽然传统 PCR 检测技术能够预先设计引物，但其瓶颈在于需要根据已知病原体序列信息进行设计。2019 年在我国武汉出现了不明原因肺炎患者，研究人员使用 NGS 技术迅速检出了患者肺泡灌洗液标本中的冠状病毒，并完成了全基因组序列[87]。世界卫生组织（World Health Organization，WHO）于 2020 年 1 月将该病毒命名为 2019 新型冠状病毒（2019-nCoV）[88]。因此，NGS 技术在新型冠状病毒的发现和鉴定中扮演了重要角色。

　　对于罕见病原体感染的诊断，NGS 的应用至关重要。传统的检测方法无法有效地检测到所有病原体，这可能导致误诊或漏诊。一项关于罕见病原体感染的报告指出，2014 年一名 14 岁男孩因持续发热和头痛，随后出现脑积水和癫痫症状，3 次就诊于医院。尽管进行了 38 项病原学检查，包括脑组织活检，但仍未能检测到病原体。最终，通过 NGS

技术，该患者被诊断为钩端螺旋体脑膜炎[89]。此外，2015 年另一项报告也利用 NGS 技术成功诊断了一例由巴氏阿米巴引起的脑膜炎[90]。随后，多项研究报告显示，NGS 技术被用于检测罕见病原体，如 Mai 等在一名 16 岁男性脑炎患者的尿液样本中检测到日本脑炎病毒；Du 等在一名 11 岁女孩的呼吸道标本中检测到西尼罗河病毒等[91]。这些研究结果表明，NGS 技术在感染性疾病诊断领域具有重要意义，可大大提高罕见病原体的检测能力，这是一项具有革新性和突破性的技术。

随着全球化的推进，越来越多的病原体开始跨越物种和地域的界限，从之前局限于小范围和特定物种的传播，演变成了具有全球流行性的传染病。现代 NGS 技术可以帮助科学家揭示人类和动物来源病原体之间的差异，同时也可以追踪潜在的人畜共患疾病的起源[92]。例如，研究人员通过 NGS 技术检测野生鼠的肠道标本，发现其中有多种病原体的序列与人类致病密切相关[93]。通过 NGS 技术，研究人员成功诊断出一名女性因感染了猪疱疹病毒而导致眼内炎，因为她直接接触了猪的排泄物[94]。

传统的微生物检测方法只能检测出少数病原体，而且具有一定的偏向性。而 NGS 技术可以无偏倚地检测出感染患者体内的所有病原体。这种技术不仅可以大大缩短诊断时间，还能够提高诊断的准确性。在最近的一项研究中，研究人员对 37 名使用免疫抑制剂的感染患者进行了 NGS 检测，结果发现 31 例患者存在多重感染现象，涉及的病原体包括肺孢子菌、巨细胞病毒、疱疹病毒、细环病毒和多种细菌。这表明 NGS 技术在检测感染病原体方面具有高精确性和高灵敏度，可以为患者提供更为准确的诊断服务。此外，该技术还可以在感染性疾病的预防和控制方面发挥重要作用。

NGS 技术在诊断重症感染方面有广泛应用。临床上常见的脓毒症、脑炎 / 脑膜炎、重症肺炎等感染可通过 NGS 技术快速、准确地检测到病原体。多项研究表明 NGS 技术对重症感染病原学诊断的阳性率远高于传统培养方法，且 NGS 检测的结果与治疗效果密切相关。例如，某项研究通过对比健康志愿者与脓毒症患者的 NGS 结果发现，脓毒症患者血液标本中病原菌指数绝对值、丰度显著升高，有超过 85% 的 NGS 检测第 2 天即可报告结果，并可检出超过 1 种以上的微生物。另外，NGS 技术还能够在脑脊液中检出人类疱疹病毒、新型隐球菌、布鲁氏菌等多种病原体[95]。因此，NGS 技术在重症感染的病原学诊断中有着广泛的临床应用价值。由于慢性感染常常反复出现，治疗难度较大（这是因为慢性感染的症状通常不具有典型特征，机体也会间歇性地排出病原体），所以在临床实验室中的检测非常困难。不过，研究人员使用 NGS 技术成功诊断了一位患有慢性复发性脑膜炎长达 16 年的患者，发现其病原体是猪带绦虫。随后，血清学实验也支持了该诊断结果[96]。

NGS 技术能够帮助医生对疑难感染病例进行快速的诊断，取得良好的治疗效果。例如，一名非洲务工回国人员出现反复发热、头痛和嗜睡等症状，华山医院张文宏团队使用 NGS 技术对其脑脊液进行检测后，最终确定为锥虫病，并给予针对性的治疗，患者痊愈出院[97]。同样，深圳市第三人民医院也利用 NGS 技术，成功地确诊一例罕见的阿米巴脑炎患者[98]。这表明，NGS 技术在疑难感染病例的诊断方面具有重要的作用。

免疫缺陷患者感染机会致病菌和混合感染是一个临床难题。然而，NGS 技术已经显示出在该领域具有显著的诊断潜力。研究人员对 108 例免疫抑制患者进行了 NGS 检测，结果表明该技术具有良好的诊断效果，不受免疫抑制程度的影响。相比于经验用药组，

NGS 技术指导抗菌药物治疗的成功率显著提高。同时，研究人员报告了一名 2 岁粒 - 单核细胞白血病患儿干细胞移植后出现感染的病例，NGS 检测血液标本后发现痤疮丙酸杆菌是其感染的病原菌，经过针对性治疗患儿病情得到改善[99]。此外，NGS 技术检测免疫缺陷患者的鼻咽拭子、穿刺液及血液等标本相比于传统培养法，具有更高的检出率和更高的阴性预测值[100]。这意味着 NGS 技术可以快速、准确地检测出免疫缺陷患者感染的病原菌，有助于制定个体化的治疗方案，提高治疗效果。

同时，我们也必须承认在临床实验室中进行病原微生物 NGS 是一个复杂的任务，需要使用符合监管标准的质量管理方法来定制研究方案。在研究环境中，文库制备试剂、测序仪器和生物信息学工具不断变化。然而，在临床实验室中，需要遵循标准化的协议来实施检测。对于检测中的任何组分所做的更改都需要经过验证，并证明其具有可接受的性能指标，然后才能在患者身上进行测试。因此，用于病原体检测的宏基因组方法在临床上的应用也具有挑战性（图 1-5），因为测试的不同微生物数量是无限的，但是实际上我们不可能对所有微生物进行验证。

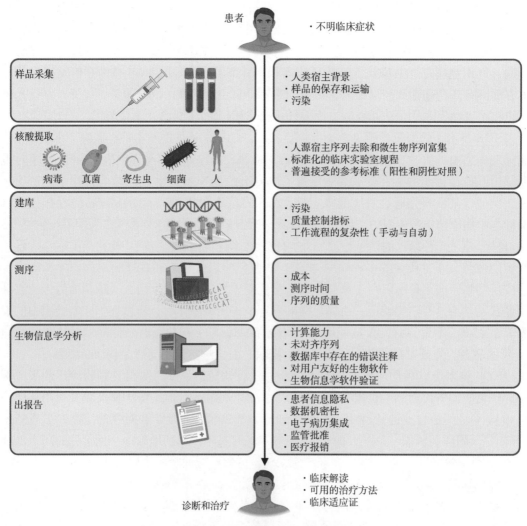

图 1-5　在临床诊断中宏基因组测序所面临的挑战

虽然存在各种挑战，NGS 技术仍然是未来感染性疾病诊断的发展方向之一，尽管目前它已经在此领域发挥了相当重要的作用，特别是对于罕见病原体感染的诊断。然而，这项技术仍然需要在许多方面进行完善和提高，例如如何确定对不同感染病原体的序列诊断阈值标准，如何检测出耐药菌基因及区分背景菌与致病菌等。我们相信，随着 NGS 技术水平的不断提高，这些问题将会逐步得到解决，使得该技术更加准确、广泛地应用于临床感染性疾病的诊断，从而帮助临床医生采取更加精准的治疗措施，缩短病程，减轻患者的痛苦。

参 考 文 献

［1］ JAMESON J L, LONGO D L. Precision medicine:personalized, problematic, and promising［J］. N Engl J Med, 2015, 372(23): 2229-2234.

［2］ MIRNEZAMI R, NICHOLSON J, DARZI A. Preparing for precision medicine［J］. N Engl J Med, 2012, 366(6): 489-491.

［3］ KITTLES R. Genes and environments: moving toward personalized medicine in the context of health disparities［J］. Ethn Dis, 2012, 22(3 Suppl 1): S1-S43-6.

［4］ PASHAYAN N, DUFFY S W, CHOWDHURY S, et al. Polygenic susceptibility to prostate and breast cancer: implications for personalised screening［J］. Br J Cancer, 2011, 104(10): 1656-1663.

［5］ NAIDOO N, PAWITAN Y, SOONG R, et al. Human genetics and genomics a decade after the release of the draft sequence of the human genome［J］. Hum Genomics, 2011, 5(6): 577-622.

［6］ CAVALLI-SFORZA L L, PIAZZA A. Human genomic diversity in Europe: a summary of recent research and prospects for the future［J］. Eur J Hum Genet, 1993, 1(1): 3-18.

［7］ CAVALLI-SFORZA L L. Genes, peoples, and languages［J］. Proc Natl Acad Sci U S A, 1997, 94(15): 7719-7724.

［8］ LAI E. Application of SNP technologies in medicine: lessons learned and future challenges［J］. Genome Res, 2001, 11(6): 927-929.

［9］ SUTTON A. The new genetics: facts, fictions and fears［J］. Linacre Q, 1995, 62(3): 76-87.

［10］ GINSBURG G S, MCCARTHY J J. Personalized medicine: revolutionizing drug discovery and patient care［J］. Trends Biotechnol, 2001, 19(12): 491-496.

［11］ MCCARTHY J J, MCLEOD H L, GINSBURG G S. Genomic medicine: a decade of successes, challenges, and opportunities［J］. Sci Transl Med, 2013, 5(189): 189sr4.

［12］ PRIGOGINE I, NICOLIS G, BABLOYANTZ A. Nonequilibrium problems in biological phenomena［J］. Ann N Y Acad Sci, 1974, 231(1): 99-105.

［13］ DEMPFLE A, SCHERAG A, HEIN R, et al. Gene-environment interactions for complex traits: definitions, methodological requirements and challenges［J］. Eur J Hum Genet, 2008, 16(10): 1164-1172.

［14］ GORYAKIN Y, LOBSTEIN T, JAMES W P T, et al. The impact of economic, political and social globalization on overweight and obesity in the 56 low and middle income countries［J］. Soc Sci Med, 2015, 133: 67-76.

［15］ INGELMAN-SUNDBERG M. Pharmacogenetics: an opportunity for a safer and more efficient pharmacotherapy［J］. J Intern Med, 2001, 250(3): 186-200.

［16］ SON Y A, TüZMEN Ş, HıZEL C. Designing and implementing pharmacogenomics study［M］//BARH D, DHAWAN D, GANGULY N K. Omics for Personalized Medicine. New Delhi: Springer India. 2013: 97-122.

［17］ SHARMA S. Nanotheranostics in evidence based personalized medicine［J］. Curr Drug Targets, 2014, 15(10): 915-930.

［18］SCHEUNER M T, DE VRIES H, KIM B, et al. Are electronic health records ready for genomic medicine?［J］. Genet Med, 2009, 11(7): 510-517.

［19］ROPERS H H. Single gene disorders come into focus—again［J］. Dialogues Clin Neurosci, 2010, 12(1): 95-102.

［20］KUEHN B M. Sequencing inches closer to the clinic: neonatal, intellectual disorders identified［J］. JAMA, 2012, 308(19): 1961-1962.

［21］HELLWEGE J N, HICKS P J, PALMER N D, et al. Examination of rare variants in HNF4 α in European Americans with type 2 diabetes［J］. J Diabetes, 2011, 2(145): 1000145.

［22］GORSKI M, TIN A, GARNAAS M, et al. Genome-wide association study of kidney function decline in individuals of European descent［J］. Kidney Int, 2015, 87(5): 1017-1029.

［23］MACCAFERRI S, BIAGI E, BRIGIDI P. Metagenomics: key to human gut microbiota［J］. Dig Dis, 2011, 29(6): 525-530.

［24］KIM B S, JEON Y S, CHUN J. Current status and future promise of the human microbiome［J］. Pediatr Gastroenterol Hepatol Nutr, 2013, 16(2): 71-79.

［25］PROCTOR L M. The National Institutes of Health Human Microbiome Project［J］. Semin Fetal Neonatal Med, 2016, 21(6): 368-372.

［26］BOURLIOUX P, KOLETZKO B, GUARNER F, et al. The intestine and its microflora are partners for the protection of the host: report on the Danone Symposium "The Intelligent Intestine," held in Paris, June 14, 2002［J］. Am J Clin Nutr, 2003, 78(4): 675-683.

［27］LEY R E, BÄCKHED F, TURNBAUGH P, et al. Obesity alters gut microbial ecology［J］. Proc Natl Acad Sci U S A, 2005, 102(31): 11070-11075.

［28］LARSEN N, VOGENSEN F K, VAN DEN BERG F W, et al. Gut microbiota in human adults with type 2 diabetes differs from non-diabetic adults［J］. PLoS One, 2010, 5(2): e9085.

［29］GREINER T, BÄCKHED F. Effects of the gut microbiota on obesity and glucose homeostasis［J］. Trends Endocrinol Metab, 2011, 22(4): 117-123.

［30］KHAN M T, NIEUWDORP M, BÄCKHED F. Microbial modulation of insulin sensitivity［J］. Cell Metab, 2014, 20(5): 753-760.

［31］BAOTHMAN O A, ZAMZAMI M A, TAHER I, et al. The role of gut microbiota in the development of obesity and diabetes［J］. Lipids Health Dis, 2016, 15: 108.

［32］DEVARAJ S, HEMARAJATA P, VERSALOVIC J. The human gut microbiome and body metabolism: implications for obesity and diabetes［J］. Clin Chem, 2013, 59(4): 617-628.

［33］QIN J, LI R, RAES J, et al. A human gut microbial gene catalogue established by metagenomic sequencing［J］. Nature, 2010, 464(7285): 59-65.

［34］PUDDU A, SANGUINETI R, MONTECUCCO F, et al. Evidence for the gut microbiota short-chain fatty acids as key pathophysiological molecules improving diabetes［J］. Mediators Inflamm, 2014, 2014: 162021.

［35］HARTSTRA A V, BOUTER K E, BÄCKHED F, et al. Insights into the role of the microbiome in obesity and type 2 diabetes［J］. Diabetes Care, 2015, 38(1): 159-165.

［36］KASUBUCHI M, HASEGAWA S, HIRAMATSU T, et al. Dietary gut microbial metabolites, short-chain fatty acids, and host metabolic regulation［J］. Nutrients, 2015, 7(4): 2839-2849.

［37］HAGUE A, BUTT A J, PARASKEVA C. The role of butyrate in human colonic epithelial cells: an energy source or inducer of differentiation and apoptosis?［J］. Proc Nutr Soc, 1996, 55(3): 937-943.

［38］D'ARGENIO G, MAZZACCA G. Short-chain fatty acid in the human colon. Relation to inflammatory bowel diseases and colon cancer［J］. Adv Exp Med Biol, 1999, 472: 149-158.

［39］HIZEL C, MAURIZIS J C, RIO P, et al. Isolation, purification and quantification of BRCA1 protein from tumour cells by affinity perfusion chromatography[J]. J Chromatogr B Biomed Sci Appl, 1999, 721(2): 163-170.

[40] COMALADA M, BAILÓN E, DE HARO O, et al. The effects of short-chain fatty acids on colon epithelial proliferation and survival depend on the cellular phenotype[J]. J Cancer Res Clin Oncol, 2006, 132(8): 487-497.

[41] DAVIE J R. Inhibition of histone deacetylase activity by butyrate[J]. J Nutr, 2003, 133(7 Suppl): 2485S-2493S.

[42] KHAN S, JENA G. The role of butyrate, a histone deacetylase inhibitor in diabetes mellitus: experimental evidence for therapeutic intervention[J]. Epigenomics, 2015, 7(4): 669-680.

[43] ALENGHAT T. Epigenomics and the microbiota[J]. Toxicol Pathol, 2015, 43(1): 101-106.

[44] REMELY M, AUMUELLER E, MEROLD C, et al. Effects of short chain fatty acid producing bacteria on epigenetic regulation of FFAR3 in type 2 diabetes and obesity[J]. Gene, 2014, 537(1): 85-92.

[45] ICHIMURA A, HASEGAWA S, KASUBUCHI M, et al. Free fatty acid receptors as therapeutic targets for the treatment of diabetes[J]. Front Pharmacol, 2014, 5: 236.

[46] SEKIGUCHI H, KASUBUCHI M, HASEGAWA S, et al. A novel antidiabetic therapy: free fatty acid receptors as potential drug target[J]. Curr Diabetes Rev, 2015, 11(2): 107-115.

[47] DIAMANT M, BLAAK E E, DE VOS W M. Do nutrient-gut-microbiota interactions play a role in human obesity, insulin resistance and type 2 diabetes?[J]. Obes Rev, 2011, 12(4): 272-281.

[48] KOOTTE R S, VRIEZE A, HOLLEMAN F, et al. The therapeutic potential of manipulating gut microbiota in obesity and type 2 diabetes mellitus[J]. Diabetes Obes Metab, 2012, 14(2): 112-120.

[49] SLAVIN J. Fiber and prebiotics: mechanisms and health benefits[J]. Nutrients, 2013, 5(4): 1417-1435.

[50] HOUGHTON D, STEWART C J, DAY C P, et al. Gut microbiota and lifestyle interventions in NAFLD[J]. Int J Mol Sci, 2016, 17(4): 447.

[51] ALLIN K H, NIELSEN T, PEDERSEN O. Mechanisms in endocrinology: Gut microbiota in patients with type 2 diabetes mellitus[J]. Eur J Endocrinol, 2015, 172(4): R167-R177.

[52] ÖZDEMIR V, HEKIM N. Innovation management? Orienting sepsis R&D and technology transfer towards stratified medicine[J]. EBioMedicine, 2016, 6: 8-9.

[53] KHOURY M J, IADEMARCO M F, RILEY W T. Precision public health for the era of precision medicine[J]. Am J Prev Med, 2016, 50(3): 398-401.

[54] MARSOLO K, SPOONER S A. Clinical genomics in the world of the electronic health record[J]. Genet Med, 2013, 15(10): 786-791.

[55] RITCHIE M D, DE ANDRADE M, KUIVANIEMI H. The foundation of precision medicine: integration of electronic health records with genomics through basic, clinical, and translational research[J]. Front Genet, 2015, 6: 104.

[56] LAPER S M, RESTREPO N A, CRAWFORD D C. The challenges in using electronic health records for pharmacogenomics and precision medicine research[J]. Pac Symp Biocomput, 2016, 21: 369-380.

[57] O'DONNELL J C. Personalized medicine and the role of health economics and outcomes research: issues, applications, emerging trends, and future research[J]. Value Health, 2013, 16(6 Suppl): S1-S3.

[58] ÖZDEMIR V, BADR K F, DOVE E S, et al. Crowd-funded micro-grants for genomics and "big data": an actionable idea connecting small(artisan)science, infrastructure science, and citizen philanthropy[J]. OMICS, 2013, 17(4): 161-172.

[59] HUSEREAU D, MARSHALL D A, LEVY A R, et al. Health technology assessment and personalized medicine: are economic evaluation guidelines sufficient to support decision making?[J]. Int J Technol

Assess Health Care, 2014, 30(2): 179-187.

［60］FUGEL H J, NUIJTEN M, POSTMA M, et al. Economic evaluation in stratified medicine: methodological issues and challenges［J］. Front Pharmacol, 2016, 7: 113.

［61］OZDEMIR V, SMITH C, BONGIOVANNI K, et al. Policy and data-intensive scientific discovery in the beginning of the 21st century［J］. OMICS, 2011, 15(4): 221-225.

［62］KOLKER E, STEWART E, OZDEMIR V. Opportunities and challenges for the life sciences community［J］. OMICS, 2012, 16(3): 138-147.

［63］BARTLETT G, ZGHEIB N, MANAMPERI A, et al. Pharmacogenomics in primary care: A crucial entry point for global personalized medicine?［J］. Curr Pharmacogenomics Person Med, 2012, 10(2): 101-105.

［64］MCGRATH S, GHERSI D. Building towards precision medicine: empowering medical professionals for the next revolution［J］. BMC Med Genomics, 2016, 9(1): 23.

［65］OZDEMIR V, KNOPPERS B M. One size does not fit all: toward "upstream ethics"?［J］. Am J Bioeth, 2010, 10(6): 42-44.

［66］OZDEMIR V, JOLY Y, DOVE E S, et al. Are we asking the right ethics questions on drug shortages? Suggestions for a global and anticipatory ethics framework［J］. Am J Bioeth, 2012, 12(1): 13-15.

［67］PERDUE W C, STONE L A, GOSTIN L O. The built environment and its relationship to the public's health: the legal framework［J］. Am J Public Health, 2003, 93(9): 1390-1394.

［68］OZDEMIR V, BORDA-RODRIGUEZ A, DOVE E S, et al. Public health pharmacogenomics and the design principles for global public goods - moving genomics to responsible innovation［J］. Curr Pharmacogenomics Person Med, 2013, 11(1): 1-4.

［69］OZDEMIR V, MULJONO D H, PANG T, et al. Asia-pacific health 2020 and genomics without borders: co-production of knowledge by science and society partnership for global personalized medicine［J］. Curr Pharmacogenomics Person Med, 2011, 9(1): 1-5.

［70］DOVE E S, OZDEMIR V. All the post-genomic world is a stage: the actors and narrators required for translating pharmacogenomics into public health［J］. Per Med, 2013, 10(3): 213-216.

［71］DOVE E S, BARLAS I Ö, BIRCH K, et al. An appeal to the global health community for a tripartite innovation: An "Essential diagnostics list," "Health in all policies," and "See-through 21(st)century science and ethics" ［J］. OMICS, 2015, 19(8): 435-442.

［72］WINICKOFF D E. Biosamples, genomics, and human rights: context and content of Iceland's Biobanks Act［J］. J Biolaw Bus, 2001, 4(2): 11-17.

［73］DOVE E S, ÖZDEMIR V. What role for law, human rights, and bioethics in an age of big data, consortia science, and consortia ethics? The importance of trustworthiness［J］. Laws, 2015, 4(3): 515-540.

［74］SÉGUIN B, HARDY B J, SINGER P A, et al. Genomic medicine and developing countries: creating a room of their own［J］. Nat Rev Genet, 2008, 9(6): 487-493.

［75］ADEDOKUN B O, OLOPADE C O, OLOPADE O I. Building local capacity for genomics research in Africa: recommendations from analysis of publications in Sub-Saharan Africa from 2004 to 2013［J］. Glob Health Action, 2016, 9: 31026.

［76］ISAACSON BARASH C. Translating translational medicine into global health equity: What is needed?［J］. Appl Transl Genom, 2016, 9: 37-39.

［77］HYDER A A, MERRITT M, ALI J, et al. Integrating ethics, health policy and health systems in low- and middle-income countries: case studies from Malaysia and Pakistan［J］. Bull World Health Organ, 2008, 86(8): 606-611.

［78］ALYASS A, TURCOTTE M, MEYRE D. From big data analysis to personalized medicine for all: challenges and opportunities[J]. BMC Med Genomics, 2015, 8: 33.

[79] BAYER R, GALEA S. Public Health in the Precision-Medicine Era[J]. N Engl J Med, 2015, 373(6): 499-501.

[80] GEORGE A M, JACOB A G, FOGELFELD L. Lean diabetes mellitus: An emerging entity in the era of obesity[J]. World J Diabetes, 2015, 6(4): 613-620.

[81] GORYAKIN Y, LOBSTEIN T, JAMES W P, et al. The impact of economic, political and social globalization on overweight and obesity in the 56 low and middle income countries[J]. Soc Sci Med, 2015, 133: 67-76.

[82] TEKOLA-AYELE F, ROTIMI C N. Translational genomics in low- and middle-income countries: opportunities and challenges[J]. Public Health Genomics, 2015, 18(4): 242-247.

[83] KHOURY M J. Planning for the future of epidemiology in the era of big data and precision medicine[J]. Am J Epidemiol, 2015, 182(12): 977-979.

[84] SULLIVAN R, PEPPERCORN J, SIKORA K, et al. Delivering affordable cancer care in high-income countries[J]. Lancet Oncol, 2011, 12(10): 933-980.

[85] REHMAN A, AWAIS M, BALOCH N U. Precision medicine and low- to middle-income countries[J]. JAMA Oncol, 2016, 2(3): 293-294.

[86] LUSK R W. Diverse and widespread contamination evident in the unmapped depths of high throughput sequencing data[J]. PLoS One, 2014, 9(10): e110808.

[87] ZHOU P, YANG X L, WANG X G, et al. A pneumonia outbreak associated with a new coronavirus of probable bat origin[J]. Nature, 2020, 579(7798): 270-273.

[88] ZHU N, ZHANG D, WANG W, et al. A novel coronavirus from patients with pneumonia in China, 2019[J]. N Engl J Med, 2020, 382(8): 727-733.

[89] WILSON M R, NACCACHE S N, SAMAYOA E, et al. Actionable diagnosis of neuroleptospirosis by next-generation sequencing[J]. N Engl J Med, 2014, 370(25): 2408-2417.

[90] WILSON M R, SHANBHAG N M, REID M J, et al. Diagnosing *Balamuthia mandrillaris* encephalitis with metagenomic deep sequencing[J]. Ann Neurol, 2015, 78(5): 722-730.

[91] DU B, TAO Y, MA J, et al. Identification of sparganosis based on next-generation sequencing[J]. Infection, Genetics and Evolution: Journal of Molecular Epidemiology and Evolutionary Genetics in Infectious Diseases, 2018, 66: 256-261.

[92] HARRISON E M, PATERSON G K, HOLDEN M T, et al. Whole genome sequencing identifies zoonotic transmission of MRSA isolates with the novel mecA homologue mecC[J]. EMBO Mol Med, 2013, 5(4): 509-515.

[93] SACHSENRÖDER J, BRAUN A, MACHNOWSKA P, et al. Metagenomic identification of novel enteric viruses in urban wild rats and genome characterization of a group A rotavirus[J]. J Gen Virol 2014, 95(Pt 12): 2734-2747.

[94] AI J W, ZHANG H C, CUI P, et al. Dynamic and direct pathogen load surveillance to monitor disease progression and therapeutic efficacy in central nervous system infection using a novel semi-quantitive sequencing platform[J]. T Infect, 2018, 76(3): 307-310.

[95] GUAN H, SHEN A, LV X, et al. Detection of virus in CSF from the cases with meningoencephalitis by next-generation sequencing[J]. J Neurovirol, 2016, 22(2): 240-245.

[96] WILSON M R, O'DONOVAN B D, GELFAND J M, et al. Chronic meningitis investigated via metagenomic next-generation sequencing[J]. JAMA Neurol, 2018, 75(8): 947-955.

[97] WANG X, RUAN Q, XU B, et al. Human African trypanosomiasis in emigrant returning to China from Gabon, 2017[J]. Emerg Infect Dis, 2018, 24(2): 400-404.

[98] WANG Q, LI J, JI J, et al. A case of Naegleria fowleri related primary amoebic meningoencephalitis in

China diagnosed by next-generation sequencing[J]. BMC Infect Dis, 2018, 18(1): 349.

[99] YE M, WEI W, YANG Z, et al. Rapid diagnosis of *Propionibacterium acnes* infection in patient with hyperpyrexia after hematopoietic stem cell transplantation by next-generation sequencing: a case report[J]. BMC Infect Dis, 2016, 16: 5.

[100] LANGELIER C, ZINTER M S, KALANTAR K, et al. Metagenomic sequencing detects respiratory pathogens in hematopoietic cellular transplant patients[J]. Am J Respir Crit Care Med, 2018, 197(4): 524-528.

第 2 章 分子诊断和大数据技术在精准医学中的应用

2.1 引 言

人类基因组测序技术的快速发展，让我们进入了基因组医学的新时代。利用基因组测序、表达分析、miRNA 测序和代谢产物水平分析等分子工具，我们可以更精确地评估个人的健康状况。这些工具收集的海量数据，不仅给人类遗传学带来了革命性的变化，也为深入理解精准医疗提供了强大的支持[1]。如今，我们可以利用这些数据，找出与临床相关的遗传信息，并根据个体的遗传特征进行早期或特定的医疗干预。总之，精准医学就是"个性化医疗"，它能满足预防和治疗疾病的个性化需求[2]。

精准医学是一个相对较新的领域，它依赖于基因检测和基因组数据与临床信息的整合。2003 年完成的人类基因组计划为这个领域奠定了重要的基础，并促进了各种分子工具和技术的发展，产生了大量的基因组数据[3]。随着时间的推移，治疗疾病的标准也在逐渐改变。如今，临床医生在治疗疾病时会综合考虑，不再使用"一刀切"的传统方法[4]。虽然几个世纪以来，研究者和临床医生一直在观察不同个体在临床特征和治疗反应上的差异，但直到近年来人们才意识到精准医学的重要性。在不同国家和医学领域，医生们经常提出关于疾病遗传背景的问题，以根据个体的遗传水平改进治疗方案。

精准医学的核心是分子诊断学，它可以通过分析 DNA、RNA、蛋白质等生物标志物来识别疾病的各种信息，如类型、严重程度、预后和治疗反应等，从而为精准医学提供有效的诊断工具。目前，最常用的分子诊断技术之一是高通量测序技术，它可以高通量地获取个体的基因组、转录组和表观组等信息。还有一些其他的技术，如基于 PCR 的方法、微阵列技术、质谱技术和纳米生物技术，也可以检测和定量某些基因、蛋白质和代谢产物等。这些技术的不断发展和完善将有助于进一步推动精准医学的发展和应用[2]。由于测序成本的降低，获取大规模遗传变异数据已经变得容易。但是，处理和分析这些大规模的数据却需要强大的计算能力和专业分析人员。这是因为需要进行大规模的计算和数据处理才能从这些数据中提取有用的信息。因此，要进行有效的分析和解释，需要使用高级计算服务器集群和分析工具，并要求相关人员具备过硬的技术和专业知识[2]。人类基因组中存在大量的变异，但是它们对健康的影响却仍不清楚。正确应用基因组技术和从海量数据中提取有价值的信息是精准医学研究的重要挑战之一。此外，正确应用得到的数据也非常重要。目前已建立了一些公共数据库，使研究人员和医学界人士能够方便地获取信息，但是还有很多信息隐藏在文献中，需要大量的数据挖掘。一些常见的可用资源包括 GenBank、HGMD、dbSNP、OMIM、ClinVar 和 UniProt/Swiss-Prot 等数据库。但是这些数据库还需要进一步结构化、不断更新并优化用户界面以适应精准医学的发展[5]。

精准医学的核心思想是为特定患者提供定制化治疗方案，因此需要建立精确的生物标志物数据库。全球研究人员正致力于鉴定这些标志物，以便将各种疾病亚型进一步细分，并加速靶向药物的开发。基于生物标志物的检测诊断是分子靶向治疗的基础，但是也需要合理监管，以确保其可靠性和准确性，并通过适当的验证程序确保其在医学界的实施[6,7]。迄今为止，许多证据表明遗传异常在癌症的发生、发展和进程中发挥着不可或缺的作用[8]。随着技术的不断进步，我们将能够通过基因组分析来识别这些遗传异常，从而有助于靶向治疗药物的开发。此外，基于这些生物标志物的靶向药物的不断研发，反过来又推动了学科领域的巨大进步[9]。同时，生物标志物被广泛应用于预测各种疾病对于药物的反应，并具有重要的临床应用前景。总体而言，精准医学在肿瘤治疗方面取得了最大的成功，为患者提供了更为个性化、有效的治疗方案[10]。

精准医学结合 RNA 干扰技术和纳米医学技术，为研发治疗策略提供了广阔的前景。RNA 干扰技术可以通过沉默靶基因，在精准医学领域发挥强大作用。目前，关于 RNA 干扰技术的各种临床试验正在进行，并初步取得了良好的结果。RNA 干扰技术的最大难点是实现 siRNA、miRNA 或拮抗剂选择性靶向导入到特定的细胞中。纳米生物技术的出现解决了这个问题，这些治疗性分子可以被纳入专门的纳米颗粒用于靶向传递[11, 12]。

精准医学是医疗卫生领域的巨大机遇，也是巨大挑战。精准医学的最大挑战在于了解个体间基因组改变和疾病发展之间的关系，并将这些知识转化为靶向药物和治疗方法的开发。尽管面临巨大挑战，但目前已经取得巨大进展，高通量技术的应用实现了精准医学，创造了药物开发的无限可能性。精准医学的时代已经到来，但它的持续发展需要科学界和产业界之间的深入合作。尽管高度先进的技术已能运用在表观基因组、代谢组、蛋白质组和转录组等多个方面，但高昂的成本限制了其公共应用的可能性[13]。这一领域的研究需要大量资金的投入用于开发更低成本的技术并促进其商业化。将这些先进技术整合到常规临床实践中是实现精准医疗的主要难题。随着成本效益策略的发展和个人基因组信息的快速可用性，基因组医学向精准医学的转变正逐步实现。因此，实现精准医疗需要产业界、科研界和医疗界的共同努力，建立一个可持续且具有成本效益的医疗体系。

2.2　表型分型方法在精准医学中的应用

表型（phenotype）是指一个生物体（或细胞）可以观察到的性状或特征，包括外貌、行为、生理特征等[14]。表型分型是指在遗传学中，根据个体的外部表现（表型）将个体进行分类和归类的过程。表型分型的目的是研究和理解不同表型之间的遗传基础和关联。表型异常表达谱是指在特定条件下，个体或组织中的基因表达模式与正常状态相比发生了显著的改变。它反映了在疾病、病理状态或其他生物学变化中基因调控和表达发生的异常情况。通过表型异常表达谱的分析，研究者可以识别出在特定疾病中高度表达或低度表达的基因，从而揭示与疾病相关的潜在生物学机制。因此，对疾病相关的表型异常表达谱的准确理解，对于优化临床实践是非常关键的。这些知识可以帮助医生将患者的体征、症状与其潜在的疾病机制联系起来，可以帮助确定患者的特定治疗方案，并做出正确的早期诊断和预后判断[15]。在临床实践中，医生应在进行了详细的体格检查和医学检查（包括病史询问、症状评估、生理指标检查、影像学检查、实验室检查等）之后，获得足够的信息来确定患者的表型，并拟定治疗方案[16]。整个实践的目的是做出准确和及时的诊断。然而目前实现这一目标对于任何医生来说都极具挑战性，但在不久的将来，精准医学有望实现这一目标。表型分型旨在将细胞和分子水平产生的数据转化为临床相关信息，这有可能促进生物医学研究向临床实践转化。近年来，随着基因组学和高通量测序技术的发展，表型分型越来越受到人们的关注。

2.2.1　早期表型分型的局限性

精准医疗的实施需要基因型和表型数据的精确匹配，只有了解两者之间的关系才有可能实现。表型分型有助于根据特定的生物学机制将疾病分为不同亚型。然而，由于我们对大多数基因及其在不同细胞类型、组织或生理条件下的功能了解有限，且对疾病表型的描述不精确，这些都限制了精准医学的实施。此外，从电子健康记录（EHR）挖掘文本数据一直是检索表型数据用于计算分析的传统方法[15]。但是在医学文献中，对疾病表型的临床描述缺乏适当分类，这些分类应根据常见疾病的生物学机制及其对不同治疗方案的反应来进行[17]。根据 2012 年的一篇综述，医学出版物中对表型的描述"草率或不精确"。例如，与其将一种表型描述为"肌病性肌电图"，不如将其描述为"动作电位持续时间和振幅的变化改变了肌肉的运动单位"[16]。同时，从 PubMed 等数据库自动搜索、分析和整合医学信息仍具有一定难度[18]。尽管在开发复杂的概念识别算法来提高表型数据的文本挖掘方面取得了一些进展[19]，但从医学文献中提取有临床价值的信息仍然很困难。

2.2.2　深度表型分型的应用及优势

传统表型分型的局限性可以通过深度表型分型来解决。深度表型分型需要使用复杂的算法工具，对疾病表现进行详细和精确的检查，并将表型数据与其他大数据（如基因组变异和其他临床信息）进一步整合[17]。深度表型分型可以揭示每个个体的发病机制。基于共同的疾病生物学基础，即共同易感性、分子和表型特征，以及对特异性治疗的反应，深度表型分析有助于对患者群体进行分层。这样的分层可为患者提供最佳的个性化护理而使患者获益[8]。例如，表型反应与有关 EGFR 突变的分子病理学之间的相关性可以预测非小细胞肺癌患者对酪氨酸激酶抑制剂的反应[20]，这可能有助于改善患者的护理方案。除了个体对治疗表现出的特异性反应之外，通过深度表型分析还可以检测出许多临床相关的驱动因素，例如个体突变（如 BRCA1 或 BRCA2 突变）与特定临床表现的关联可以预测在特定年龄发生卵巢癌或乳腺癌的概率。目前已知的罕见病有 8000 多种，还有许多疾病有待发现，也无法预测携带罕见病相关突变的患者的临床病程。在一项调查中发现，25% 的马方综合征患者不得不等待 5 ～ 30 年才能得到诊断，而其中还有许多人被误诊[16]。对于其他罕见疾病更是如此。目前对表型的了解水平有限，遗传修饰因子对临床病程的影响也暂时无法预测。

2.2.3　人类表型本体论和电子健康记录的应用

人类表型本体论（human phenotype ontology，HPO）是一种系统化描述和组织人类表型的分类和标准化方法。它是一个由一系列定义明确的术语和关系构成的知识库，用于描述人类的可观察特征、异常表现和临床症状。HPO 项目可在 http://www.human-phenotype-ontology.org 获取（图 2-1）。它有超过 11 000 个条目，描述了人类疾病相关的表型异常和 HPO 类之间的 13 326 个亚类关系。HPO 为疾病基因提供语义链接，为人类表型的计算分析提供本体，并为形态学元素定义提供交叉链接[21]。HPO 还具有与其他模式生物（如小鼠和斑马鱼）资源的互通性[21]，因此，有助于将在模式生物中观察到的表型异常映射到人类疾病表型，如小鼠和 ZFIN（斑马鱼信息网络）[22]。HPO 将多个基因组学数据集与疾病联系起来，充当中心资源，还允许与人类基因型和非基因型资源互通，如 OMIM[23] 和 ClinVar[24]。表型术语按特定的层次结构排列，虽然有许多临床术语用于表型分型，如医学主题词表（Medical Subject Headings，MeSH），美国国家癌症研究所（NCI）的 Thesaurus、SNOMEDCT 和联合医学语言系统（Unified Medical Language System，UMLS），但与这些数据库相比，HPO 是迄今为止最有效的表型术语数据库。HPO 的主要目的是将深入的表型数据与临床和基础研究信息整合在一起。

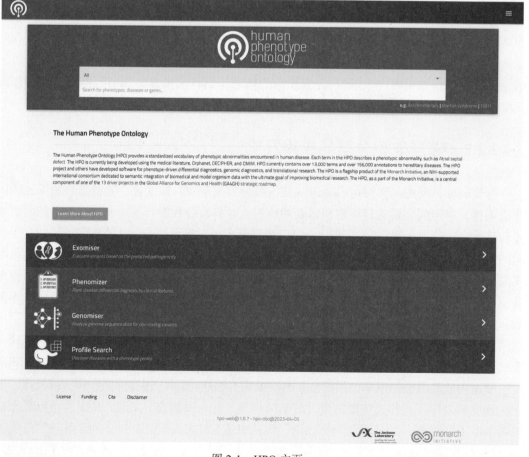

图 2-1　HPO 主页

目前，医生和科学家正在使用各种工具为患者注释 HPO 术语，如记录遗传性疾病患者的病史和家族史以及遗传性疾病患者的表型[25]。例如，PhenoDB 就用于记录来自孟德尔基因组学中心项目（Centers of Mendelian Genomics Project）的家系和队列的表型异常[26]。包括美国国立卫生研究院未诊断疾病计划和网络（National Institutes of Health Undiagnosed Diseases Program and Network）、桑格研究所（Sanger Institute）的解密发育障碍项目（DECIPHER developmental disorders，DDD）、DECIPHER[27]、英国 10 万人基因组计划（罕见疾病）、the Canadian CARE for RARE、PhenomeCentral（https：//phenomecentral.org/）和病例匹配系统 GeneYenta[28] 等在内的多个著名科学团体和项目正在使用 HPO。

近年来，电子健康记录（EHR）已成为基因研究的有效模型。数家机构已将从志愿患者处收集的 DNA 样本的生物样本库与 EHR 建立了关联。基于 EHR 的研究为大型荟萃分析提供了病例和对照，并证明了 EHR 在广泛的全表型关联研究中的潜力[29]。这些 EHR 链接的 DNA 生物库有助于发现更多遗传学临床表型[30, 31]。

2.2.4　人类表型组计划

人类表型组计划是一项旨在探索疾病表型与基因型、环境因素和治疗反应之间关系的大型项目。2003 年，Nelson Freimer 和 Chiara Sabatti 首先提出了这一项目的必要性（图 2-2）[32]。但是，直到现在，这一项目还没有实现。随着 DNA 测序技术的进步，我们可以获得大量的常见疾病和罕见病的基因组数据，这也增加了人类表型组计划的迫切性。目前，有一些

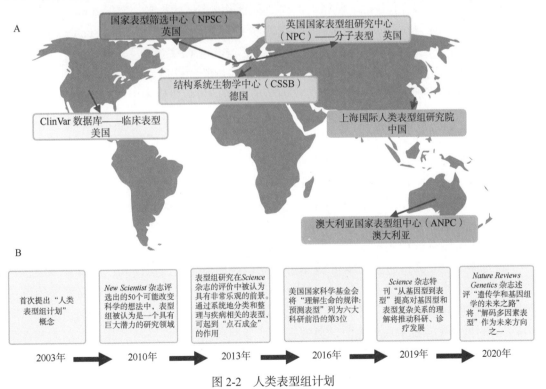

图 2-2　人类表型组计划

A. 全球人类表型组研究平台设施情况；B. 部分学界对"人类表型组计划"的重要述评

计算工具可以帮助实现人类表型组计划。其中,语义标准是数据交换的基础。例如,通过分析面部形状和三维数字成像,我们可以研究导致面部畸形的遗传异常,并为表型分型提供一种新颖的方法[33]。为了统一人类遗传学中畸形形态学的术语,形态学元素联会(Elements of Morphology Consortium)制定了一个标准[34];为了促进不同研究之间的交流,PhenX 项目提供了一些共享的测量方法。Observ OM 是一种能够对不同来源的临床数据进行标准化和智能化处理的方法,为数据链接提供了技术支持[35];而 ApiNATOMY 则是一种能够分析结构间相互作用的方法[36]。此外,全基因组关联研究可以发现复杂性状与数千个变异位点之间的关联[37, 38];PrediXcan 则可以通过预测基因表达水平,并将其与特定表型相关联来揭示复杂疾病特征相关基因的分子机制[39]。

2.3 高通量测序技术在精准医学中的应用

精准诊断是指能够对每个患者的疾病进行准确、可靠、及时的描述,并及时将这些信息告知医生和患者。精准医学的目标是根据疾病诊断,为患者提供最合适的药物和给药方式。近年来,测序技术的发展使得大规模的 DNA 序列分析在临床上得到了应用,医生可以根据这些数据进行正确的诊断和治疗[40]。

高通量测序可以将患者的基因型信息与临床表现数据相结合。它已经成为疾病诊断和管理的有力工具。高通量测序与体外诊断方法相结合,可以产生大量有关临床的数据。目前,美国食品药品监督管理局(FDA)批准的高通量测序试验不多,例如 IlluminaMiSeqDx 囊性纤维化 139 变异试验,用于检测 CFTR 基因中已知的变异位点;IlluminaMiSeqDx 囊性纤维化临床测序试验,用于将患者的 CFTR 基因与参考 CFTR 基因进行比较[40]。

在病原微生物领域,NGS 技术同样发挥着精准诊断的作用。其中,宏基因组测序技术作为一种新型的无偏倚的广谱病原体检测技术,通过对临床样本中微生物和宿主核酸的测序分析,可以检测多种病原微生物(包括病毒、细菌、真菌和寄生虫),并获取其全基因组序列信息,从而实现病原体的鉴定、分型、耐药和毒力特征分析等。NGS 技术在病原微生物诊断中的应用主要包括以下几个方面:

病原体鉴定:NGS 技术可以对常规检测方法难以检测到的病原体进行快速鉴定,如新发或再发的感染性疾病、不明原因发热、急危重症感染、免疫受损患者感染等[41]。例如,在新冠疫情暴发初期,NGS 技术成功地在最早的几例患者样本中检测到了新型冠状病毒,并获得了其完整的基因组序列[42]。

病原体分型及流行溯源:NGS 技术可以获取病原体全基因组序列,获得全部遗传信息,进行分辨率最高的病原体分型,判断同源性远近,分辨出不同的进化路线,追踪或预防流行性疾病的大暴发。例如,2018 年我国发生了一起由新变异型克雅菌引起的医院内感染事件,NGS 技术成功地对该菌株进行了分型和溯源,并发现其具有多重耐药性和高毒力性。

病原体耐药及毒力特征检测:NGS 技术在一次测序反应中即可获得细菌整个基因组的耐药、毒力等相关基因信息,同时还可对目的基因、基因定位、基因环境、质粒相关序列等开展全面研究,有助于揭示病原体毒力及耐药机制,对临床治疗及指导用药均具有重要意义。例如,在 2019 年我国发生了一起由多重耐药的鲍曼不动杆菌引起的医院内感染事件,NGS 技术成功地检测到了该菌株携带了多种耐药基因,并发现其具有水平转移的能力。

与人体疾病相关的微生态失衡:NGS 技术也可以用于分析人体微生物群落的组成和功能,探索微生物与人体健康和疾病的关系。例如,肠道微生物群落与人体代谢、免疫系统、神经系统等多个系统密切相关,肠道微生态失衡与肥胖症、糖尿病、肝病、心血管疾病及肿瘤等多种疾病有关。NGS 技术可以对肠道微生物群落进行高通量、高分辨率的分析,为揭示肠道微生物与相关疾病的机制提供新的思路和方法。

2.4　纳米医学技术在精准医学中的应用

纳米医学是一门将纳米技术运用于医疗领域的学科,它可以通过靶向输送药物和增强分子成像,提高疾病的治疗和预防效果,同时减少副作用。纳米医学可以使用各种生物相容的纳米载体如金属纳米粒子、基于聚合物的生物可降解纳米粒子、脂质体或树状聚合物等,来实现药物的靶向呈递或其他功能。此外,纳米医学还可以结合高通量组学技术,利用蛋白质组学、转录组学和代谢组学等大数据,为疾病的个性化治疗和诊断提供依据,选择合适的药物和剂量,提高疗效和安全性[43]。纳米技术在医学领域有广阔的应用前景,如纳米生物传感器、高灵敏度芯片和纳米阵列、纳米药物递送系统、新型生物标志物等,特别是在精准靶向治疗方面有巨大的潜力。在精准医学领域,已经可以对患者的转录组进行测序分析,并设计一些能够特异性地干扰蛋白质合成的分子序列,从而改变细胞功能,并可能成为一种新的治疗方式[43]。

2.4.1　siRNA 在精准纳米医学中的应用

小干扰 RNA(siRNA)是一种可以调节基因功能的分子,它可以针对基因组中几乎所有的基因。这为许多疾病的个性化治疗提供了新的可能。为了将 siRNA 送到目标细胞,需要一种安全的纳米级递送系统。这种系统可以实现对多种疾病(如肿瘤、炎症、神经退行性疾病和感染性疾病)的靶向治疗。已经有一些临床试验使用 siRNA 来治疗眼部疾病,如年龄相关性黄斑变性和糖尿病性黄斑水肿,这些疾病与血管内皮生长因子(VEGF)有关。这些试验通过在体内注射 siRNA 来抑制 VEGF 的表达。还有一些其他的局部用药方式,但是由于安全性问题而被停止[44, 45]。siRNA 的真正潜力在于全身用药,这在非人灵长类动物模型中已经显示出显著的效果[46]。为了实现这一目标,人们对 siRNA 和递送系统进行了优化和调整[47]。目前已经有一些临床试验使用全身用药的方式,取得了良好的反馈。利用 siRNA 作为一种新颖的治疗手段,有望为精准医学带来新的变革(图 2-3)。

Davis 和他的团队在 2008 年进行了一项全身用药的试验 CALAA-01,这是一种用纳米颗粒来输送 RNAi 分子的方法,用于治疗实体瘤[48]。CALAA-01 的纳米颗粒含有一种能够靶向核糖核苷酸还原酶亚基 M2 的分子，这是一种与肿瘤相关的蛋白质。纳米颗粒里面装有能够抑制核糖核苷酸还原酶亚基 M2 的 siRNA。但是，要把 RNAi 分子如 siRNA、microRNA 或 anti-miRNA 等送到不同的病变细胞中还是很困难的，因为我们对健康和疾病状态下的分子机制还不够清楚。纳米递送和纳米医学可能存在的毒性问题，也会阻碍 RNAi 相关精准医学的发展，并影响基于 RNAi 的新型治疗方法的临床应用[11]。

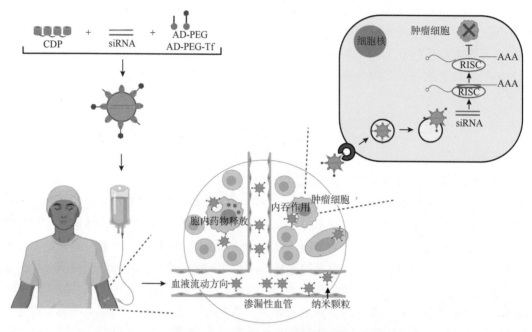

图 2-3　通过纳米颗粒系统性给予 siRNA 示意图
RISC：RNA 诱导沉默复合物

另外，利用患者自身的诱导多能干细胞（iPSC）也是一种个性化治疗的新方法。纳米技术和 iPSC 都可以作为个性化医疗的技术手段，利用遗传信息来预测疾病的发生、发展和结果。人类 iPSC 是一种特殊的细胞，它们可以通过培养无限制地增殖，也可以分化成不同种类的细胞[49]。人类 iPSC 具有高度的一致性、高纯度和可扩展性，可以用于药物筛选、毒性测试和治疗退行性疾病的个性化药物开发[50]。这些患者特异性的 iPSC 及其分化的细胞可以模拟个体化的疾病表型，有助于理解疾病机制和致病突变的影响[51]。目前，我们尚未见证太多基于纳米颗粒的制剂用于治疗或预防神经退行性疾病取得成功，如阿尔茨海默病和帕金森病。要将纳米粒子技术和 iPSC 作为新一代个性化医疗的概念转化为实际创新成果，还需要进一步的发展，但是这项技术仍然有很大的潜力。纳米材料与生物学的结合对现代纳米医学有重要的作用，对个体化医学也有深远的影响[52]。

2.4.2　CRISPR-Cas 技术在精准医学中的应用

细菌和古细菌的基因组中有一些回文序列，叫作 CRISPR，它们可以抵抗外来的遗传物质，如质粒[53]和噬菌体[54]。CRISPR 的作用机制是通过 RNA 来识别和切断这些外来的遗传物质，类似于真核生物的 RNA 干扰。目前已知有 3 种 CRISPR/Cas 系统：Ⅰ型、Ⅱ型和Ⅲ型。其中，Ⅱ型 CRISPR/Cas9 系统的原理：外来的 DNA 片段被插入到 CRISPR 的基因组位置，然后被转录成短的 CRISPR RNA（cr-RNA）。这些 cr-RNA 和另一种反式激活 CRISPR RNA（tracr-RNA）结合，形成一个能够特异性地切割外来 DNA 的复合物，切割的位置由 Cas 蛋白决定。CRISPR/Cas9 系统比其他的基因编辑技术，如 ZFN 和 TALEN，更简单、更精确、更安全[55]。

最近，CRISPR-Cas 基因组编辑技术已被用于在体外细胞培养条件下编辑肝脏相关基因。有些基因，如 *ANGPLT3* 和 *PCSK9*，与胆固醇代谢和心血管健康有关。血清胆固醇水平过高会增加心血管疾病的风险。研究发现，用 CRISPR-Cas9 基因编辑技术编辑 *ANGPLT3* 和 *PCSK9* 基因，可以减少胆固醇的合成和降低其血清水平，从而降低心血管疾病的风险（图 2-4）[56]。要实现这一目标，需要一个有效的递送系统，把 CRISPR-Cas9 送到细胞内的目标基因上。纳米递送系统是一种有前景的递送方式[57]。

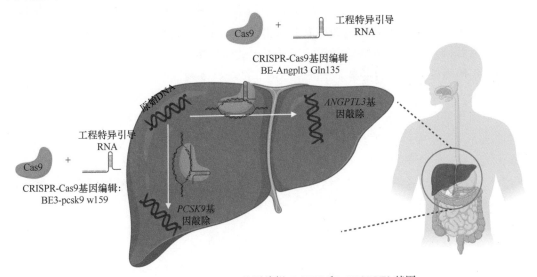

图 2-4　CRISPR-Cas9 基因编辑 *PCSK9* 和 *ANGPLT3* 基因

Lee 等[58]开发了一种诊断性的产气纳米颗粒，可以用于超声成像和神经母细胞瘤的治疗。这种纳米颗粒由碳酸钙包裹在聚乳酸 - 羟基乙酸共聚物和产气聚合物的纳米颗粒（GNPs）中。在酸性环境下，碳酸钙会释放出二氧化碳气泡，从而增强超声信号。如果在 GNPs 上加上狂犬病病毒衣壳糖蛋白（RVG），就可以使纳米颗粒靶向神经母细胞瘤，RVG-GNPs 可以有效地在肿瘤处聚集[58]。

2.5　大数据技术在精准医学中的应用

人类基因组变异会影响疾病的诊断和治疗，因此需要对它们有深入的了解，同时，也需要全面掌握疾病在分子水平上的变化，以便开发新的药物靶点。NGS 技术可以用于对不同人群的基因组进行大规模的变异研究，也可以针对个人或一部分人群进行疾病易感性或药物毒性研究，从而实现精准医学的目标。尽管人类基因组计划已经完成了二十年，技术也在不断进步，但个性化的治疗和诊断还没有系统地实施[59]。其中一个主要的障碍就是如何处理"大数据"，以挖掘有用的信息[60]。虽然基因组测序的成本已经大幅降低，但数据处理的技术仍然会增加成本。据 2010 年的一项研究显示，一个个体中有 10 000 ～ 11 000 个变异会改变氨基酸，有相同数量的变异会改变同义密码子，与参考基因组相比，还有 410 ～ 460 个插入和缺失事件[61]，其中 25% ～ 50% 的罕见非同义变异可能对人体有害[62]。如果以癌症基因组为例，一个个体在一生中会积累很多细胞突变，同时还会受到表观遗传学和转录组学的影响。这些个体间的遗传差异给基因组和疾病易感性的研究带来了挑战。目前，科学界急需获得不同疾病的基因型 - 表型关系的信息。为此，研究人员已经开发出一些生物信息学工具和计算技术，用各种算法来预测已知变异的基因型 - 表型关系[63]。千人基因组计划（1000 Genomes）对来自多个种群的不同个体的常见人类遗传变异进行了详细的研究。该项目利用低覆盖度全基因组测序、深度外显子组测序和密集微阵列基因分型等方法，重建了来自 26 个种群的 2504 名个体的基因组。该项目发现了超过 8800 万个遗传变异 [包括 8470 万个 SNP、360 万个得失位（indel）和 60 000 个结构变异]。现在，可以把千人基因组计划的数据与之前的全基因组关联分析（GWAS）数据结合起来，准确地发现与疾病相关区域中的变异。这些信息将有助于推动精准医学领域的发展。

美国国立卫生研究院（NIH）国家人类基因组研究所运行的遗传变异计划支持大规模研究人类遗传变异（SNP、indel、单倍型等）。这些项目包括国际 HapMap 项目和千人基因组计划等，这些项目涉及针对不同种类的变异以及将变异与疾病等表型相关联的大规模实验和统计数据分析等。遗传变异程序页面列出了以下数据库（表 2-1）：

dbSNP：一个包含 SNP 和多个小规模变异的数据库，包括插入 / 缺失、易位、微卫星和非多态性变异。

dbVar：NCBI 的基因组结构变异数据库，包括插入、缺失、重复、倒位、多核苷酸替换、易位和复杂的染色体重排。

Database of Genomic Variants Archive（DGVa）：提供所有物种中公开可用的基因组结构变异的存档。

ClinVar：有关基因组变异及其与人类健康相关的信息。

ClinGen：美国国立卫生研究院资助的数据库，用于研究基因和变异的临床相关性。

要建立一个包含变异和疾病关系信息的数据库，就需要手动地从文献中整理出这些信息。但是，文献的数量太多了，手动的方法很难跟上更新的速度。因此，有必要开发一些强大的文本挖掘工具，来自动地从文献中搜索基因、变异和疾病的关系。Rebholz-Schuhmann 等开发了一个叫作 Medline Abstracts（MEMA）的工具，它可以提取文献中的突变信息，还可以利用 HUGO 基因符号和别名来识别基因和变异。在这个领域，还有一个叫作 MuteXt 的系统，由 Horn 等开发，它专门针对 G 蛋白偶联受体和核激素受体超家族的基因和变异进行提取。这个系统对于这些基因家族的提取准确率达到了 88%，召回率达到了 82%[64]。

表 2-1　常用 SNP 数据库

数据库名称	主要功能
ALFRED	等位基因频率数据库
CGAP SNP index	按基因名称、基因符号或 GenBank 登录号搜索候选 SNP
dbSNP	单核苷酸多态性和多个小规模变异的数据库
dbQSNP	人类启动子区域中的 SNP 数据库，其等位基因频率信息由基于单链构象多态性的方法确定
FESD Ⅱ	功能元件 SNP 数据库
F-SNP	功能性 SNP，优先用于疾病关联研究
GeneViewer	显示 mRNA 序列中的 SNP
GeneSNPs	为人类基因的 cDNA、基因组和 SNP 序列信息提供一个集成的、以基因为中心的视图
Genome Variation Server	能够快速访问在 dbSNP 中发现的人类基因型数据，并提供用于分析基因型数据的工具
GWAS Central	基因型 - 表型关联数据库（以前称为 HGVBASE）
International HapMap Project	由多国的科学家和资助机构合作开发的公共资源，旨在帮助研究人员找到与人类疾病和药物反应相关的基因
PhenCode	UCSC 基因组浏览器中显示的特定基因座数据库的变体
PolymiRTS	microRNA 靶位点的多态性——预测和实验确定的 microRNA（miRNA）靶位点中自然发生的 DNA 变异的数据库
SNAP	SNP 注释和 Proxy 搜索
SNP500cancer database	寻找对癌症分子流行病学研究具有直接重要性的已知或新发现的 SNP。它为 SNP 的序列验证提供了一个中心资源
SNPper	通过位置或与基因的关联检索已知的 SNP；保存、过滤、分析、显示或导出 SNP 集；使用名称或染色体位置探索已知基因
Tagger	从基因型数据中选择和评估标签 SNP 的工具

　　MuGeX 是一种基因突变分析工具，由 Erdogmus 和 Sezerman 开发，可以用于提取阿尔茨海默病中的变异基因，并将它们与另一个数据库中与疾病相关的已知基因变异进行比较。这个工具的性能非常优秀[65]。还有一个叫作 EMU 的系统，它可以利用不同的基因符号，从癌症文献中提取变异基因[66]。目前，一个新的挑战是如何开发出能够从文献中识别出影响药物反应的基因变异的程序。后来，Garten 等开发了一个叫作 Pharmspresso 的程序，它可以提取文献中与药物相关的基因和变异[67]。

　　要想全面了解基因变异，光知道它们的表型是不够的，还要知道它们是否有功能性影响。为此，人们开发了许多计算方法来评估变异的功能性后果。有些方法是基于机器学习的，比如 PhD-SNP 和 CUPSAT，有些方法是基于随机森林的，比如 PMUT 和 SNAP，还有些方法是基于规则的，比如 SIFT、SCONE 和 PANTHER。这些方法都使用了一些软件算法来判断变异是否有害[68]。但是，现有的工具只能识别出有害的变异，不能自动地将它们与临床信息联系起来。所以，如何把计算机发现的变异与疾病的临床表型对应起来，仍然是实现精准医学的一个难题。

2.6　精准医学的政策和伦理问题

精准医学是一种利用个人基因组变异的信息来诊断和治疗疾病的新方法，它改变了医疗保健的方式。要想把大数据的结果用于临床实践，就需要符合社会伦理的原则。我们不应该禁止这类研究，而应该建立一个合作和监管的研究机构，来指导这一领域的重点研究。精准医学有潜在的好处，比如识别发病前的风险个体、使用改进的诊断方法和个性化治疗，但也有一些风险，比如无法解释的结果、心理压力和增加的医疗风险，这就需要我们重新考虑现有的政策和伦理[69]。有研究总结了把基因组分析应用到临床实践的挑战，并描述了一个实施遗传医学的原型，建议由多学科团队共同努力解决医学基因组学中的多重困难，团队成员包括生物信息学家、医疗经济学家、遗传学家、遗传咨询师、伦理学家和临床医师。他们要解决的困难包括开发用于临床评估基因组变异的生物信息学工具、发现疾病基因、提供卫生政策咨询、评估临床治疗模式、处理患者偏好和知情同意的伦理问题。然而，精准医学未来的成功还需要建立大型数据库，这些数据库包含各种数据，如家族谱系、疾病史、药物敏感性和基因组数据[10]。该研究也提出了一些社会和伦理问题，比如如何将大量志愿者纳入基因数据库，以及如何改变临床医师、患者和公众的思维方式，以及跨学科伦理中可能出现的新问题。

尽管个性化医疗用更符合患者基因特征的方式进行有益治疗，但为了确保公平性和对个体的保护，一些隐患仍有待解决。个性化医疗涉及很多问题，从个人隐私到种族分类和歧视，这些问题对个人和社会都有重大影响。对这些伦理问题的深入探索可能会发现新的争议和解决方案。最近的研究发现，个性化医疗在以下几个方面面临着挑战：①生物样本库和知情同意；②保密性；③基因歧视；④结果返回；⑤治疗获取；⑥临床转化；⑦直接面向消费者的基因检测；⑧新职责；⑨知识转化。此外，个性化医疗的未来发展还需要知情公民的"集体"参与[10]。新的研究方法可能会给医务人员和患者带来不确定性。在这种情况下，详细说明伦理、法律和社会问题有助于建立医务人员和患者之间的信任，但也要保护患者的利益，而不是增加医务人员的负担。Adams 和 Petersen 的一篇综述指出了需要进一步探索的方向，以促进精准医学的系统学习和研究，而不影响为患者提供医疗服务[70]。

2.7　总　　结

精准医学是一种根据个性化医疗需求进行诊断和治疗的方法。它通过对患者的基因组、蛋白质组、代谢组、微生物组等进行全面分析来更精确地了解患者的病情和更有效地给予治疗。因此，精准医学被认为是医疗领域的未来趋势。在基因组学领域，个人基因组信息和外显子组测序已经成为发现疾病的诊断和治疗的新途径。这些技术不仅可以找出某些病患的遗传病因，也可以预测个体的患病风险和药物反应，因此有望成为制定治疗方案的重要依据。但是，基因组数据的处理和分析需要高水平的专业知识和计算技能。同时，我们也需要注意保护患者的隐私和防止遗传信息的滥用。除了基因组数据，其他组学数据也可以为疾病的诊断和治疗提供有用的信息。例如，代谢组和微生物组可以反映出病患的代谢状态和肠道微生物平衡。通过分析这些信息，医生可以更好地掌握患者的身体情况，提高诊断和治疗的准确性。在药物治疗方面，精准医学可以帮助医生判断哪些患者能够得到最佳的治疗效果，以及哪些患者会有副作用或耐药性。这些信息可以通过基因组、转录组、蛋白质组等数据得到。通过这些数据，我们可以了解患者对药物的反应和耐受性，从而更好地选择合适的药物和剂量，提高治疗的效果和安全性。

　　精准医学和人群健康是密不可分的。我们可以通过分析大量的基因组和临床数据，找出不同人群的疾病特征和风险因素，从而制定更有效的预防和治疗措施，提升人群的健康水平。为了达到这些目标，我们需要收集更多的数据，包括基因组、临床、药物和环境数据，来评估基因组学和精准医学对人群健康的实际效果，并开发相应的算法和计算方法。同时，我们需要建立一个高效的数据共享和数据管理平台来促进数据共享和合作，推动精准医学的发展。此外，我们还需要改革医疗体系和医学教育，让医生适应精准医学的新模式。传统医学是根据患者的病症来诊断和治疗，而精准医学是根据患者的基因组和多组学数据来制定个性化的方案，这要求医生具备相关的知识和技能。因此，我们需要在医学教育中加强基因组学和多组学数据的教学和实践，让医生掌握这些新技术。最后，政策和法规也是精准医学发展的重要支撑。政府和监管机构需要加强对基因组学和多组学数据的监管和治理，保障数据的安全和隐私，并鼓励数据共享和合作。同时，政府和医疗机构还需要制定有利于精准医学发展与应用的政策和法规。

　　总之，精准医学是医学领域的一个新兴领域，为疾病的诊断、治疗和预防提供了全新的思路和方法。要实现精准医学的目标，需要大量的数据支持和合作，以及医学体系的改革和政策的制定与实施。随着技术的不断发展和数据的不断积累，精准医学将会在未来发挥更加重要的作用，为人类的健康和福祉做出更大的贡献。

参 考 文 献

［1］ SHELTON C A, WHITCOMB D C. Evolving roles for physicians and genetic counselors in managing complex genetic disorders［J］. Clin Transl Gastroenterol, 2015, 6(11): e124.

［2］ JAIN K K. Innovative diagnostic technologies and their significance for personalized medicine［J］. Mol Diagn Ther, 2010, 14(3): 141-147.

［3］ ROYCHOWDHURY S, CHINNAIYAN A. Translating genomics for precision cancer medicine［J］. Annu Rev Genomics Hum Genet, 2014, 15: 395-415.

［4］ RYU J, LEE S, SON S, et al. Theranostic nanoparticles for future personalized medicine［J］. J Controll Release, 2014, 190: 477-484.

［5］ PETERSON T, DOUGHTY E, KANN M. Towards precision medicine: advances in computational approaches for the analysis of human variants［J］. J Mol Biol, 2013, 425(21): 4047-4063.

［6］ LYMAN G H, MOSES H L. Biomarker tests for molecularly targeted therapies -- the key to unlocking precision medicine［J］. The New England journal of medicine, 2016, 375(1): 4-6.

［7］ STEWART D, KURZROCK R. Cancer: the road to Amiens［J］. J Clin Oncol, 2009, 27(3): 328-333.

［8］ HANAHAN D, WEINBERG R. Hallmarks of cancer: the next generation［J］. Cell, 2011, 144(5): 646-674.

［9］ SCHWAEDERLE M, ZHAO M, LEE J, et al. Impact of precision medicine in diverse cancers: A meta-analysis of phase Ⅱ clinical trials[J]. J Clin Oncol, 2015, 33(32): 3817-3825.

[10] MCGONIGLE I V. The collective nature of personalized medicine[J]. Genetics Research, 2016, 98: e3.

[11] PEER D. Harnessing RNAi nanomedicine for precision therapy[J]. Mol Cell Ther, 2014, 2: 5.

[12] JAIN K. Role of nanobiotechnology in developing personalized medicine for cancer[J]. Technol Cancer Res Treat, 2005, 4(6): 645-650.

[13] CHEN R, SNYDER M. Promise of personalized omics to precision medicine[J]. Wiley Interdiscip Rev Syst Biol Med, 2013, 5(1): 73-82.

[14] BAYNAM G, WALTERS M, CLAES P, et al. Phenotyping: targeting genotype's rich cousin for diagnosis[J]. J Paediatr Child Health, 2015, 51(4): 381-386.

[15] ROBINSON P N, MUNGALL C J, HAENDEL M. Capturing phenotypes for precision medicine[J]. Cold Spring Harb Mol Case Stud, 2015, 1(1): a000372.

[16] ROBINSON P. Deep phenotyping for precision medicine[J]. Hum Mutat, 2012, 33(5): 777-780.

[17] DELUDE C. Deep phenotyping: The details of disease[J]. Nature, 2015, 527(7576): S14-S15.

[18] TABOADA M, RODRíGUEZ H, MARTíNEZ D, et al. Automated semantic annotation of rare disease cases: a case study[J]. Database(Oxford), 2014, 2014: bau045.

[19] GROZA T, KöHLER S, DOELKEN S, et al. Automatic concept recognition using the human phenotype ontology reference and test suite corpora[J]. Database: the Journal of Biological Databases and Curation, 2015, 2015: bav005.

[20] GATELY K, O'FLAHERTY J, CAPPUZZO F, et al. The role of the molecular footprint of EGFR in tailoring treatment decisions in NSCLC[J]. J Clin Pathol, 2012, 65(1): 1-7.

[21] GKOUTOS G, MUNGALL C, DOLKEN S, et al. Entity/quality-based logical definitions for the human skeletal phenome using PATO[J]. Conf Proc IEEE Eng Med Biol Soc, 2009, 2009: 7069-7072.

[22] HOWE D G, BRADFORD Y M, CONLIN T, et al. ZFIN, the Zebrafish Model Organism Database: increased support for mutants and transgenics[J]. Nucleic Acids Res, 2013, 41: D854-D860.

[23] AMBERGER J, BOCCHINI C, SCHIETTECATTE F, et al. OMIM.org: Online Mendelian Inheritance in Man(OMIM®), an online catalog of human genes and genetic disorders[J]. Nucleic Acids Res, 2015, 43: D789-D798.

[24] LANDRUM M J, LEE J M, RILEY G R, et al. ClinVar: public archive of relationships among sequence variation and human phenotype[J]. Nucleic Acids Res, 2014, 42: D980-D985.

[25] GIRDEA M, DUMITRIU S, FIUME M, et al. PhenoTips: patient phenotyping software for clinical and research use[J]. Hum mutat, 2013, 34(8): 1057-1065.

[26] HAMOSH A, SOBREIRA N, HOOVER-FONG J, et al. PhenoDB: a new web-based tool for the collection, storage, and analysis of phenotypic features[J]. Hum Mutat, 2013, 34(4): 566-571.

[27] FIRTH H, RICHARDS S, BEVAN A, et al. DECIPHER: Database of Chromosomal Imbalance and Phenotype in Humans Using Ensembl Resources[J]. Am J Hum Genet, 2009, 84(4): 524-533.

[28] GOTTLIEB M M, ARENILLAS D J, MAITHRIPALA S, et al. GeneYenta: a phenotype-based rare disease case matching tool based on online dating algorithms for the acceleration of exome interpretation[J]. Hum Mutat, 2015, 36(4): 432-438.

[29] WEI W Q, DENNY J C. Extracting research-quality phenotypes from electronic health records to support precision medicine[J]. Genome Med, 2015, 7(1): 41.

[30] WILKE R A, XU H, DENNY J C, et al. The emerging role of electronic medical records in pharmacogenomics[J]. Clin Pharmacol Ther, 2011, 89(3): 379-386.

[31] HRIPCSAK G, ALBERS D J. Next-generation phenotyping of electronic health records[J]. J Am Med

Inform Assoc, 2013, 20(1): 117-121.

[32] FREIMER N, SABATTI C. The human phenome project[J]. Nat Genet, 2003, 34(1): 15-21.

[33] HAMMOND P, SUTTIE M. Large-scale objective phenotyping of 3D facial morphology[J]. Hum Mutat, 2012, 33(5): 817-825.

[34] CAREY J C, ALLANSON J E, HENNEKAM R C, et al. Standard terminology for phenotypic variations: the elements of morphology project, its current progress, and future directions[J]. Hum Mutat, 2012, 33(5): 781-786.

[35] ADAMUSIAK T, PARKINSON H, MUILU J, et al. Observ-OM and Observ-TAB: Universal syntax solutions for the integration, search, and exchange of phenotype and genotype information[J]. Hum Mutat, 2012, 33(5): 867-873.

[36] DE BONO B, GRENON P, SAMMUT S J. ApiNATOMY: a novel toolkit for visualizing multiscale anatomy schematics with phenotype-related information[J]. Hum Mutat, 2012, 33(5): 837-848.

[37] SPENCER C C A, SU Z, DONNELLY P, et al. Designing genome-wide association studies: sample size, power, imputation, and the choice of genotyping chip[J]. PLoS Genet, 2009, 5(5): e1000477.

[38] SPELIOTES E K, WILLER C J, BERNDT S I, et al. Association analyses of 249, 796 individuals reveal 18 new loci associated with body mass index[J]. Nat Genet, 2010, 42(11): 937-948.

[39] GAMAZON E R, WHEELER H E, SHAH K P, et al. A gene-based association method for mapping traits using reference transcriptome data[J]. Nat Genet, 2015, 47(9): 1091-1098.

[40] BARLAS S. Precision medicine initiative aims for a new generation of diagnostics and treatments: but is the promise of genetic targeting overinflated?[J]. P T, 2015, 40(5): 340-352.

[41] 中华医学会检验医学分会临床微生物学组，中华医学会微生物学与免疫学分会临床微生物学组，中国医疗保健国际交流促进会临床微生物与感染分会. 宏基因组高通量测序技术应用于感染性疾病病原检测中国专家共识 [J]. 中华检验医学杂志，2021, 44(2): 107-120.

[42] 宏基因组分析和诊断技术在急危重症感染应用专家共识组. 宏基因组分析和诊断技术在急危重症感染应用的专家共识 [J]. 中华急诊医学杂志，2019, 28(2): 151-155.

[43] ROSENBLUM D, PEER D. Omics-based nanomedicine: the future of personalized oncology[J]. Cancer Lett, 2014, 352(1): 126-136.

[44] HAUSSECKER D. The business of RNAi therapeutics in 2012[J]. Mol Ther Nucleic Acids, 2012, 1(2): e8.

[45] LARES M R, ROSSI J J, OUELLET D L. RNAi and small interfering RNAs in human disease therapeutic applications[J]. Trends Biotechnol, 2010, 28(11): 570-579.

[46] GEISBERT T W, LEE A C, ROBBINS M, et al. Postexposure protection of non-human primates against a lethal Ebola virus challenge with RNA interference: a proof-of-concept study[J]. The Lancet, 2010, 375(9729): 1896-1905.

[47] DAKA A L, PEER D. RNAi-based nanomedicines for targeted personalized therapy[J]. Adv Drug Deliv Rev, 2012, 64(13): 1508-1521.

[48] DAVIS M E, ZUCKERMAN J E, CHOI C H J, et al. Evidence of RNAi in humans from systemically administered siRNA via targeted nanoparticles[J]. Nature, 2010, 464(7291): 1067-1070.

[49] JIANG T F, ZHANG Y J, ZHOU H Y, et al. Curcumin ameliorates the neurodegenerative pathology in A53T α-synuclein cell model of Parkinson's disease through the downregulation of mTOR/p70S6K signaling and the recovery of macroautophagy[J]. J Neuroimmune Pharmacol, 2013, 8(1): 356-369.

[50] SAHA K, JAENISCH R. Technical challenges in using human induced pluripotent stem cells to model disease[J]. Cell Stem Cell, 2009, 5(6): 584-595.

[51] ROMANO G, MORALES F, MARINO I R, et al. A commentary on iPS cells: potential applications in autologous transplantation, study of illnesses and drug screening[J]. J Cell Physiol, 2014, 229(2): 148-152.

［52］PAGLIARI F, MANDOLI C, FORTE G, et al. Cerium oxide nanoparticles protect cardiac progenitor cells from oxidative stress［J］. ACS Nano, 2012, 6(5): 3767-3775.

［53］BARRANGOU R, FREMAUX C, DEVEAU H, et al. CRISPR provides acquired resistance against viruses in prokaryotes［J］. Science(New York, NY), 2007, 315(5819): 1709-1712.

［54］MARRAFFINI L A, SONTHEIMER E J. CRISPR interference limits horizontal gene transfer in staphylococci by targeting DNA［J］. Science(New York, NY), 2008, 322(5909): 1843-1845.

［55］LI C, CAO W. Advances in CRISPR/Cas9-mediated gene editing［J］. Sheng Wu Gong Cheng Xue Bao = Chinese Journal of Biotechnology, 2015, 31(11): 1531-1542.

［56］WANG X, RAGHAVAN A, CHEN T, et al. CRISPR-Cas9 targeting of PCSK9 in human hepatocytes in vivo-brief report［J］. Arterioscler Thromb Vasc Biol, 2016, 36(5): 783-786.

［57］ARAVALLI R N, STEER C J. Gene editing technology as an approach to the treatment of liver diseases［J］. Expert Opin Biol Ther, 2016, 16(5): 595-608.

［58］LEE J, MIN H S, YOU D G, et al. Theranostic gas-generating nanoparticles for targeted ultrasound imaging and treatment of neuroblastoma［J］. J Control Release, 2016, 223: 197-206.

［59］COLLINS F S, MORGAN M, PATRINOS A. The Human Genome Project: lessons from large-scale biology［J］. Science, 2003, 300(5617): 286-290.

［60］SCHADT E E, LINDERMAN M D, SORENSON J, et al. Cloud and heterogeneous computing solutions exist today for the emerging big data problems in biology［J］. Nat Rev Genet, 2011, 12(3): 224.

［61］1000 GENOMES PROJECT CONSORTIUM, ABECASIS G R, ALTSHULER D, et al. A map of human genome variation from population-scale sequencing［J］. Nature, 2010, 467(7319): 1061-1073.

［62］1000 GENOMES PROJECT CONSORTIUM, ABECASIS G R, AUTON A, et al. An integrated map of genetic variation from 1, 092 human genomes［J］. Nature, 2012, 491(7422): 56-65.

［63］RAPHAEL B J, DOBSON J R, OESPER L, et al. Identifying driver mutations in sequenced cancer genomes: computational approaches to enable precision medicine［J］. Genome Med, 2014, 6(1): 5.

［64］HORN F, LAU A L, COHEN F E. Automated extraction of mutation data from the literature: application of MuteXt to G protein-coupled receptors and nuclear hormone receptors［J］. Bioinformatics, 2004, 20(4): 557-568.

［65］CRUTS M, THEUNS J, VAN BROECKHOVEN C. Locus-specific mutation databases for neurodegenerative brain diseases［J］. Hum Mutat, 2012, 33(9): 1340-1344.

［66］DOUGHTY E, KERTESZ-FARKAS A, BODENREIDER O, et al. Toward an automatic method for extracting cancer- and other disease-related point mutations from the biomedical literature［J］. Bioinformatics, 2011, 27(3): 408-415.

［67］GARTEN Y, ALTMAN R B. Pharmspresso: a text mining tool for extraction of pharmacogenomic concepts and relationships from full text［J］. BMC Bioinf, 2009, 10 Suppl 2(Suppl 2): S6.

［68］PETERSON T A, DOUGHTY E, KANN M G. Towards precision medicine: advances in computational approaches for the analysis of human variants［J］. J Mol Biol, 2013, 425(21): 4047-4063.

［69］BOWDIN S, RAY P N, COHN R D, et al. The genome clinic: a multidisciplinary approach to assessing the opportunities and challenges of integrating genomic analysis into clinical care［J］. Hum Mutat, 2014, 35(5): 513-519.

［70］ADAMS S A, PETERSEN C. Precision medicine: opportunities, possibilities, and challenges for patients and providers［J］. J Am Med Inform Assoc: JAMIA, 2016, 23(4): 787-790.

第3章 微生物群与临床传染病学

3.1 引　　言

  自人类诞生以来，人类一直致力于研究各种疾病的发病机制，但是关注点几乎只集中在人类自身上。直到 19 世纪后期，随着"细菌理论"的出现，微生物才被认为是引起疾病的重要原因。在医学微生物学的第一个世纪（19 世纪中后期至 20 世纪中后期），人们主要还是将微生物作为病原体来进行研究。然而，近年来人们对共生生物（细菌、病毒、真菌和古菌）如何影响人类生理产生了兴趣，这冲击了传统观念，即认为微生物是人类的敌人，是引起疾病和污染的源头，需要被消灭或控制。我们意识到，微生物对人类健康至关重要，而人类实际上是非常典型的共生生物。人类细胞和微生物的组合以复杂的双重方式相互作用，驱动着正常的生理过程。

  为了更好地理解这种关系，过去十年中大量研究对不同身体部位和多种疾病条件下的微生物群进行了分类[1-3]。几乎每个器官系统的疾病都与微生物群的变化有关。微生物群与肠道疾病、代谢功能紊乱、自身免疫性疾病和精神疾病相关，并且能够影响疾病易感性和药物疗效。尽管对许多微生物与疾病关联的具体机制还缺乏了解，但很明显，人类与共生生物之间存在着复杂的关系。这种宿主-共生关系会影响所有器官系统的许多疾病。因此，了解微生物群对于传染病的预防和控制至关重要。在临床传染病学中，微生物群是一个非常重要的研究领域。微生物群与传染病的关系复杂多样，可以是微生物群的失调导致疾病的发生，也可以是微生物群对疾病的预防和治疗产生积极作用。通过改变微生物群的组成和功能，可以干预和改善许多传染性和非传染性疾病的发生和发展。另一方面，分析微生物群的特征和变化，可以帮助诊断和监测传染病的状态和转归。例如，研究发现，口腔微生物群的失衡与龋齿、牙周炎和口腔癌等疾病有关。此外，研究表明，病毒性感染和细菌性感染会改变人体的免疫状态，并影响肠道微生物群的组成和功能。这提示了肠道微生物群可能在传染病的治疗和预防中发挥重要作用。越来越多的研究表明，微生物群的变化也可能与自身免疫性疾病如风湿性关节炎、炎性肠病和糖尿病等有关。研究结果提示，微生物群可能是自身免疫性疾病的潜在治疗和预防目标。因此，深入了解微生物群与自身免疫性疾病之间的关系，可以为这些疾病的预防和治疗提供新的思路和方法。微生物群的研究也有助于改善感染控制和治疗方案。在感染控制方面，微生物群的变化可能是感染的早期标志，因此通过分析微生物群的变化可以更早地检测到感染，并采取相应的预防措施。在治疗方面，微生物群的变化也可能影响抗生素的疗效。因此，在治疗感染时需要考虑微生物群的影响，并选择适当的抗生素和治疗方案。此外，微生物群的研究还有助于开发新的治疗策略。例如，通过调节肠道微生物群可以预防和治疗抗生素相关性腹泻，这为开发新的预防和治疗方案提供了新的思路。

微生物群的变化与多种疾病相关，了解微生物群与传染病的关系，可以为传染病的预防和治疗提供新的思路和方法。通过改善微生物群的结构和功能，可以预防和治疗多种传染病，如艰难梭菌感染、大肠杆菌感染、肺炎球菌感染等。此外，微生物群的研究也可以为传染病的诊断提供帮助。微生物群在不同传染病患者中存在明显差异，这种差异可以被用作传染病的诊断指标。例如，在结核病患者的痰液中通常可以检测到结核分枝杆菌，但对于难以在痰液中检测到结核分枝杆菌的结核病患者，可以通过分析其肠道微生物群中的结核分枝杆菌来进行诊断。因此，微生物群的研究在传染病的预防、治疗和诊断方面具有重要的潜力。需要指出的是，尽管微生物群在临床传染病学中的研究具有重要意义，但目前对微生物群的研究仍处于初级阶段。微生物群的复杂性、个体差异性和环境因素的干扰都给微生物群的研究带来了很大的挑战。因此，在微生物群与传染病的关系方面，还需要更加深入的研究，以期揭示微生物群对传染病的影响机制，并开发出更加有效的预防、治疗和诊断方法。

3.2 微生物群概述

在20世纪70年代初的初步估计中，人体内细菌数量超过人体细胞数量的10倍。但是，最近的研究表明，人体内细菌数量仅为人体细胞数量的1.3倍[4]。该研究未考虑病毒（比其他微生物数量多10倍）、真菌或古菌的数量，如果考虑这些额外的微生物，那么微生物可能以10∶1的比例超过人类细胞数量。在遗传潜力方面，微生物群中的基因数量超过200万个，而人类基因组中仅约有2万个基因，比例为100∶1，微生物具有更大的优势。就总体多样性而言，人类微生物群中存在超过10 000种不同的细菌，仅肠道就含有1000多种。在任何特定的时间，任何特定的个体体内都含有500～1000种细菌，仅肠道就含有100～200种细菌。如果考虑同种细菌的不同菌株之间的功能差异，微生物群的多样性可能至少比上述数量级更大[5]。

一项针对健康成年人不同解剖部位微生物组进行分类的研究发现，微生物组的成分因身体部位而异，并且个体之间存在显著差异。然而，不管是身体部位还是个体之间，微生物基因含量相对保守[5-7]。实际上，解剖部位对微生物群组成的影响远远大于个体间的差异。也就是说，来自身体某一特定区域（如皮肤）的所有样本彼此之间的相似性比来自同一个体内不同身体区域（如粪便）的样本更相似。人体皮肤就是一个很好的例子，来自人体皮肤不同部位的微生物群在微生物类群上是存在很大差异的（图3-1）。总之，这些发现突显了人类微生物组的个性化。尽管人类基因组在不同人群中的同源性通常高达99.5%以上[8]，但两个人的微生物群可能根本不重叠。虽然"精准医学"目前侧重于探索人类基因组的差异与不同临床终点之间的关系，但人类微生物组显然也是必须被考虑的关键组成部分。

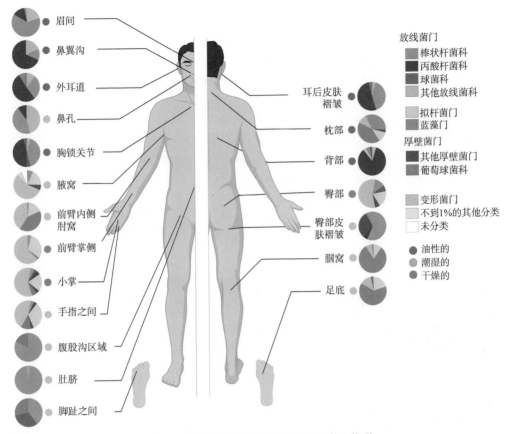

眉间

鼻翼沟

外耳道

鼻孔

胸锁关节

腋窝

前臂内侧
肘窝

前臂掌侧

小掌

手指之间

腹股沟区域

肚脐

脚趾之间

耳后皮肤
褶皱

枕部

背部

臀部

臀部皮
肤褶皱

腘窝

足底

放线菌门

棒状杆菌科
丙酸杆菌科
球菌科
其他放线菌科

拟杆菌门
蓝藻门

厚壁菌门

其他厚壁菌门
葡萄球菌科

变形菌门
不到1%的其他分类
未分类

● 油性的
● 潮湿的
● 干燥的

图 3-1　人体皮肤存在着不同类群的微生物群

3.3　微生物群的决定因素

　　了解影响微生物群组成的因素对于理解个体和个体间变异的原因和控制方法至关重要。一些研究表明，宿主遗传对微生物群组成有一定的影响[9-11]，但这一发现存在争议[12, 13]。微生物群随着年龄的增长而变化，尤其在婴儿早期和老年人中变化明显[14, 15]。除了这些无法控制的因素外，微生物群组成也会受到微环境细微变化的影响而迅速改变。这些变化通常反映了微生物相对丰度的变化。但某些暴露因素可能对微生物群有更大的影响，可能会使微生物种群达到新的平衡状态，这种新的微生物平衡可能与健康或疾病状态相关（图 3-2）。饮食可能是影响肠道微生物群最大的驱动因素之一，因为它不仅为我们自身的细胞提供营养，还为生活在消化道中的微生物提供所需的养分[16, 17]。其他能够动态改变微生物群的因素包括生活方式的选择（如家庭成员、宠物、生活在农村或城市环境、居住地）和昼夜节律[18]。此外，几乎所有药物都有能力通过改变微生物生存的化学环境（如他汀类药物、胆汁酸螯合剂）、调节宿主识别微生物并对其做出反应的能力（如免疫抑制剂）和（或）直接干扰微生物群的组分（如抗生素）来改变微生物群[19-21]。虽然微生物群可以通过这些不同的机制受到改变，但尚不清楚这些改变是否具有生物学意义。

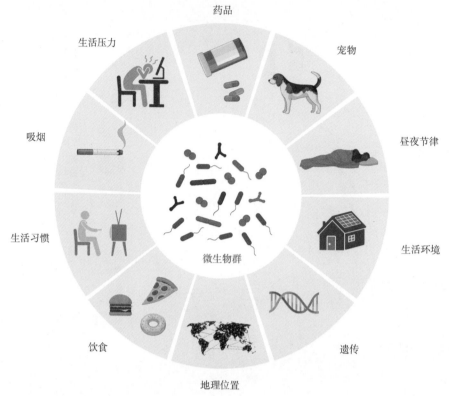

图 3-2 影响微生物群的因素

3.4 微生物群在调节传染性疾病中的作用

在 20 世纪 50 年代，科学家首次观察到抗生素治疗的小鼠对多种肠道病原体感染的敏感性增加，这引起了人们的注意。不久之后，人们提出了抗定植的概念，即认为正常的肠道微生物群在防止定植和入侵病原体引起疾病方面起着关键作用[22, 23]。这个发现引发了更多的研究，以探索这种保护机制的具体细节。20 世纪 70 年代的研究表明，这种保护机制主要依赖于厌氧生物[23]，自那时起，科学家一直在尝试识别涉及这种保护机制的特定微生物。尽管许多微生物群的研究都集中在肠道病原体上，但是肠道微生物群与小鼠模型中的细菌性肺炎也存在明显的相关性。研究表明，肠道微生物群的组成变化与疾病严重程度存在因果关系[24, 25]。虽然这种肠 - 肺轴在动物中明显存在，但在人类中的相关性仍不清楚。

虽然在动物实验中，肠道微生物群和肺部疾病之间存在肠 - 肺轴，但在人类中的相关性尚不清楚。近年来，几个研究小组开始研究肺炎和肺结核背景下的人类肺部微生物组。这些研究发现，肺部细菌群的组成存在明显的变化，同时还发现了肠道和肺部之间微生物共生的现象（图 3-3）。这表明，肠 - 肺轴在人类身上也可能存在，并且可能在一定程度上影响人类健康。除了与肺炎和肺结核有关的研究，微生物群与全身感染如人类免疫缺陷病毒（HIV）感染和败血症，以及疫苗接种反应之间的关系也在研究中。对于这些疾病，微生物群的变化可能会影响人体的免疫系统，并影响疫苗的有效性。目前还有很多需要进一步探究的问题，但微生物群的研究已经在临床传染病学和公共卫生领域引起了广泛的关注，这将有助于我们更好地理解人类与微生物之间的相互作用。目前已经证实微生物群对于疾病发展的影响，这意味着可以应用这些知识来开发新的预防和治疗策略。例如，可以通过改变肠道微生物群的组成来减轻疾病的症状，这已经被证明在一些情况下是有效的。此外，对微生物群的研究还可以帮助我们更好地理解人类与环境之间的相互作用。例如，已经发现某些环境因素可以影响微生物群的组成，这可能会导致疾病的发生或加重疾病的症状。因此，通过控制环境因素，可以更好地控制微生物群的变化，从而预防疾病。

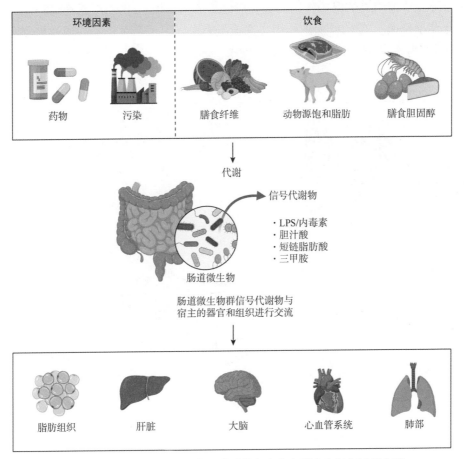

图 3-3　肠道微生物群通过信号代谢物与宿主各器官和组织进行交流

3.5　基于微生物群移植治疗艰难梭菌感染

随着全球范围内艰难梭菌感染（*Clostridium difficile* infection，CDI）的不断增加，这种感染成为抗生素相关性腹泻的主要原因之一[26]。尽管 15% ～ 30% 的 CDI 治疗成功的患者最终会出现疾病复发的情况[27, 28]，研究人员认为抗生素暴露与 CDI 之间的强烈关联表明微生物群与疾病的发生密不可分，这可能是由于宿主的肠道微生物群失去了定植抵抗力[29]。与流行病学数据一致，CDI 患者的粪便微生物群的特征表明，这是一个多样性较低的生物群落[30]。在 20 世纪 50 年代，粪菌移植（FMT）已成功用于治疗 4 例重度 CDI 患者，并且最近的许多研究证实了它是治疗复发性 CDI 的有效疗法，临床治愈率 ≥ 85%[31, 32]。因此，FMT 治疗复发性 CDI 是基于微生物群的疗法，这种治疗方法成为改变药物治疗难治性疾病的经典案例（图 3-4）。尽管 FMT 的保护机制尚不清楚，但目前已有研究在探索可以预防 CDI 的特定微生物和宿主通路。最近对于小鼠模型的研究发现，由 4 种细菌组成的混合物（梭状芽孢杆菌、肠杆菌、毛细假黄酮菌和布劳特氏菌）对 CDI 有保护作用[33]。仅使用梭状芽孢杆菌（*C. scindens*）治疗小鼠时，结果以胆汁酸依赖的方式展示出不完全但明显的保护作用。接受造血干细胞移植（HSCT）的患者的临床数据也提示梭状芽孢杆菌具有 CDI 保护作用。这项研究提供了一个案例，即通过检测不同疾病风险人群中的微生物差异来识别影响疾病的细菌因素。

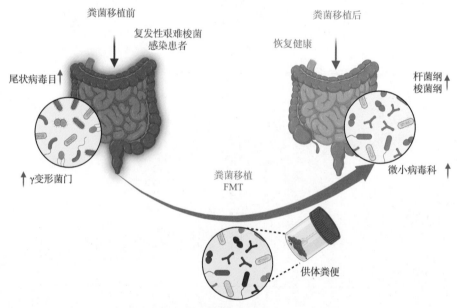

图 3-4　肠道菌群的恢复反映了 FMT 的成功

在 CDI 中微生物多样性的丧失通常会先于感染出现。而在与霍乱弧菌感染相关的微生物群变化中，微生物多样性的丧失是其中一个重要的变化，这主要是霍乱弧菌成为微生物群的主要成员所致，同时，在发病后，微生物群会迅速发生变化[34]。这些变化具有可重复性和规律性，而且在疾病治疗期间是可以逆转的。这个恢复期类似于健康婴儿微生物群的形成和演替过程[35]。除了霍乱弧菌外，链球菌和梭杆菌属在腹泻早期会大量繁殖，而拟杆菌属、普雷沃菌属、瘤胃球菌（*R. obeum*）/布劳蒂亚菌属和粪杆菌属的相对丰度在腹泻消退阶段增加，这标志着成人微生物群回归到健康状态。通过对霍乱患者和健康儿童体内发生变化的微生物进行分析，研究人员选择了 14 种细菌，并将其移植到无菌小鼠体内，然后让这些小鼠感染霍乱弧菌。通过对霍乱期间特定类群变化的生物信息学分析，发现瘤胃球菌可以抑制霍乱弧菌的生长[34]。随后，研究人员通过实验证实了这一结论，并发现瘤胃球菌群体感应分子 AI-2（autoinducer 2）通过一种未知的机制限制霍乱弧菌定植[35]。这些研究展示了基于微生物的疗法预防或治疗感染性疾病的潜力。

3.6 微生物群与 HIV 感染的关系

病毒、细菌和寄生虫的共同感染增加了 HIV 感染发病的可能性，这表明患者的微生物环境可以影响 HIV 所致疾病的严重程度[36]。此外，有假说认为肠道免疫系统在调节 HIV 诱导的免疫激活中发挥重要作用。这是有可能的，因为肠道是 HIV 病毒复制的早期场所，并在外周 CD4+ T 细胞计数减少之前表现出免疫缺陷[37]。已有研究检查了 HIV 感染者的肠道微生物群。在感染猴免疫缺陷病毒的非人灵长类动物中进行的初步研究发现，粪便微生物群的细菌成分没有改变。然而，肠道病毒组产生了极大的变化[38]。相比之下，对人类患者进行的研究发现，与系统性炎症标志物相关的 HIV 相关粪便微生物群存在显著差异[39,40]。值得注意的是，这些微生物的变化并不一定在抗逆转录病毒治疗后恢复正常，这表明微生物群可能对以前的高 HIV 载量有一些"记忆"，或者 HIV 感染有助于重置"正常"微生物群。这种微生物群的类似记忆能力已经在动物模型中在其他感染的情况下和对节食的反应中得到了证明[41-43]。

由于大多数新的 HIV 传播事件发生在异性性行为之后，因此研究阴道微生物群与 HIV 感染之间的关系具有重要意义。在一项针对南非少女的纵向研究中，受试者接受了高频率的 HIV 感染检测，以确定与 HIV 感染风险降低或增加相关的细菌，发现卷曲乳杆菌与 HIV 感染风险降低相关，而产黑色素普雷沃菌、二路普氏菌、韦荣氏球菌属、支原体和血球囊菌与 HIV 感染风险增加相关[44]。在小鼠阴道内接种卷曲乳杆菌或普氏菌后，后者在女性生殖道中诱导了更多活化的 CD4+ T 细胞，这表明与普氏菌相关的 HIV 感染风险增加可能是靶细胞增加所致[44]。另一项研究表明，阴道微生物群的组成可以影响替诺福韦凝胶杀菌剂的抗病毒疗效。虽然在以乳杆菌为优势阴道微生物群的女性中，替诺福韦减少了 61% 的 HIV 感染，但在阴道微生物群主要由阴道加德纳菌和其他厌氧菌组成的女性中，替诺福韦仅减少了 18% 的 HIV 感染[45]。这种疗效差异是因为阴道毛滴虫代谢替诺福韦的速度比靶细胞吸收药物并将其转化为活性形式二磷酸替诺福韦快。这些发现表明微生物生态学是选择有效治疗方案的重要考虑因素。

3.7 微生物群对疫苗免疫原性的影响

疫苗接种是预防严重传染病最有效的公共卫生干预措施之一，仅次于提供清洁水。其效应主要由抗原特异性抗体介导，而在某些情况下，也可能由效应 T 细胞应答介导。尽管疫苗在人群中的有效性明显，但不同个体对疫苗的免疫反应程度可能相差 10～100 倍[46-48]。虽然许多因素（如遗传学、母体抗体水平、先前的抗原暴露等）可影响疫苗的免疫原性，但现在微生物群也被认为是另一个重要因素（图 3-5）[49-51]。一项对 48 名孟加拉国儿童的粪便微生物群的分析表明，与脊髓灰质炎灭活疫苗、卡介苗（结核病）、破伤风疫苗和乙型肝炎疫苗应答呈正相关的特定类群包括放线菌属、罗氏菌属和双歧杆菌属，而不动杆菌属、普雷沃菌属和葡萄球菌属则与疫苗应答呈负相关。在一项关于加纳婴儿的研究中，粪便中拟杆菌门的丰度与轮状病毒疫苗应答呈负相关[52]。此外，鼻腔微生物群被认为是导致对减毒活疫苗产生 IgA 应答的一个因素[53]。这些基于临床数据的相关性在动物研究中也得到了部分证实。其中最好的例子是对无佐剂的病毒亚单位疫苗（如灭活的流感疫苗和脊髓灰质炎疫苗）的应答依赖于微生物群，而对活疫苗或有佐剂的疫苗（如黄热减毒活疫苗、Tdap/alum 疫苗，一种 HIV 包膜蛋白 / 铝盐佐剂疫苗）的应答则不依赖于微生物群[51,54]。值得注意的是，对灭活流感疫苗的抗体反应可能取决于 Toll 样受体 5 对微生物群的识别，尽管这一发现可能是由实验假象引起的[54]。这些数据提示，微生物群可作为某些类型疫苗的佐剂。在临床环境中明确这些发现可能会为未来提高疫苗效力提供方法。

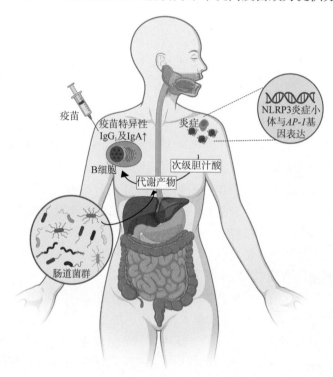

图 3-5　肠道菌群影响疫苗作用

　　总之，疫苗接种是预防严重传染病的最有效的公共卫生措施之一。虽然疫苗在人群中明显有效，但不同个体对疫苗的免疫反应程度可能相差很大，微生物群被认为是影响疫苗免疫原性的重要因素之一。一些微生物群被发现与特定类型的疫苗应答呈正或负相关。这些数据提示微生物群可能是某些类型疫苗的佐剂，临床上进一步研究这些发现可能会提高疫苗的效力。

3.8　微生物组治疗的未来前景：以粪菌移植为例

　　众多已发现的微生物组与疾病之间的联系为研究者带来了巨大的希望，了解微生物与宿主之间的相互作用将为治疗应用科学打开大门。基于微生物的疗法具有巨大的潜力和益处。患者通常认为这种疗法比传统药物更加"自然"。从生物学角度来看，基于微生物组的疗法更有可能解决引起疾病的根本原因（微生物生态失调），而不是简单地调节下游症状。一种特定的基于微生物组的疗法可以作为一种"复方药"，对治疗由微生物变化引起的不同疾病有效。虽然人们对利用微生物组进行治疗非常感兴趣，但到目前为止，临床上取得的成功案例还很少。

　　FMT 是微生物组学中最成功的治疗应用，特别是用于治疗 CDI。该方法是将健康人的粪便移植到患者体内，以纠正可能存在的微生物失调，缓解症状。虽然这种方法是否可有效纠正特定的微生物失调尚未确定，但普遍认为任何健康的微生物群都具有治愈能力。FMT 的想法可以追溯到 4 世纪，当时中国古代医家使用"黄汤"（新鲜人粪便悬液）成功治疗了食物中毒和严重腹泻的患者[55]。几个世纪以来，FMT 一直用于治疗人类和动物的腹泻疾病，并在近年来得到了广泛关注，使得使用 FMT 治疗 CDI 成为可能。自 2013 年第一次评估 FMT 治疗复发性 CDI 的主要前瞻性试验以来，大多数研究表明，FMT 治疗 CDI 具有显著的疗效，平均临床治愈率达 85% 以上[56]。供者的粪便可以是新鲜的或冷冻的，如果使用冷冻的供者样本，可以将预先筛选的有限数量的样本存入生物样本库。FMT 的给药方式包括通过鼻胃管、鼻肠管、结肠镜检查、灌肠或口服胶囊给药，其中经下消化道给药的治愈率略高于上消化道治疗。FMT 输注的供者粪便筛选、制备和最佳浓度尚未确定。FMT 最常见的不良反应包括胃肠道动力改变（便秘或腹泻）、腹部绞痛和腹胀，这些不良反应通常都是一过性的，并在 48 小时内消退[56]。至少有 80 例免疫抑制患者接受了 FMT 治疗，随访期间未观察到严重不良事件。

　　FMT 在 CDI 治疗中的成功和良好的短期安全性促使其在其他适应证中应用范围扩大。截至 2018 年底，ClinicalTrials.gov 列出了 195 项试验，研究 FMT 对一系列疾病的疗效，包括 CDI、IBD（炎性肠病，包括溃疡性结肠炎和克罗恩病）、肥胖、根除多重耐药微生物、焦虑和抑郁、肝硬化及 2 型糖尿病。除 CDI 外，已发表的有关适应证的研究通常样本量较小，但提供了综合结果[57-59]。与 CDI 成功的结果相比，IBD 患者的结果更加多样化，这个适应证的研究成果仅次于 CDI。目前尚不清楚这些差异是否由受体的异质性（如基础疾病机制或内源性微生物群）、供者材料或 FMT 给药方式（如途径、频率、剂量）引起。

　　FMT 的成功应用为基于微生物群的疗法提供了重要的研究方向。然而，由于粪便供体和受体的内源性微生物群之间存在差异，FMT 难以在大规模人群中实现标准化治疗。此外，FMT 存在安全性问题，其作用机制尚不清楚。FMT 是第一代基于微生物群的疗法，接下来的研究将包括使用更精细的细菌混合物、单一菌株或细菌代谢物进行治疗干预。在益生菌领域，许多不同的菌株已被测试用于对抗多种疾病。然而，几项 meta 分析综合了细菌菌株和疾病适应证的结果并得出结论，这些数据无法支持试验方案的运行[60, 61]。试验生物的选择主要是根据安全性，而不是根据其与疾病可能存在的生物学联系。为了更好地选择益生菌，需要更专项、更系统的微生物组研究，以识别与疾病发病机制相关的特定共生微生物及其潜在作用机制[62, 63]。目前正在进行一些益生菌的临床试验，希望能够在未来提供更为有效的治疗干预。然而，这项工作的主要障碍是识别与疾病防护相关的特定微生物。

3.9 总　结

　　医学领域对微生物的看法已经彻底转变。在 20 世纪初，人们普遍认为微生物是一种需要不断对抗的敌人，因为它们会导致各种疾病的发生。因此，医生们一直在努力消灭细菌。然而，近年来，人们对微生物的认识发生了巨大的变化。科学家逐渐意识到，人类与微生物共生共存，彼此相互协作。人体内的微生物构成了一个生态系统，包括细菌、真菌和病毒等，它们生活在人体各个部位，如肠道、皮肤和口腔等处。最初，人们认为人体内的微生物与我们的身体无关，但是随着微生物组研究的深入，人们逐渐认识到这些微生物在维持人体健康方面发挥着关键作用。它们不仅可以帮助我们消化食物，还可以调节免疫系统并产生营养物质。

　　随着环境日益无菌化，我们与微生物的相互作用已经丧失平衡，这可能会导致自身免疫性和炎症性疾病的发病率增加。因此，如何恢复宿主 - 微生物相互作用已成为微生物组研究的重要课题之一。在过去十年中，微生物组研究领域已取得巨大进展，尤其是对正常微生物群进行分类方面。目前，科学家已能够识别出临床上已知的微生物与宿主关系。同时，"组学"技术如宏基因组学、宏转录组学和代谢组学也在发展，为微生物组研究提供了大量数据，但也带来了新的挑战。如何最好地整合数据集并为宿主 - 微生物之间的关系提供有用的见解，目前尚不清楚。对于一些疾病如克罗恩病和乳糜泻，通过调节个人的微生物群可以实现有效治疗。然而，目前仍缺乏预测微生物群如何变化，以及微生物群和感染性疾病在受到调节后会发生哪些变化的模型，这也是微生物组研究目前面临的挑战之一。此外，微生物组的研究还需要考虑到人类群体的多样性和个体差异性。虽然现在我们已经对正常微生物群的组成有了更深入的了解，但在针对疾病进行微生物组干预时，需要更多的研究来确定哪些菌株和代谢产物最适合特定的个体。尽管微生物组研究仍面临许多挑战，但它已成为现代医学中不可或缺的一部分。随着科学技术的不断进步，我们对微生物与人体健康之间的关系会有更深入的了解，从而为个性化医学提供更有效的治疗方案。通过了解微生物组的作用，我们可以更好地保护人类健康，减少疾病发生率，并提高生活质量。

　　微生物组研究是一个快速发展的领域，它已经改变了人们对微生物的认知，同时也为治疗疾病提供了更多方法。随着该领域的成熟，微生物与人体健康之间的关系将变得更加清晰，为预防和治疗疾病提供更好的解决方案。

参 考 文 献

[1] GILBERT J A, BLASER M J, CAPORASO J G, et al. Current understanding of the human microbiome[J]. Nature Med, 2018, 24(4): 392-400.

[2] GILBERT J A, QUINN R A, DEBELIUS J, et al. Microbiome-wide association studies link dynamic microbial consortia to disease[J]. Nature, 2016, 535(7610): 94-103.

[3] HONDA K, LITTMAN D R. The microbiome in infectious disease and inflammation[J]. Annu Rev Immunol, 2012, 30: 759-795.

[4] LUCKEY T D. Introduction to intestinal microecology[J]. Am J Clin Nutr, 1972, 25(12): 1292-1294.

[5] QIN J, LI R, RAES J, et al. A human gut microbial gene catalogue established by metagenomic

sequencing[J]. Nature, 2010, 464(7285): 59-65.

[6] The Integrative Human Microbiome Project[J]. Nature, 2019, 569(7758): 641-648.

[7] LOCEY K J, LENNON J T. Scaling laws predict global microbial diversity[J]. Proc Na Acad Sci U S A, 2016, 113(21): 5970-5975.

[8] AUTON A, BROOKS L D, DURBIN R M, et al. A global reference for human genetic variation[J]. Nature, 2015, 526(7571): 68-74.

[9] GOODRICH J K, WATERS J L, POOLE A C, et al. Human genetics shape the gut microbiome[J]. Cell, 2014, 159(4): 789-799.

[10] SILVERMAN M, KUA L, TANCA A, et al. Protective major histocompatibility complex allele prevents type 1 diabetes by shaping the intestinal microbiota early in ontogeny[J]. Proc Nat Acad Sci U S A, 2017, 114(36): 9671-9676.

[11] KUBINAK J L, STEPHENS W Z, SOTO R, et al. MHC variation sculpts individualized microbial communities that control susceptibility to enteric infection[J]. Nat Commun, 2015, 6: 8642.

[12] ROTHSCHILD D, WEISSBROD O, BARKAN E, et al. Environment dominates over host genetics in shaping human gut microbiota[J]. Nature, 2018, 555(7695): 210-215.

[13] TURNBAUGH P J, HAMADY M, YATSUNENKO T, et al. A core gut microbiome in obese and lean twins[J]. Nature, 2009, 457(7228): 480-484.

[14] YATSUNENKO T, REY F E, MANARY M J, et al. Human gut microbiome viewed across age and geography[J]. Nature, 2012, 486(7402): 222-227.

[15] MANGIOLA F, NICOLETTI A, GASBARRINI A, et al. Gut microbiota and aging[J]. Riv Eur Sci Med Farmacol, 2018, 22(21): 7404-7413.

[16] DAVID L A, MAURICE C F, CARMODY R N, et al. Diet rapidly and reproducibly alters the human gut microbiome[J]. Nature, 2014, 505(7484): 559-563.

[17] TURNBAUGH P J, RIDAURA V K, FAITH J J, et al. The effect of diet on the human gut microbiome: a metagenomic analysis in humanized gnotobiotic mice[J]. Sci Transl Med, 2009, 1(6): 6ra14.

[18] THAISS C A, LEVY M, KOREM T, et al. Microbiota diurnal rhythmicity programs host transcriptome oscillations[J]. Cell, 2016, 167(6): 1495-1510.e12.

[19] DETHLEFSEN L, HUSE S, SOGIN M L, et al. The pervasive effects of an antibiotic on the human gut microbiota, as revealed by deep 16S rRNA sequencing[J]. PLoS Biology, 2008, 6(11): e280.

[20] DETHLEFSEN L, RELMAN D A. Incomplete recovery and individualized responses of the human distal gut microbiota to repeated antibiotic perturbation[J]. Proc Nat Acad Sci U S A, 2011, 108(Suppl 1): 4554-4561.

[21] MAIER L S, PRUTEANU M, KUHN M, et al. Extensive impact of non-antibiotic drugs on human gut bacteria[J]. Nature, 2018, 555(7698): 623-628.

[22] BOHNHOFF M, DRAKE B L, MILLER C P. Effect of streptomycin on susceptibility of intestinal tract to experimental Salmonella infection[J]. Proc Soc Exp Biol Med, 1954, 86(1): 132-137.

[23] VAN DER WAAIJ D, BERGHUIS-DE VRIES J M, LEKKERKERK L-V. Colonization resistance of the digestive tract in conventional and antibiotic-treated mice[J]. J Hyg(Lond), 1971, 69(3): 405-411.

[24] GAUGUET S, D'ORTONA S, AHNGER-PIER K, et al. Intestinal microbiota of mice influences resistance to Staphylococcus aureus pneumonia[J]. Infec Immun, 2015, 83(10): 4003-4014.

[25] MCALEER J P, KOLLS J K. Contributions of the intestinal microbiome in lung immunity[J]. Eur J Immunol, 2018, 48(1): 39-49.

[26] MCDONALD L C, GERDING D N, JOHNSON S, et al. Clinical practice guidelines for Clostridium

difficile infection in adults and children: 2017 update by the Infectious Diseases Society of America(IDSA) and Society for Healthcare Epidemiology of America(SHEA)[J]. Clin Infect Dis, 2018, 66(7): e1-e48.

[27] CORNELY O A, CROOK D W, ESPOSITO R, et al. Fidaxomicin versus vancomycin for infection with *Clostridium difficile* in Europe, Canada, and the U S A: a double-blind, non-inferiority, randomised controlled trial[J]. Lancet Infect Dis, 2012, 12(4): 281-289.

[28] LOUIE T J, MILLER M A, MULLANE K M, et al. Fidaxomicin versus vancomycin for *Clostridium difficile* infection[J]. N Engl J Med, 2011, 364(5): 422-431.

[29] BRITTON R A, YOUNG V B. Role of the intestinal microbiota in resistance to colonization by *Clostridium difficile*[J]. Gastroenterology, 2014, 146(6): 1547-1553.

[30] CHANG J Y, ANTONOPOULOS D A, KALRA A, et al. Decreased diversity of the fecal Microbiome in recurrent *Clostridium difficile*-associated diarrhea[J]. J Infect Dis, 2008, 197(3): 435-438.

[31] EISEMAN B, SILEN W, BASCOM G S, et al. Fecal enema as an adjunct in the treatment of pseudomembranous enterocolitis[J]. Surgery, 1958, 44(5): 854-859.

[32] CAMMAROTA G, IANIRO G, GASBARRINI A. Fecal microbiota transplantation for the treatment of *Clostridium difficile* infection: a systematic review[J]. J Clin Gastroenterol, 2014, 48(8): 693-702.

[33] BUFFIE C G, BUCCI V, STEIN R R, et al. Precision microbiome reconstitution restores bile acid mediated resistance to *Clostridium difficile*[J]. Nature, 2015, 517(7533): 205-208.

[34] HSIAO A, AHMED A M, SUBRAMANIAN S, et al. Members of the human gut microbiota involved in recovery from *Vibrio cholerae* infection[J]. Nature, 2014, 515(7527): 423-426.

[35] SUBRAMANIAN S, HUQ S, YATSUNENKO T, et al. Persistent gut microbiota immaturity in malnourished Bangladeshi children[J]. Nature, 2014, 510(7505): 417-421.

[36] MOIR S, CHUN T W, FAUCI A S. Pathogenic mechanisms of HIV disease[J]. Annu Rev Pathol, 2011, 6: 223-248.

[37] BRENCHLEY J M, PRICE D A, SCHACKER T W, et al. Microbial translocation is a cause of systemic immune activation in chronic HIV infection[J]. Nat Med, 2006, 12(12): 1365-1371.

[38] HANDLEY S A, THACKRAY L B, ZHAO G, et al. Pathogenic simian immunodeficiency virus infection is associated with expansion of the enteric virome[J]. Cell, 2012, 151(2): 253-266.

[39] LOZUPONE C A, LI M, CAMPBELL T B, et al. Alterations in the gut microbiota associated with HIV-1 infection[J]. Cell Host Microbe, 2013, 14(3): 329-339.

[40] MCHARDY I H, LI X, TONG M, et al. HIV Infection is associated with compositional and functional shifts in the rectal mucosal microbiota[J]. Microbiome, 2013, 1(1): 26.

[41] FONSECA D M, HAND T W, HAN S J, et al. Microbiota- dependent sequelae of acute infection compromise tissue-specific immunity[J]. Cell, 2015, 163(2): 354-366.

[42] HAND T W, DOS SANTOS L M, BOULADOUX N, et al. Acute gastrointestinal infection induces long-lived microbiota-specific T cell responses[J]. Science(New York, NY), 2012, 337(6101): 1553-1556.

[43] KAMDAR K, KHAKPOUR S, CHEN J, et al. Genetic and metabolic signals during acute enteric bacterial infection alter the microbiota and drive progression to chronic inflammatory disease[J]. Cell Host Microbe, 2016, 19(1): 21-31.

[44] GOSMANN C, ANAHTAR M N, HANDLEY S A, et al. Lactobacillus-deficient cervicovaginal bacterial communities are associated with increased HIV acquisition in young South African women[J]. Immunity, 2017, 46(1): 29-37.

[45] KLATT N R, CHEU R, BIRSE K, et al. Vaginal bacteria modify HIV tenofovir microbicide efficacy in African women[J]. Science(New York, NY), 2017, 356(6341): 938-945.

[46] JUNQUEIRA A L N, TAVARES V R, MARTINS R M B, et al. Safety and immunogenicity of hepatitis B vaccine administered into ventrogluteal vs. anterolateral thigh sites in infants: a randomised controlled trial[J]. Int J Nurs Stud, 2010, 47(9): 1074-1079.

[47] NAKAYA H I, HAGAN T, DURAISINGHAM S S, et al. Systems analysis of immunity to influenza vaccination across multiple years and in diverse populations reveals shared molecular signatures[J]. Immunity, 2015, 43(6): 1186-1198.

[48] QUEREC T D, AKONDY R S, LEE E K, et al. Systems biology approach predicts immunogenicity of the yellow fever vaccine in humans[J]. Nat Immunol, 2009, 10(1): 116-125.

[49] MENTZER A J, O'CONNOR D, POLLARD A J, et al. Searching for the human genetic factors standing in the way of universally effective vaccines[J]. Philos Trans R Soc Lond B Biol Sci, 2015, 370(1671).

[50] MUNOZ F M, VAN DAMME P, DINLEYICI E, et al. The fourth international neonatal and maternal immunization symposium(INMIS 2017): toward integrating maternal and infant immunization programs[J]. mSphere, 2018, 3(6): e00221-e00218.

[51] OH J Z, RAVINDRAN R, CHASSAING B, et al. TLR5-mediated sensing of gut microbiota is necessary for antibody responses to seasonal influenza vaccination[J]. Immunity, 2014, 41(3): 478-492.

[52] HARRIS V C, ARMAH G, FUENTES S, et al. Significant correlation between the infant gut microbiome and rotavirus vaccine response in rural Ghana[J]. J Infect Dis, 2017, 215(1): 34-41.

[53] SALK H M, SIMON W L, LAMBERT N D, et al. Taxa of the nasal microbiome are associated with influenza-specific IgA response to live attenuated influenza vaccine[J]. PLoS One, 2016, 11(9): e0162803.

[54] LYNN M A, TUMES D J, CHOO J M, et al. Early- life antibiotic-driven dysbiosis leads to dysregulated vaccine immune responses in mice[J]. Cell Host Microbe, 2018, 23(5): 653-660.e5.

[55] YOUNG V B. Therapeutic manipulation of the microbiota: past, present, and considerations for the future[J]. Clin Microbiol Infect, 2016, 22(11): 905-909.

[56] QURAISHI M N, WIDLAK M, BHALA N, et al. Systematic review with meta-analysis: the efficacy of faecal microbiota transplantation for the treatment of recurrent and refractory *Clostridium difficile* infection[J]. Aliment Pharmacol Ther, 2017, 46(5): 479-493.

[57] HALKJæR S I, CHRISTENSEN A H, LO B Z S, et al. Faecal microbiota transplantation alters gut microbiota in patients with irritable bowel syndrome: results from a randomised, double-blind placebo-controlled study[J]. Gut, 2018, 67(12): 2107-2115.

[58] KANG D W, ADAMS J B, GREGORY A C, et al. Microbiota Transfer Therapy alters gut ecosystem and improves gastrointestinal and autism symptoms: an open-label study[J]. Microbiome, 2017, 5(1): 10.

[59] SINGH R, DE GROOT P F, GEERLINGS S E, et al. Fecal microbiota transplantation against intestinal colonization by extended spectrum beta-lactamase producing Enterobacteriaceae: a proof of principle study[J]. BMC research notes, 2018, 11(1): 190.

[60] IMDAD A, NICHOLSON M R, TANNER-SMITH E E, et al. Fecal transplantation for treatment of inflammatory bowel disease[J]. Cochrane Database Syst Rev, 2018, 11(11): CD012774.

[61] GREV J, BERG M, SOLL R. Maternal probiotic supplementation for prevention of morbidity and mortality in preterm infants[J]. Cochrane Database Syst Rev, 2018, 12(12): CD012519.

[62] FISCHBACH M A. Microbiome: focus on causation and mechanism[J]. Cell, 2018, 174(4): 785-790.

[63] SURANA N K, KASPER D L. Moving beyond microbiome-wide associations to causal microbe identification[J]. Nature, 2017, 552(7684): 244-247.

第4章 NGS技术及其在临床医学领域的应用与挑战

4.1 引 言

人类基因组计划的完成是一项历史性成就，它为诊断、预防和治疗疾病提供了重要的遗传信息，这些信息增强了人们对基因与健康之间关系的理解，并带来新的基因治疗和药物研发的可能性。在此基础上，下一代测序（next-generation sequencing，NGS）技术应运而生。NGS技术是一种高通量、高速、低成本的基因组测序技术，能快速、准确地获得基因组或转录组的信息。如图4-1所示，在过去二三十年里，NGS技术得到了迅猛发展。NGS技术革命性地改变了基因组学、转录组学、表观基因组学等研究领域的研究方法和手段，广泛应用于生物医学研究、疾病诊断、药物研发等领域。相对于传统的一代测序

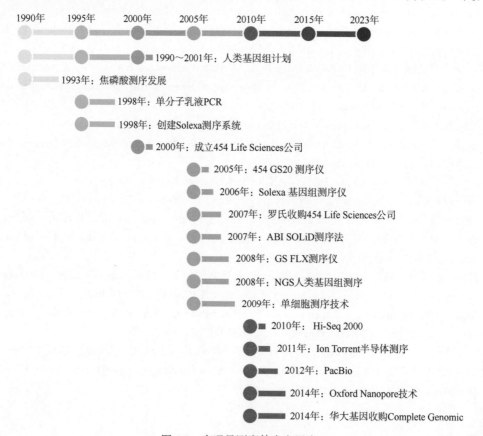

图 4-1 高通量测序技术发展史

技术 Sanger 测序，NGS 技术的核心是通过 PCR 扩增或文库构建等方法将待测样品中的 DNA 或 RNA 分子进行提取建库和高通量测序，从而获得海量的碱基序列信息，具有通量高、灵敏度高、分辨率高和成本低等优点。这一特点使得 NGS 技术广泛应用于科研和临床相关的全基因组测序、全外显子组测序、RNA 测序等。临床 NGS 技术主要应用于以下几个方面。首先，NGS 技术可以用于检测遗传性疾病、癌症等疾病的致病基因、致病突变和基因型，帮助医生进行精准诊断和治疗。其次，NGS 技术可以用于筛查癌症、癌症早期诊断、肿瘤分子分型、预后预测等方面，为肿瘤诊断和治疗提供更为精确的信息。最后，NGS 技术还可以用于检测细菌、病毒等微生物的基因组，有助于快速、准确地进行病原体鉴定和病原学诊断。

随着 NGS 技术的发展，其在临床医学领域的应用也越来越广泛。临床 NGS 技术能够帮助医生在诊断、治疗和预防等方面做出更加精准、个性化的决策，有望改变传统医疗模式和疾病管理方法。

然而，临床 NGS 技术在应用中仍面临着一些挑战，如数据质量控制、结果解读和注释、隐私保护等问题。因此，需要建立相关的标准和规范，加强数据管理和共享，推动临床 NGS 技术的规范化和标准化发展，不断完善和发展相应的技术方法，为临床医学提供更加准确、高效、安全的服务。

4.2　NGS 平台及其技术路线的发展

随着技术的不断进步，不同的 NGS 平台采用不同的化学物质来生成测序数据。其中一种常见的技术是可逆染料终止剂技术，该技术采用可逆荧光染料来标记每个碱基的终止，然后通过照射激光使其释放并继续下一轮测序。这种技术在 2004 年由 454 Life Sciences 公司开发并于 2005 年商业化推广，而后被 Illumina 公司等其他公司采用[1]。在 2006 年，Illumina 公司收购 Solexa 公司开始使用可逆染料终止剂技术。最初的 Solexa 仪器只有 25bp 的单端测序，而现在的 Illumina HiSeq 2000 仪器已经升级到 150 bp 的双端测序。随着读取长度的增加，机器的通量也从 Solexa 的 1Gb 提高到 HiSeq 2000 的 600 Gb。而另一种策略是基于检测核苷酸结合后释放氢离子，这种方法首次被 Ion Torrent 半导体测序仪在 2010 年推出，后来被 Life Technologies 收购[2]。

随着技术的发展，NGS 平台更加多样化和技术的不断完善，促进了测序数据的质量和数量的快速提升，Illumina 和 Ion Torrent 分别采用了不同的化学原理和技术路线进行测序。Illumina 测序是最常用的测序方法之一，它采用可逆染料终止剂对文库片段的扩增序列进行酶测序。这种方法能够实现高准确度和高通量的测序，因此在基因组学、转录组学和表观遗传学研究中得到了广泛应用。Ion Torrent 则采用核苷酸结合释放氢离子进行测序，与 Illumina 相比，Ion Torrent 的优势在于测序速度较快、设备成本相对较低和操作更为简单。不过，由于其测序准确度较低且对序列复杂度的适应性较差，目前主要用于快速诊断和生物多样性研究等领域。此外，单分子测序也是 NGS 领域最新的进展之一，其最大的优点是可以克服使用聚合酶带来的局限性，实现单个分子的高通量测序。Pacific Biosciences 公司就是一个商业化最成功的单分子测序公司，通过将纳米技术和分子生物学与高灵敏度荧光检测相结合，具备了高质量、高精度、长读长等特点，使其在基因组学、转录组学和表观遗传学等领域得到广泛应用[3]。然而，由于其读长仍然较短且错误率较高，因此仍需要与其他测序技术相结合使用，以提高准确性和覆盖度。随着技术的不断发展，单分子测序技术水平也在不断提升，预计未来将成为 NGS 平台的重要发展方向之一（图 4-1）。

NGS 技术的不断发展革新了生命科学领域，使我们可以更好地理解和研究基因组、转录组、表观组和蛋白质组等生物分子组成和功能的复杂性。通过 NGS 技术，我们可以更好地理解生命的本质，并在诊断和治疗疾病、基因编辑和生物技术等领域实现更多的突破。与此同时，不同的 NGS 平台和不同技术路线的发展，也促进了竞争和合作，推动了整个领域的创新和进步。

4.2.1　全基因组测序的应用与优势

全基因组测序（whole genome sequencing，WGS）是 NGS 技术的一种，可以对一个生物个体的全部基因组 DNA 进行测序，包括编码基因、非编码 RNA、调控序列及间隔区域等。全基因组测序不仅可以检测各种遗传性疾病，还可以用于发现肿瘤等疾病的致病突变，预测个体对药物的反应和副作用，以及研究基因组的进化和功能等。相对于其他基因检测方法，该方法的优势在于可以一次实验检测多个基因中的变异，特别是检测基因不明确时尤其有益，如疑难罕见疾病的检测。例如，对家系（患者及其父母）进行测序可以分析全基因组遗传模式（突变是遗传性还是偶发性）。近年来，针对癌症高风险人群的基因检测非常普遍，已经发展了大量基因组合检测项目。然而，并非所有人都会从这些检测中受益，因为这些检测只涵盖了少数基因及其变异[4]。全基因组方法的优势在于，一次检测可以覆盖所有基因，可以识别个体中可能存在的任何新变异，而已经设定好的基因组合则不适用于每个人，这是使用全基因组方法的最大优点。经典案例是囊性纤维化的基因检测，囊性纤维化是一种症状严重的遗传性疾病，其确诊需要 *CFTR* 基因检测，已知导致囊性纤维化的 *CFTR* 基因突变超 1700 种，美国妇产科医师协会（American College of Obstetricians and Gynecologists，ACOG）建议仅对 23 种最常见的变异进行筛查性检测，然而，全基因组测序除了能检测常见突变，还可以识别新的变异或罕见的个体变异，这意味着 WGS 不仅可以检测出携带囊性纤维化遗传风险的个体，还可发现个体携带的隐性疾病风险[5]。全基因组测序除了能协助诊断各种罕见遗传疾病，在个性化药物治疗、遗传咨询、生育健康和营养健康等方面都有广泛应用。全基因组测序能协助医生预测患者对药物的反应和副作用，从而制定个性化药物治疗方案，提高治疗效果并降低不必要的药物毒性。此外，全基因组测序能筛查携带遗传病风险的个体，帮助人们更好地了解自己的基因信息，预测患遗传病的风险，尽早采取相应措施进行预防。全基因组测序还可以为夫妻双方提供生育健康咨询，帮助夫妻预测生育过程中可能出现的遗传风险，提供相应的生育计划建议，减少生育风险，优生优育。全基因组测序同样可以帮助人们更好地了解自己的基因信息，预测食品和营养的吸收效率及罹患某些疾病的风险。

4.2.2 全外显子组测序在遗传疾病诊断中的应用

全外显子组测序是通过利用序列捕获或者靶向技术将全基因组外显子区域 DNA 富集后再进行高通量测序的基因组分析方法。与全基因组测序相比，全外显子组测序只需针对外显子区域的基因序列测序，覆盖度更深，数据准确性更高，更加简便、经济、高效。该方法可以用于临床诊断分析特定基因区域或外显子区域，发现未知或已知的变异，对于分类和治疗疾病具有重要意义，尤其是在症状相似的疾病中，如视网膜色素变性。与全基因组测序类似，全外显子组测序在遗传疾病的诊断、肿瘤基因组分析、精准医疗和健康管理领域都有广泛的应用。全外显子组测序可以用于遗传性疾病的诊断和筛查，包括单基因遗传病和复杂遗传病。通过测序分析患者基因组的外显子区域，可以检测未知的变异，为临床医生提供更为准确的诊断和治疗信息。相比全基因组测序在遗传性疾病中的应用，全外显子组测序主要聚焦全外显子 DNA，拥有更高的测序深度和准确性，同时也可能漏掉非外显子区域。目前有许多公司提供全外显子组测序服务，用于诊断多种疾病，如心肌病、X 连锁遗传病和先天性糖基化障碍[6-11]。全外显子组测序在临床医学具有广泛的应用潜力，可以为医生和患者提供更为准确的遗传信息，为治疗和预防疾病提供重要依据[12-22]。

4.2.3 靶向捕获 NGS 法在疾病诊断中的应用

靶向捕获 NGS 法在疾病诊断中扮演着重要角色，它能针对特定疾病的一个或多个基因的靶向区域进行测序，从而鉴定致病突变。与全基因组测序和全外显子组测序相比，这种方法经济又有时效，测序深度显著增加，结果更加可信。目前主要使用多基因组合来分析特定疾病的已知基因，如线粒体病、心肌病、听力障碍和癌症[23-29]。这些组合能够有效识别遗传变异，并能预测有效的治疗方案，从而提供更好、更及时的病情解决方案。目前已有许多商业化的癌症基因组合方案，如 Ion AmpliSeq 癌症基因组合（Life Technologies）、TruSeq 癌症基因组合（Illumina）和 NimbleGenSeqCap EZ 多癌症基因组合（罗氏）。这些组合使用多种实验方法，能在较低样本浓度条件下快速和靶向扩增多个致癌基因和肿瘤抑制基因。基于扩增的靶向测序技术提供了经济高效和高分辨率的方案识别基因变异，在精准医学中得到广泛应用，这也是目前市场上肿瘤检测、遗传疾病整体解决方案、药物靶向基因检测、血液疾病基因检测等主流测序技术。

4.2.4 单细胞测序的应用前景

纳米孔单分子传感技术是一种高效的单细胞测序技术，可用于 DNA、RNA、肽、蛋白质和药物分析等领域，具有广阔的应用前景[30-33]。作为第四代测序技术的一种，该技术无需标记，具有快速和低成本等多种优点。随着单分子测序成本的降低，实现个人基因组测序 1000 美元的目标会很快到来。

纳米孔单分子传感技术的特点包括对样本量需求少、无需扩增或修饰、具有长读长

（10 000～50 000bp）和高准确性（每 10 000 个碱基误差小于 1）等优势，使得纳米孔单分子传感技术成为单细胞测序的有力工具，可以协助研究人员实现单个细胞的基因表达、基因组变异、蛋白质表达等信息测序，有助于深入了解生命的本质。

然而，纳米孔单分子传感技术也存在一些局限性。例如，该技术需要高精度和特殊的 DNA 检测需求，此外，数据处理和解读也存在一定的挑战，需要使用专业的分析软件和算法来处理海量的单分子数据。

总之，纳米孔单分子传感技术作为一种快速、低成本、高准确性的单细胞测序技术，具有广泛的应用前景，特别是在研究单个细胞的基因表达、基因组变异、蛋白质表达等方面。未来，随着技术的不断改进和发展，纳米孔单分子传感技术的应用前景将更加广阔。

4.2.5 核酸质谱测序技术的应用及优缺点分析

核酸质谱测序是一种高效的基因组分析技术，通过分析核酸分子的质谱信号来确定其序列。该技术可应用于基因组、转录组和蛋白质组等领域，为基因工程、药物研发、生物医学研究等领域提供重要的工具。

核酸质谱测序时，核酸分子被裂解成小分子离子，并通过质谱仪进行分析。质谱信号可以确定核酸的碱基组成，从而确定其序列。这种方法具有高灵敏度、高分辨率、高通量等特点，能够高效、快速地分析大量样本。

核酸质谱测序的应用范围非常广泛。在基因组学领域，该技术已被广泛应用于基因组测序、基因变异、基因组重构等方面。在转录组学领域，核酸质谱测序可用于分析 RNA 的剪切变异、转录起始位点、RNA 编辑等信息。此外，核酸质谱测序还可以用于蛋白质组学研究中的蛋白质组学分析、肽组学研究等方面。

虽然核酸质谱测序技术具有许多优点，但是也存在着一些缺点。例如，该技术需要昂贵的设备和复杂的样品准备过程，同时也容易受到样品纯度、样品质量等因素的影响。此外，在分析复杂样品时，数据处理和解读也存在一定的挑战。核酸质谱测序作为一种高效、高灵敏度的基因组分析技术，已经成为生物医学研究、基因工程和药物研发等领域不可或缺的工具之一。未来，随着技术的不断改进和发展，该技术的应用前景将更加广阔。

4.3 NGS 数据分析

随着大量数据的生成，NGS 管理、存储和分析都面临着挑战和机遇[34]。数据分析是 NGS 最关键的部分之一，因为它直接关系到患者疾病的诊断和治疗。NGS 数据分析流程如图 4-2 所示，关键步骤详细描述如下。

4.3.1 NGS 数据分析的质控与过滤

对测序数据进行质量控制和过滤是 NGS 数据分析过程中必不可少的步骤。原始数据中存在多种错误，如数据缺失、读取质量低、碱基错配和测序污染等[35-37]。这些错误会影响判读结果的准确性和可靠性。因此，在分析前需要对初始数据进行质控与过滤以评估数据的质量。图 4-2 展示了 NGS 数据分析的完整流程。质量评估包括测序质量值分布、GC 含量分布、N 碱基含量分布等分析和可视化。目前已经开发出多种工具，如 FastQC、fastp、ContEst 和 Galaxy 等，用于简化质量评估过程[38,39]。这些工具能与各大测序平台兼容，能生成汇总图和表格，并有助于评估原始数据中的样本交叉污染。同时，还有一些针对特定平台开发的工具，如针对 Illumina 平台的 FASTX 工具包、PIQA 和 TileQC 等[40,41]。通过质控和过滤，能够去除低质量的测序读长（reads）、去除接头序列和修剪低质量的碱基，从而提高数据的质量，为后续的分析奠定基础。

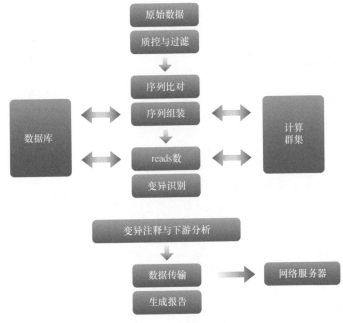

图 4-2　NGS 数据分析流程

4.3.2　序列比对与参考基因组匹配

经初步处理后，下机序列需要与参考基因组进行比对[42]。NGS 数据的序列比对是指将测序数据与参考基因组进行比对，以确定每个测序 reads 的位置和碱基序列。序列比对通常是一个多步骤流程，包括 reads 清理、序列比对和结果处理等步骤。加利福尼亚大学圣克鲁兹分校（UCSC）和参考基因组联盟（Genome Reference Consortium，GRC）创建了人类参考基因组数据库[43]。UCSC 提供了人类基因组两个版本，即 hg18 和 hg19，而 GRC 提供了 GRCh36 和 GRCh37 两个版本。对测序数据进行质量控制，去除低质量的测序 reads、去除接头序列和修剪低质量的碱基后，测序数据通过序列比对算法（如 BWA、Bowtie2、STAR 等）与参考基因组进行比对[44-49]。比对算法可采用不同策略，如基于哈希表的精确匹配、基于 Burrows-Wheeler 变换的压缩树索引算法[50]、基于贪心算法的近似匹配等，以适应不同的数据类型和变异类型。将短序列比对到参考基因组时，成对的短序列（paired-end）比对到参考基因组对变异的解读是至关重要的[51]。以下脚本可以用于微生物原始 fastq 文件的质量控制、去除低质量的测序 reads、去除接头序列和修剪低质量的碱基，然后使用 BWA 进行参考基因组比对（图 4-3）。

```bash
1.    #!/bin/bash

2.    # 设置变量
3.    input_file="$1"  # 输入 fastq 文件
4.    output_dir="$2"  # 输出文件夹路径，用于存储处理后的文件
5.    reference_genome="$3"  # 参考基因组序列路径，用于比对
6.    threads="$4"  # 并行处理所用线程数

7.    # 创建输出文件夹
8.    mkdir -p "$output_dir"

9.    # 质量控制，使用 FastQC
10.   fastqc -o "$output_dir" "$input_file"

11.   # 去除接头序列和低质量碱基，使用 Trimmomatic
12.   java -jar trimmomatic-0.39.jar SE -threads "$threads" -phred33 "$input_file" "$output_dir"/trimmed.fastq ILLUMINACLIP:adapters.fa:2:30:10 LEADING:3 TRAILING:3 SLIDINGWINDOW:4:15 MINLEN:36

13.   # 参考基因组比对，使用 BWA
14.   bwa mem -t "$threads" "$reference_genome" "$output_dir"/trimmed.fastq | samtools view -Sb - | samtools sort -@ "$threads" -o "$output_dir"/alignment.bam -

15.   # 对比对结果建立索引
16.   samtools index "$output_dir"/alignment.bam
17.
18.   # 生成比对质量报告，使用 QualiMap
19.   qualimap bamqc -bam "$output_dir"/alignment.bam -outdir "$output_dir"/qualimap_report --java-mem-size=8G
```

图 4-3　使用 BWA 进行参考基因组比对

在序列比对过程中，比对算法会生成一系列的比对结果，每个比对结果包含了测序 reads 的位置、方向和匹配的碱基序列等信息。比对结果还可以提供每个碱基的质量值和测序深度等信息，用于后续的变异识别和注释。

4.3.3　NGS 数据的变异识别

比对参考基因组之后是使用适当的工具来识别基因变异的类型。NGS 数据的变异识别是指从高通量测序数据中检测出与参考基因组不同的碱基差异、插入 / 缺失和结构变异等类型的变异。

单核苷酸多态性（single nucleotide polymorphism，SNP）是最常见的一种基因变异，缺失突变也是重要的基因变异，较大片段的缺失在 NGS 数据中较少出现。

数据质量控制阶段过滤掉低质量的测序 reads、去除接头序列和剪切低质量的碱基等，然后通过序列比对方法（如 BWA、Bowtie2、STAR 等）与参考基因组进行比对，得到每个位置的碱基信息；接着使用变异检测算法（如 GATK、SAMtools、FreeBayes 等）检测样本中的变异。这些算法通常会考虑测序深度、碱基质量、测序偏差等因素，以最大限度地减少假阳性和假阴性。基于贝叶斯算法的 SNVmix、VarScan 和 SomaticSniper[52, 53] 可以识别 SNP，但是难以识别其中的缺失突变。一些特殊软件，如 Pindel 可以从成对末端序列中识别缺失[54]。布罗德研究所开发的 GATK indel 基因变异分析软件可用于鉴定缺失[55]。由于高通量测序本身测序读长的限制，当前工具仍然很难识别较大的插入和缺失。以下案例是一个微生物数据质量控制，去除低质量的测序 reads、去除接头序列和修剪低质量的碱基，并使用 BWA 进行参考基因组比对，最后使用 GATK 进行变异检测的脚本示例（图 4-4）。

4.3.4　NGS 数据分析中的变异注释

NGS 数据分析中变异注释是一个至关重要的步骤，用于解释产生的变异并确定其可能的生物学效应。变异注释涉及多个方面，包括基因组上的位置、变异类型、与已知功能单位的相对距离及相关的遗传信息等。目前有许多适用于 NGS 生成的基因突变注释工具供研究者使用[56]。其中，"ANNOVAR"提供了不同类型的基因组注释，包括基于基因、基于区域的注释，并支持单核苷酸多态性、缺失、区块替换和拷贝数变异（CNV）[57]。"AnnTools"则通过分析内含子和外显子发现 SNP、缺失和拷贝数变异[58]。这些数据库会定期更新以涵盖最新的注释信息。"NGS-SNP"是一组使用 Ensembl 数据库注释参考的 Perl 脚本[59]，"SeattleSeq"注释服务器允许用户上传不同格式的输入文件直接进行 SNP 和基因缺失分析的在线分析，该工具的优势在于无需专用硬件，因为注释是在线进行的，同时它支持对 hg18/GRCh36 和 hg19/GRCh37 的分析。此外，基于个人基因组浏览器，"序列变异分析仪（SVA）"支持对 SNP、基因缺失和 CNV 进行注释[60]，但由于其专业性较强，需要专业人员使用。最后，"snpEff"已经被集成在 Galaxy 和 GATK 中[61]，用于变异位点的注释。因此，可根据分析要求选择适合的工具。总之，变异注释是 NGS 数据分析中至关重要的步骤之一，可以帮助研究人员更好地理解变异在基因组和蛋白质水平的生物学意义，为进一步的生物学研究提供重要信息。

```
1.   #!/bin/bash

2.   # 设定变量
3.   input_fastq="$1" # 输入 fastq 文件路径
4.   output_dir="$2" # 输出文件夹路径，用于存储处理后的文件
5.   reference_genome="$3" # 参考基因组序列路径，用于比对
6.   threads="$4" # 并行处理所用线程数

7.   # 设定路径
8.   fastqc_path="/path/to/FastQC" # FastQC 所在路径
9.   trimmomatic_path="/path/to/Trimmomatic" # Trimmomatic 所在路径
10.  bwa_path="/path/to/BWA" # BWA 所在路径
11.  samtools_path="/path/to/Samtools" # Samtools 所在路径
12.  gatk_path="/path/to/GATK" # GATK 所在路径

13.  # 创建输出文件夹
14.  mkdir -p "$output_dir"

15.  # 质量控制，使用 FastQC
16.  "$fastqc_path"/fastqc -o "$output_dir" "$input_fastq"

17.  # 去除接头序列和低质量碱基，使用 Trimmomatic
18.  java -jar "$trimmomatic_path"/trimmomatic-0.39.jar SE -threads "$threads" -
phred33 "$input_fastq" "$output_dir"/trimmed.fastq ILLUMINACLIP:"$trimmomatic_path"/adap
ters.fa:2:30:10 LEADING:3 TRAILING:3 SLIDINGWINDOW:4:15 MINLEN:36

19.  # 参考基因组比对，使用 BWA
20.  "$bwa_path"/bwa mem -
t "$threads" "$reference_genome" "$output_dir"/trimmed.fastq | "$samtools_path"/samtools view
-Sb - | "$samtools_path"/samtools sort -@ "$threads" -o "$output_dir"/alignment.bam -

21.  # 建立比对结果索引
22.  "$samtools_path"/samtools index "$output_dir"/alignment.bam

23.  # 使用 GATK 进行变异检测
24.  "$gatk_path"/gatk HaplotypeCaller -R "$reference_genome" -
I "$output_dir"/alignment.bam -O "$output_dir"/variants.vcf
```

图 4-4　使用 GATK 进行变异识别

4.3.5　NGS 数据分析的挑战与发展

NGS 技术的发展使得高通量 DNA 测序变得更加快速和便捷，然而，这项技术也面临着许多挑战。NGS 数据可能存在错误和噪声，因此需要进行质量控制以排除这些误差。此外，由于数据量巨大，进行数据处理和存储需要高性能计算和存储资源。为了确保数据的可访问性和可持续性，数据需要在不同格式之间进行转换和管理。

NGS 数据的分析和解释需要多种不同的软件和算法，选择合适的软件和算法需要考虑样本类型、实验目的和数据类型等因素。由于 NGS 技术产生的数据量非常庞大，因此需要高效的计算和存储资源，并且需要设计和实施可扩展的数据分析流程。随着 NGS 技术和生物信息学工具的发展，新的工具和算法不断涌现。因此，NGS 数据分析人员需要不断学习和了解最新的工具和技术。

由于 NGS 数据中包含大量个人信息，需要采取严格的隐私和安全措施来保护数据的安全性和机密性。此外，NGS 技术的测序误差、质量差异和样本差异等因素也会影响数据的质量，因此 NGS 数据分析中需要进行有效的质量控制和过滤，以确保结果的准确性和可靠性。

NGS 数据分析通常需要涉及多个步骤，如序列比对、SNP 和 Indel 检测、结构变异检测、组装和注释等。这些步骤中的每一步都需要仔细设计和优化，以确保结果的准确性和可重复性。针对具有长重复区的基因组重复错误组装问题，重叠图和 de Bruijn 图是两种解决方法。同时，转录组分析过程中也面临挑战，如绘制可变剪接序列和检测基因融合[62-70]。

4.4　参考数据库

随着疾病遗传学研究的快速发展，越来越多的序列新变异被添加到参考数据库中。这些结果可能是单基因或多基因的，其鉴定出的变异被归类为致病性、非致病性或意义未知，这些变异信息被收录到数据库中供研究人员使用。美国医学遗传学与基因组学学会（American College of Medical Genetics and Genomics，ACMG）为研究人员提供了最新的基因变异分类标准和指南[70]。此外，越来越多的数据库可以添加与疾病相关的信息，如人口数据库，提供了人群基因变异频率的信息。

疾病数据库包含患有特定疾病的个体变异基因和与疾病致病性相关的信息，这些数据库中的数据必须经过充分验证才能使用，确认数据库采用了人类基因组变异命名法，并确认所列数据的来源和独立性。提供的信息应有文献支持，以避免与之相关联的疾病信息添加错误。表 4-1 列出了常用的参考数据库。

许多药物代谢酶属于细胞色素 P450 家族，涉及基因多态性编码的酶代谢过程。通过访问药物基因组学数据库 PharmGKB（http://www.pharmgkb.org/）可以了解各种基因及其与临床相关的变异关系。细胞色素 P450 基因有明确的等位基因命名法，可以在人类细胞色素 P450（CYP）等位基因命名数据库（http://www.cypalleles.ki.se/）中进行查询。

表 4-1 人群、疾病特异性、位点特异性和序列数据库摘要

数据库	描述
人类数据库	
Exome Aggregation Consortium（ExAC） （http://exac.broadinstitute.org/）	该联盟为科学界提供大规模（60 706 个）个人外显子组测序数据
Exome Variant Server （http://evs.gs.washington.edu/ EVS）	该数据库提供有关心脏、肺和血液疾病的新基因和机制的信息
1000 Genomes Project （http://browser.1000genomes. org）	该数据库是 Ensembl 人类基因组浏览器的增强版，可显示大量个体遗传变异的信息
dbSNP （http://www.ncbi.nlm.nih.gov/ snp）	dbSNP 是 NCBI 中专门用于存储物种 SNP 位点信息的数据库
dbVar （http://www.ncbi.nlm.nih.gov/ dbvar）	dbVar 提供有关结构变异的信息，包括删除、重复、插入、易位等
疾病数据库	
ClinVar （http://www.ncbi.nlm.nih.gov/ clinvar）	ClinVar 是一个免费访问的数据库，提供有关遗传变异和表型的信息
Online Mendelian Inheritance in Man（OMIM） （http://www.omim.org）	OMIM 提供有关 15 000 多个基因和基因型 - 表型关联的更新信息
Human Gene Mutation Database（HGMD） （http://www.hgmd.org）	HGMD 是人类基因突变数据库，其中包含导致人类遗传性疾病的突变的最新数据
基因座 / 疾病 / 种族 / 其他特定数据库	
Human Genome Variation Society（HGVS） （http://www.hgvs.org/locus- specific-mutation-databases）	人类基因组变异协会
Leiden Open Variation Database（LOVD） （http://www.lovd.nl）	LOVD 是开源的变异数据库
DECIPHER （http://decipher.sanger.ac.uk）	DECIPHER 包含来自 18 939 名患者的数据（列表不断增长），并可实现表型 - 基因型比较

4.5 NGS 技术在临床医学中的应用

NGS 技术已被广泛应用于各种生物产品的研究，在过去几年，NGS 技术在精准医学领域中的应用增长迅速（图 4-5）。以下详细介绍其中一些主要应用。

4.5.1 NGS 技术在基因表达分析中的应用

基因表达分析通常采用定量 PCR（qPCR）或微阵列技术，由于它们的灵敏度和特异性有限，NGS 技术成为研究大多数生物系统基因表达的更好选择，因此类似基因表达系列分析（SAGE）技术曾经颇受欢迎[71]；然而，随着技术的改进和检测价格的降低，基于 NGS 的 RNA 测序（RNAseq）成了首选的技术。NGS 能够深入研究 RNA 结构或利用 5′起始位点或转录本的 3′ 末端来表征转录起始[72-74]，如 NGS 能够检测癌症中常见的基因融合等[75]。大量文献报道使用 NGS 技术可对福尔马林固定石蜡包埋的组织样本（FFPE）进行全转录组 mRNA 表达谱分析[76]。另外，核糖体分析是 NGS 中的一项新技术，该技术通过注释基因组（翻译起始位点、终止位点和开放阅读框）研究已翻译成蛋白质的 RNA[77]。许多组装算法的出现使得在没有参考基因组的情况下也能完成整个转录组的重构[78]。

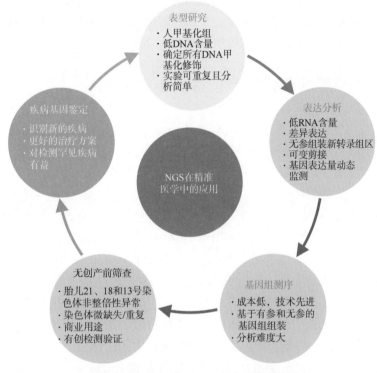

图 4-5　高通量测序（NGS）主要应用概述

4.5.2　NGS 技术在甲基化序列和表观遗传学中的应用

NGS 技术可用于检测 DNA 的甲基化序列，并与其他甲基化序列的分离方法（如 MeDIP-seq、MIRA-seq 或 WGBS）兼容。虽然序列的甲基化程度可能会有所不同，但通常不是完全甲基化的，为了获得准确的结果，需要进行足够深度的测序。单分子测序技术可以解决这个问题，它可以检测到序列中存在的所有 DNA 修饰。使用 NGS 技术可以绘制人类基因组的甲基化图谱[79]，除了甲基化之外，还可以使用 CHIP-seq 技术研究蛋白质与 DNA 结合和组蛋白修饰等表观遗传学方法[80]，这有助于识别具有复杂遗传史和翻译后修饰的疾病[81]。

4.5.3　NGS 技术在全基因组表征中的应用

NGS 技术已经成为各种物种全基因组表征检测的主要手段。随着技术的不断进步和检测成本的不断降低，目前已经使用多种 NGS 平台对许多生物进行了测序。基于参考基因组的序列组装方法相对简单，它可以将测序数据与参考基因组比对，并将它们合并到重叠区域中[82]。同时，也可以使用多种从头组装算法来组装基因组[83]。

全基因组测序技术可以检测导致遗传疾病风险增加的所有胚系变异和导致癌症风险增加的各种体细胞变异[83]。此外，全基因组测序还可以用于遗传性疾病的诊断和预测，为个体健康管理提供基础数据。例如，全基因组测序可以帮助确定某些遗传性疾病的致病基因，并为患者提供更为准确的治疗建议。全基因组测序还可以用于研究种群遗传学、进化生物学和生态学等领域，对物种的基因组进化和适应性进行深入研究。

4.5.4 NGS 技术在无创产前筛查中的应用

NGS 技术在无创产前筛查（noninvasive prenatal testing，NIPT）中的应用已经成为临床诊断的重要工具。NIPT 是一种无创的胎儿基因检测技术，可以通过孕妇的血液样本来检测胎儿的遗传信息，包括染色体异常、单基因病和多基因病等。NIPT 的优点在于无需穿刺羊水或胎盘，减少了对胎儿的创伤和风险，同时还可以提供准确的诊断结果。多项研究表明，使用母体血浆中的胎儿细胞 DNA 可以在怀孕早期检测到胎儿染色体异常，包括13、18 和 21 号染色体异常，从而减少唐氏综合征、爱德华综合征（18 三体综合征）和帕托综合征（13 三体综合征）等疾病的风险。在美国 Sequenom 和 Verinata 公司、中国 BGI 和 Berry Genomics 公司及欧洲 LifeCodexx 公司等机构已经完成了数万例检测[84-90]。研究表明，这项技术还可以检测微缺失和三倍体[91, 92]。NIPT 还可以通过检测孕妇血液中的胎儿 DNA 来诊断单基因病，如囊性纤维化、地中海贫血、遗传性耳聋等，为孕妇和医生提供更加准确的诊断信息。尽管 NIPT 技术可以检测出胎儿的染色体异常和其他遗传疾病，但所有非整倍体阳性结果都需要通过进一步的确认方法进行确认。羊膜穿刺试验是目前最常用的方法之一，它可以获得羊水样本进行分析，但是存在一定的风险性。NIPT 的发展使得产前筛查更加方便和安全，为预防染色体异常和其他遗传疾病提供了新的方法。

4.5.5 NGS 技术在遗传性疾病诊疗中的应用

NGS 技术已经成为鉴定致病基因及其变异的主要手段之一，这一技术对于那些缺乏足够信息的罕见病而言尤为重要。由于这些疾病缺乏现成的基因检测方法，给患者和医疗专业人员带来了很大挑战。NGS 能够获取足够的信息，更好地识别新的疾病，并提供更好的治疗方案。与传统的 Sanger 测序方法相比，NGS 技术具有高通量、高灵敏度和高分辨率等优势，可以快速、准确地检测出多个基因的突变情况，为临床提供更为精确的诊断和治疗决策。

目前，随着三代基因组测序技术的不断发展，NGS 技术在遗传疾病的诊断和治疗方面发挥了越来越重要的作用，特别是 NGS 分析有助于识别显性新发疾病和某些隐性疾病的遗传模式[93, 94]。同时，NGS 技术也可以用于基因家系、基因功能分析、药物靶标筛选等方面的研究，为临床医学的个体化诊疗和精准医学提供了坚实的技术支持。

4.5.6　NGS 技术在临床基因组学中的应用

2014 年，美国食品药品监督管理局（FDA）药物评估中心批准了 41 个新分子实体和 22 项体外诊断，作为肿瘤治疗的辅助诊断检测。此外，Illumina 的 MiSeqDx 和两项生殖系囊性纤维化（CF）检测也获得了批准 [95]。NGS 技术在肿瘤药物开发和临床实践中得到广泛应用，并且 FDA 正在研究新方法来监管 NGS 技术与临床相关的关键领域。

为了保证诊断和治疗的准确性和有效性，监管机构需要建立标准化的质量控制和评估机制，对 NGS 技术相关临床基因组学的实验室、设备、人员和数据进行定期检查和审核，确保其符合相关标准和要求。此外，监管机构还需要鼓励和支持相关研究和技术的发展，以推动 NGS 技术在临床基因组学中的创新和进步。

针对"未知意义的变异（VUS）"报告问题，监管机构需要制定相关指导方针和标准化操作程序，以确保医疗专业人员能够正确识别、记录和报告 VUS。同时，监管机构还需要鼓励和支持相关研究和技术的发展，以便更好地理解和解释 VUS 的临床意义和价值，为患者提供更好的诊断和治疗方案。此外，在获得有关这些变异的临床意义后，还需要积极安排对患者的定期随访，以实现更好的对患者病情的管理。

在数据隐私和保密方面，美国 HIPAA 法案提供了重要的保护措施作为参考，但随着 NGS 技术的发展和应用，监管机构需要进一步完善和加强相关法规和政策，以确保个人隐私和医疗数据的安全和保密。监管机构还需要鼓励和支持相关研究和技术的发展，以推动数据安全和保密技术的创新和进步，为患者提供更好的数据保护和安全保障。

总之，NGS 技术在临床基因组学中的应用带来了巨大的变革和机遇，但也带来了许多挑战和监管问题。监管机构需要制定相关的法律法规和政策，加强质量控制和评估，鼓励和支持相关研究和技术的发展，以确保 NGS 临床基因组学的安全、有效和可靠，为患者提供更好的医疗服务和治疗方案。

4.6　总　　结

随着技术的发展，NGS 技术已经成为生命科学和医学研究中不可或缺的重要工具之一。NGS 技术的高通量和高效性，使得对 DNA、RNA、蛋白质等生物分子的快速和精确测序变得更加容易和可行。NGS 技术的快速发展使人们以前所未有的速度和准确度对物种的基因组进行全面分析。与传统测序技术相比，NGS 技术不仅可以对生物的基因组、转录组和表观组进行测序，还可以检测到胚系变异和体细胞变异等多种变异类型。同时，NGS 技术的快速性和高效性，使得它可以在大规模基因组和转录组数据中进行复杂的数据分析和生物信息学挖掘。当前，NGS 技术的应用范围已经非常广泛，它在医学和生命科学的许多领域都发挥着重要作用，其中最具代表性的应用之一就是精准医学。NGS 技术的应用可以帮助医生对疾病进行更准确的诊断和治疗，提高患者的生存率和生活质量。例如，通过基因组测序可以确定某些遗传性疾病的致病基因，从而为患者提供更为准确的治疗建议。此外，NGS 技术也可以帮助医生根据个体基因组信息进行个性化的药物治疗，提高治疗的效果和减少不必要的副作用。NGS 技术的迅速发展主要得益于其在数据量、速度和成本效益方面的优势，它可以同时检测数百万到数十亿个 DNA 分子，从而获得准确、全面的基因组信息。与之前的测序方法相比，NGS 技术需要的时间更短，成本更低，并且可以获得更多的信息，这些优势使得 NGS 技术成为生物科学和医学领域的一个重要工具。医学研究领域，NGS 技术已被广泛应用于癌症诊断、治疗和预防。NGS 技术可以检测导致遗传疾病风险增加的所有胚系变异和导致癌症风险的各种体细胞变异。同时，全基因组测序还可以用于遗传性疾病的诊断和预测，为个体健康管理提供基础数据。例如，全基因组测序可以帮助确定某些遗传性疾病的致病基因，并为患者提供更为准确的治疗建议。NGS 技术也可以用来寻找新的癌症药物靶点，有助于开发更加有效的治疗方法。

NGS 技术在生命科学和医学研究中的应用非常广泛，但是这一技术还面临一些挑战。例如，数据处理和分析的复杂性和高成本依然是 NGS 应用的主要瓶颈之一。数据分析需要高度复杂的算法和计算资源，而且对于不同类型的测序数据，分析流程也会有所不同。因此，研究人员需要具备专业知识和丰富的经验，才能充分利用 NGS 技术。NGS 技术还面临着测序质量和测序深度的问题。测序质量指的是序列的准确性和精度，而测序深度则是指对于每个基因或区域的测序覆盖度。在低深度的情况下，可能会存在测序偏差或漏测的现象，从而影响数据的准确性和可靠性。为了解决这些问题，研究人员需要选择合适的测序平台和测序深度，并进行质量控制和过滤。此外，NGS 技术的应用还面临着伦理和法律问题。例如，在基因组测序和诊断中，会涉及个人隐私和数据安全的问题。因此，需要遵守严格的伦理规范和数据安全标准，确保数据的保密性和安全性。

总之，NGS 技术应用具有广泛的前景和巨大的潜力，但是仍然面临着一些挑战和限制。为了更好地利用 NGS 技术，研究人员需要不断改进和完善 NGS 技术的各个环节，包括测序质量、测序深度、数据处理和分析等方面。同时，也需要加强法律和伦理的规范，确保 NGS 技术的应用符合相关的法规和伦理标准。

参 考 文 献

[1] BENTLEY D R, BALASUBRAMANIAN S, SWERDLOW H P, et al. Accurate whole human genome sequencing using reversible terminator chemistry[J]. Nature, 2008, 456(7218): 53-59.

[2] ROTHBERG J M, HINZ W, REARICK T M, et al. An integrated semiconductor device enabling non-optical genome sequencing[J]. Nature, 2011, 475(7356): 348-352.

[3] EID J, FEHR A, GRAY J, et al. Real-time DNA sequencing from single polymerase molecules[J]. Science(New York, NY), 2009, 323(5910): 133-138.

[4] LINDOR N M, MCMASTER M L, LINDOR C J, et al. Concise handbook of familial cancer susceptibility syndromes - second edition[J]. J Natl Cancer Inst Monogr, 2008, (38): 1-93.

[5] ACOG Committee Opinion No. 486: Update on carrier screening for cystic fibrosis[J]. Obstet Gynecol, 2011, 117(4): 1028-1031.

[6] BURKETT E L, HERSHBERGER R E. Clinical and genetic issues in familial dilated cardiomyopathy[J]. J Am Coll Cardiol, 2005, 45(7): 969-981.

［7］ KINGSMORE S F, DINWIDDIE D L, MILLER N A, et al. Adopting orphans: comprehensive genetic testing of Mendelian diseases of childhood by next-generation sequencing［J］. Expert Rev Mol Diagn, 2011, 11(8): 855-868.

［8］ TSURUSAKI Y, OKAMOTO N, SUZUKI Y, et al. Exome sequencing of two patients in a family with atypical X-linked leukodystrophy［J］. Clinical genetics, 2011, 80(2): 161-166.

［9］ SCHRADERS M, HAAS S A, WEEGERINK N J, et al. Next-generation sequencing identifies mutations of SMPX, which encodes the small muscle protein, X-linked, as a cause of progressive hearing impairment［J］. Am J Hum Genet, 2011, 88(5): 628-634.

［10］ HU H, WROGEMANN K, KALSCHEUER V, et al. Mutation screening in 86 known X-linked mental retardation genes by droplet-based multiplex PCR and massive parallel sequencing［J］. Hugo J, 2009, 3(1-4): 41-49.

［11］ JONES M A, BHIDE S, CHIN E, et al. Targeted polymerase chain reaction-based enrichment and next generation sequencing for diagnostic testing of congenital disorders of glycosylation［J］. Gen Med, 2011, 13(11): 921-932.

［12］ HADD A G, HOUGHTON J, CHOUDHARY A, et al. Targeted, high-depth, next-generation sequencing of cancer genes in formalin-fixed, paraffin-embedded and fine-needle aspiration tumor specimens［J］. J Mol Diagn, 2013, 15(2): 234-247.

［13］ ZHANG L X, CHEN L J, SAH S, et al. Profiling cancer gene mutations in clinical formalin-fixed, paraffin-embedded colorectal tumor specimens using targeted next-generation sequencing［J］. Oncologist, 2014, 19(4): 336-343.

［14］ SPENCER D H, SEHN J K, ABEL H J, et al. Comparison of clinical targeted next-generation sequence data from formalin-fixed and fresh-frozen tissue specimens［J］. J Mol Diagn, 2013, 15(5): 623-633.

［15］ WONG S Q, LI J, TAN A Y, et al. Sequence artefacts in a prospective series of formalin-fixed tumours tested for mutations in hotspot regions by massively parallel sequencing［J］. BMC Med Genomics, 2014, 7: 23.

［16］ KERICK M, ISAU M, TIMMERMANN B, et al. Targeted high throughput sequencing in clinical cancer settings: formaldehyde fixed-paraffin embedded(FFPE)tumor tissues, input amount and tumor heterogeneity［J］. BMC Med Genomics, 2011, 4: 68.

［17］ YOST S E, SMITH E N, SCHWAB R B, et al. Identification of high-confidence somatic mutations in whole genome sequence of formalin-fixed breast cancer specimens［J］. Nucleic Acids Res, 2012, 40(14): e107.

［18］ LI P, CONLEY A, ZHANG H, et al. Whole-Transcriptome profiling of formalin-fixed, paraffin-embedded renal cell carcinoma by RNA-seq［J］. BMC Genomics, 2014, 15(1): 1087.

［19］ WONG S Q, LI J, SALEMI R, et al. Targeted-capture massively-parallel sequencing enables robust detection of clinically informative mutations from formalin-fixed tumours［J］. Sci Rep, 2013, 3: 3494.

［20］ HEDEGAARD J, THORSEN K, LUND M K, et al. Next-generation sequencing of RNA and DNA isolated from paired fresh-frozen and formalin-fixed paraffin-embedded samples of human cancer and normal tissue［J］. PLoS One, 2014, 9(5): e98187.

［21］ VAN ALLEN E M, WAGLE N, STOJANOV P, et al. Whole-exome sequencing and clinical interpretation of formalin-fixed, paraffin-embedded tumor samples to guide precision cancer medicine［J］. Nat Med, 2014, 20(6): 682-688.

［22］ FRAMPTON G M, FICHTENHOLTZ A, OTTO G A, et al. Development and validation of a clinical cancer genomic profiling test based on massively parallel DNA sequencing［J］. Nat Biotechnol, 2013, 31(11): 1023-1031.

［23］ CALVO S E, COMPTON A G, HERSHMAN S G, et al. Molecular diagnosis of infantile mitochondrial disease with targeted next-generation sequencing[J]. Sci Transl Med, 2012, 4(118): 118ra10.

[24] CECCONI M, PARODI M I, FORMISANO F, et al. Targeted next-generation sequencing helps to decipher the genetic and phenotypic heterogeneity of hypertrophic cardiomyopathy[J]. Int J Mol Med, 2016, 38(4): 1111-1124.

[25] SHEARER A E, DELUCA A P, HILDEBRAND M S, et al. Comprehensive genetic testing for hereditary hearing loss using massively parallel sequencing[J]. Pro Nat Acad Sci U S A, 2010, 107(49): 21104-21109.

[26] BEADLING C, NEFF T L, HEINRICH M C, et al. Combining highly multiplexed PCR with semiconductor-based sequencing for rapid cancer genotyping[J]. J Mol Diagn, 2013, 15(2): 171-176.

[27] YOUSEM S A, DACIC S, NIKIFOROV Y E, et al. Pulmonary Langerhans cell histiocytosis: profiling of multifocal tumors using next-generation sequencing identifies concordant occurrence of BRAF V600E mutations[J]. Chest, 2013, 143(6): 1679-1684.

[28] CHAN M, JI S M, YEO Z X, et al. Development of a next-generation sequencing method for *BRCA* mutation screening: a comparison between a high-throughput and a benchtop platform[J]. J Mol Diagn, 2012, 14(6): 602-612.

[29] PRITCHARD C C, SMITH C, SALIPANTE S J, et al. ColoSeq provides comprehensive lynch and polyposis syndrome mutational analysis using massively parallel sequencing[J]. J Mol Diagn, 2012, 14(4): 357-366.

[30] BRANTON D, DEAMER D W, MARZIALI A, et al. The potential and challenges of nanopore sequencing[J]. Nat Biotechnol, 2008, 26(10): 1146-1153.

[31] WANUNU M. Nanopores: A journey towards DNA sequencing[J]. Phys Life Rev, 2012, 9(2): 125-158.

[32] MAITRA R D, KIM J, DUNBAR W B. Recent advances in nanopore sequencing[J]. Electrophoresis, 2012, 33(23): 3418-3428.

[33] DEKKER C. Solid-state nanopores[J]. Nat Nanotechnol, 2007, 2(4): 209-215.

[34] POP M, SALZBERG S L. Bioinformatics challenges of new sequencing technology[J]. Trends Genet, 2008, 24(3): 142-149.

[35] DAI M H, THOMPSON R C, MAHER C, et al. NGSQC: cross-platform quality analysis pipeline for deep sequencing data[J]. BMC Genomics, 2010, 11(Suppl 4): S7.

[36] COX M P, PETERSON D A, BIGGS P J. SolexaQA: At-a-glance quality assessment of Illumina second-generation sequencing data[J]. Brief Bioinform, 2010, 11: 485.

[37] DOHM J C, LOTTAZ C, BORODINA T, et al. Substantial biases in ultra-short read data sets from high-throughput DNA sequencing[J]. Nucleic Acids Res, 2008, 36(16): e105.

[38] CIBULSKIS K, MCKENNA A, FENNELL T, et al. ContEst: estimating cross-contamination of human samples in next-generation sequencing data[J]. Bioinformatics(Oxford, England), 2011, 27(18): 2601-2602.

[39] BLANKENBERG D, GORDON A, VON KUSTER G, et al. Manipulation of FASTQ data with Galaxy[J]. Bioinformatics(Oxford, England), 2010, 26(14): 1783-1785.

[40] MARTíNEZ-ALCáNTARA A, BALLESTEROS E, FENG C, et al. PIQA: pipeline for Illumina G1 genome analyzer data quality assessment[J]. Bioinformatics(Oxford, England), 2009, 25(18): 2438-2439.

[41] DOLAN P C, DENVER D R. TileQC: a system for tile-based quality control of Solexa data[J]. Brief Bioinform, 2008, 9: 250.

[42] NIELSEN R, PAUL J S, ALBRECHTSEN A, et al. Genotype and SNP calling from next-generation sequencing data[J]. Nat Rev Genet, 2011, 12(6): 443-451.

[43] RANEY B J, CLINE M S, ROSENBLOOM K R, et al. ENCODE whole-genome data in the UCSC genome browser(2011 update)[J]. Nucleic Acids Res, 2011, 39(Database issue): D871- D875.

［44］LANGMEAD B, TRAPNELL C, POP M, et al. Ultrafast and memory-efficient alignment of short DNA sequences to the human genome［J］. Genome Biol, 2009, 10(3): R25.

［45］LANGMEAD B, SALZBERG S L. Fast gapped-read alignment with Bowtie 2［J］. Nat Methods, 2012, 9(4): 357-359.

［46］LI H, RUAN J, DURBIN R. Mapping short DNA sequencing reads and calling variants using mapping quality scores［J］. Genome Res, 2008, 18(11): 1851-1858.

［47］LI H, HANDSAKER B, WYSOKER A, et al. The sequence alignment/map format and SAMtools［J］. Bioinformatics(Oxford, England), 2009, 25(16): 2078-2079.

［48］LUNTER G, GOODSON M. Stampy: a statistical algorithm for sensitive and fast mapping of Illumina sequence reads［J］. Genome Res, 2011, 21(6): 936-939.

［49］GALINSKY V L. YOABS: yet other aligner of biological sequences—an efficient linearly scaling nucleotide aligner［J］. Bioinformatics(Oxford, England), 2012, 28(8): 1070-1077.

［50］KENT W J. BLAT—the BLAST-like alignment tool［J］. Genome Res, 2002, 12(4): 656-664.

［51］LEE H, SCHATZ M C. Genomic dark matter: the reliability of short read mapping illustrated by the genome mappability score［J］. Bioinformatics(Oxford, England), 2012, 28(16): 2097-2105.

［52］GOYA R, SUN M G, MORIN R D, et al. SNVMix: predicting single nucleotide variants from next-generation sequencing of tumors［J］. Bioinformatics, 2010, 26(6): 730-736.

［53］KOBOLDT D C, CHEN K, WYLIE T, et al. VarScan: variant detection in massively parallel sequencing of individual and pooled samples［J］. Bioinformatics, 2009, 25(17): 2283-2285.

［54］YE K, SCHULZ M H, LONG Q, et al. Pindel: a pattern growth approach to detect break points of large deletions and medium sized insertions from paired-end short reads［J］. Bioinformatics(Oxford, England), 2009, 25(21): 2865-2871.

［55］CHEN K, WALLIS J W, MCLELLAN M D, et al. BreakDancer: an algorithm for high-resolution mapping of genomic structural variation［J］. Nat Methods, 2009, 6(9): 677-681.

［56］CHIANG D Y, GETZ G, JAFFE D B, et al. High-resolution mapping of copy-number alterations with massively parallel sequencing［J］. Nat Methods, 2009, 6(1): 99-103.

［57］WANG K, LI M Y, HAKONARSON H. ANNOVAR: functional annotation of genetic variants from high-throughput sequencing data［J］. Nucleic Acids Res, 2010, 38(16): e164.

［58］MAKAROV V, O'GRADY T, CAI G Q, et al. AnnTools: a comprehensive and versatile annotation toolkit for genomic variants［J］. Bioinformatics(Oxford, England), 2012, 28(5): 724-725.

［59］GRANT G R, FARKAS M H, PIZARRO A D, et al. Comparative analysis of RNA-Seq alignment algorithms and the RNA-Seq unified mapper(RUM)［J］. Bioinformatics(Oxford, England), 2011, 27(18): 2518-2528.

［60］GE D, RUZZO E K, SHIANNA K V, et al. SVA: software for annotating and visualizing sequenced human genomes［J］. Bioinformatics(Oxford, England), 2011, 27(14): 1998-2000.

［61］CINGOLANI P, PATEL V M, COON M, et al. Using Drosophila melanogaster as a model for genotoxic chemical mutational studies with a new program, SnpSift［J］. Front Genet, 2012, 3: 35.

［62］MORTAZAVI A, WILLIAMS B A, MCCUE K, et al. Mapping and quantifying mammalian transcriptomes by RNA-Seq［J］. Nat Methods, 2008, 5(7): 621-628.

［63］AU K F, JIANG H, LIN L, et al. Detection of splice junctions from paired-end RNA-seq data by SpliceMap［J］. Nucleic Acids Res, 2010, 38(14): 4570-4578.

［64］KIM D, SALZBERG S L. TopHat-Fusion: an algorithm for discovery of novel fusion transcripts［J］. Genome Biol, 2011, 12(8): R72.

[65] KINSELLA M, HARISMENDY O, NAKANO M, et al. Sensitive gene fusion detection using ambiguously mapping RNA-Seq read pairs[J]. Bioinformatics, 2011, 27(8): 1068-1075.

[66] MCPHERSON A, HORMOZDIARI F, ZAYED A, et al. deFuse: an algorithm for gene fusion discovery in tumor RNA-Seq data[J]. PLoS Comput Biol, 2011, 7(5): e1001138.

[67] RICHARDS S, AZIZ N, BALE S, et al. Standards and guidelines for the interpretation of sequence variants: a joint consensus recommendation of the American College of Medical Genetics and Genomics and the Association for Molecular Pathology[J]. Genet Med, 2015, 17(5): 405-424.

[68] SBONER A, HABEGGER L, PFLUEGER D, et al. FusionSeq: a modular framework for finding gene fusions by analyzing paired-end RNA-sequencing data[J]. Genome Biol, 2010, 11(10): R104.

[69] TRAPNELL C, PACHTER L, SALZBERG S L. TopHat: discovering splice junctions with RNA-Seq[J]. Bioinformatics, 2009, 25(9): 1105-1111.

[70] WU T D, NACU S. Fast and SNP-tolerant detection of complex variants and splicing in short reads[J]. Bioinformatics, 2010, 26(7): 873-881.

[71] T HOEN P A, ARIYUREK Y, THYGESEN H H, et al. Deep sequencing-based expression analysis shows major advances in robustness, resolution and inter-lab portability over five microarray platforms[J]. Nucleic Acids Res, 2008, 36(21): e141.

[72] LAPPALAINEN T, SAMMETH M, FRIEDLÄNDER M R, et al. Transcriptome and genome sequencing uncovers functional variation in humans[J]. Nature, 2013, 501(7468): 506-511.

[73] MAHER C A, KUMAR-SINHA C, CAO X H, et al. Transcriptome sequencing to detect gene fusions in cancer[J]. Nature, 2009, 458(7234): 97-101.

[74] DE KLERK E, VENEMA A, ANVAR S Y, et al. Poly(A)binding protein nuclear 1 levels affect alternative polyadenylation[J]. Nucleic Acids Res, 2012, 40(18): 9089-9101.

[75] SINICROPI D, QU K B, COLLIN F, et al. Whole transcriptome RNA-Seq analysis of breast cancer recurrence risk using formalin-fixed paraffin-embedded tumor tissue[J]. PLoS One, 2012, 7(7): e40092.

[76] VALEN E, PASCARELLA G, CHALK A, et al. Genome-wide detection and analysis of hippocampus core promoters using DeepCAGE[J]. Genome Res, 2009, 19(2): 255-265.

[77] INGOLIA N T, GHAEMMAGHAMI S, NEWMAN J R S, et al. Genome-wide analysis in vivo of translation with nucleotide resolution using ribosome profiling[J]. Science(New York, NY), 2009, 324(5924): 218-223.

[78] MARTIN J A, WANG Z. Next-generation transcriptome assembly[J]. Nat Rev Genet, 2011, 12(10): 671-682.

[79] FOUSE S D, NAGARAJAN R O, COSTELLO J F. Genome-scale DNA methylation analysis[J]. Epigenomics, 2010, 2(1): 105-117.

[80] PARK P J. ChIP-seq: advantages and challenges of a maturing technology[J]. Nat Rev Genet, 2009, 10(10): 669-680.

[81] MEABURN E, SCHULZ R. Next generation sequencing in epigenetics: insights and challenges[J]. Semin Cell Dev Biol, 2012, 23(2): 192-199.

[82] GUTTMAN M, GARBER M, LEVIN J Z, et al. Ab initio reconstruction of cell type-specific transcriptomes in mouse reveals the conserved multi-exonic structure of lincRNAs[J]. Nat Biotechnol, 2010, 28(5): 503-510.

[83] SIMPSON J T, WONG K, JACKMAN S D, et al. ABySS: a parallel assembler for short read sequence data[J]. Genome Res, 2009, 19(6): 1117-1123.

[84] BENN P, CUCKLE H, PERGAMENT E. Genome-wide fetal aneuploidy detection by maternal plasma DNA sequencing[J]. Obstet Gynecol, 2012, 119(6): 1270；author reply 1270-1.

[85] EHRICH M, DECIU C, ZWIEFELHOFER T, et al. Noninvasive detection of fetal trisomy 21 by sequencing

of DNA in maternal blood: a study in a clinical setting[J]. Am J Obstet Gynecol, 2011, 204(3): 205.e1-205.e11.

[86] PALOMAKI G E, KLOZA E M, LAMBERT-MESSERLIAN G M, et al. DNA sequencing of maternal plasma to detect Down syndrome: an international clinical validation study[J]. Genet Med, 2011, 13(11): 913-920.

[87] DAN S, WANG W, REN J H, et al. Clinical application of massively parallel sequencing-based prenatal noninvasive fetal trisomy test for trisomies 21 and 18 in 11, 105 pregnancies with mixed risk factors[J]. Prenat Diagn, 2012, 32(13): 1225-1232.

[88] LAU T K, CHEN F, PAN X Y, et al. Noninvasive prenatal diagnosis of common fetal chromosomal aneuploidies by maternal plasma DNA sequencing[J]. J Matern Fetal Neonatal Med, 2012, 25(8): 1370-1374.

[89] ZHANG H, GAO Y, JIANG F, et al. Non-invasive prenatal testing for trisomies 21, 18 and 13: clinical experience from 146, 958 pregnancies[J]. Ultrasound Obstet Gynecol, 2015, 45(5): 530-538.

[90] SONG Y J, LIU C C, QI H, et al. Noninvasive prenatal testing of fetal aneuploidies by massively parallel sequencing in a prospective Chinese population[J]. Prenatal diagnosis, 2013, 33(7): 700-706.

[91] SRINIVASAN A, BIANCHI D W, HUANG H, et al. Noninvasive detection of fetal subchromosome abnormalities via deep sequencing of maternal plasma[J]. Am J Hum Genet, 2013, 92(2): 167-176.

[92] NICOLAIDES K H, SYNGELAKI A, DEL MAR GIL M, et al. Prenatal detection of fetal triploidy from cell-free DNA testing in maternal blood[J]. Fetal Diagn Ther, 2014, 35(3): 212-217.

[93] VISSERS L E L M, DE LIGT J, GILISSEN C, et al. A de novo paradigm for mental retardation[J]. Nat Genet, 2010, 42(12): 1109-1112.

[94] NG S B, BUCKINGHAM K J, LEE C, et al. Exome sequencing identifies the cause of a mendelian disorder[J]. Nature Genet, 2010, 42(1): 30-35.

[95] COLLINS F S, HAMBURG M A. First FDA authorization for next-generation sequencer[J]. N Engl J Med, 2013, 369(25): 2369-2371.

第5章　病原微生物NGS技术原理

5.1　引　　言

NGS技术可用于初步了解那些难以在实验室中培养的微生物体。虽然NGS实验存在信息缺损的问题，如分析工具无法从相对较短的序列中发现潜在的多个密切相关的基因，且这些信息无法通过计算手段完全恢复；但是，NGS数据仍可提示病原微生物的生物学功能，对理解病原微生物群落结构和功能非常重要。

微生物群落对人类健康和疾病及自然环境生态系统都具有重要作用。研究病原微生物群落对于理解它们在人类健康和疾病中的作用非常重要。最近的病原微生物NGS研究加深了我们对病原微生物群落的认识[1-4]。16S测序是一种较为成熟、成本效益高的高通量测序技术，主要用于评估微生物组多样性，但是它不能提供微生物群落的完整基因组信息；与16S测序技术相比，病原微生物NGS技术能提供更全面的病原体组成和群落信息。应用病原微生物NGS，可以获得病原微生物群落中各种微生物的基因组信息，从而了解它们的代谢、生态和功能等方面的信息[5,6]。

随着高通量测序技术的不断发展，病原微生物NGS数据集的数量正在迅速积累，这为我们深入了解病原微生物群落的组成、多样性和功能提供了绝佳机会。这些数据集的应用研究领域包括：微生物进化、物种分布、生态分析、微生物与宿主相互作用等。微生物的进化历程与多样性是微生物学中的一个重要研究方向，而病原微生物NGS技术能提供大量的基因组信息，可以帮助我们更好地了解微生物的进化历程和多样性。利用基于病原微生物NGS技术的分子流行病学方法，可以研究病原微生物的遗传变异、毒力机制、传播途径等，从而更好地控制和预防传染病的发生和传播。此外，病原微生物NGS技术还可以应用于微生物检测、病原鉴定和药物研发等领域，为临床医学和生命科学的研究提供了强有力的工具。

总之，病原微生物NGS技术的发展为微生物学研究提供了新的工具和方法，有望在微生物组学、微生物生态学、进化生物学等领域进一步推动研究进展。未来，随着高通量测序技术和分析算法的不断改进，我们可以更好地了解病原微生物的基因组信息，包括其进化历程和多样性，并探索病原微生物与宿主之间的相互作用和适应机制。同时，我们也应该意识到，高通量测序技术的应用还面临一些挑战和限制，如样本处理、序列质量和生物信息学分析等方面，需要不断改进和优化。通过全球的协作和努力，我们有理由相信，病原微生物NGS技术将会取得更多的突破和进展，为人类的健康和环境保护做出更多的贡献。

5.2　宏基因组分析

宏基因组学是一种高通量测序技术，可以通过对病原微生物样品中的 DNA 进行测序和分析，了解微生物群落的生态组成和功能。鸟枪法宏基因组（whole metagenome shotgun，WMS）数据集是病原微生物 NGS 中常用的数据集，包含大量的短读长（reads），几乎涵盖了采样环境中所有病原微生物（图 5-1A 和 B）[6]。对这些微生物进行分类学分析是了解它们的生物学组成及其相对丰度的第一步，但这需要依赖于参考数据库对 WMS 序列进行分类学标签的分配，因为序列本身并不提供先验分类信息，因此需要将它们与参考数

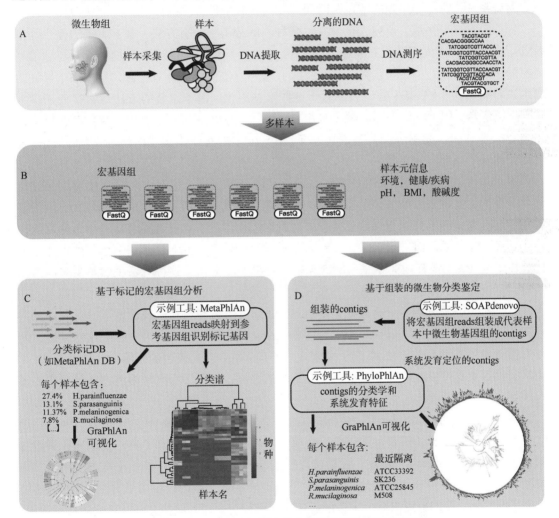

图 5-1　基于标记或基于组装的分类学分析的完整分析流程

A. 从微生物组样本中提取和分离的 DNA 通过鸟枪法宏基因组测序，在每个样本中获得数百万个短读长（reads）；B. 标准的宏基因组数据集由 FastQ 格式的测序文件（核苷酸序列和相应的质量分数[7]）和相关元数据组成；C. 使用基于标记的方法（如 MetaPhlAn[8]），将 reads 映射到具有代表性和分类学信息的基因上，能统计每个样本的种水平丰度概况，并进行聚类或多样性分析；D. 先将短的 reads 序列组装成较长的 contigs 序列（如 SOAPdenovo[9]），然后将其放入系统发育树（如 PhyloPhlAn[10]）中，以探索每个样本中的微生物多样性

据库中已知的序列进行比对，并依据比对结果将其分类到已知的分类单元中，从而确定它们的分类学标签。

分类学分析方法的一个特征是其依赖参考数据库，然而，宏基因组和参考数据库的规模对分类学分析构成了重大挑战。单个 WMS 样本中包含的碱基数量可以达到 $10^9 \sim 10^{10}$ 个，而公共数据库中测序的基因组数量目前超过 15 000 个（> 40Gb）[1-3, 11]，并且这一数量仍在迅速增加。过去，分类学分析方法主要是基于 BLAST 映射，将每个测序 reads 与病原微生物参考基因组进行比对。然而，即使使用非常大的计算资源，这种方法在当前的 WMS 和参考基因组数据集下也是不可行的。此外，基于 BLAST 映射的方法还存在受参考数据库影响的问题[11]，导致不能准确地分析部分生命树。缺乏密切相关的参考基因组也会阻碍系统发育保守序列的鉴定及对同源基因转移事件影响的评估。

为了应对这些挑战，研究人员开发了多种新的分类学分析方法。基于组装的方法是将 WMS 测序 reads 首先组装成 contigs，然后将 contigs 根据分类学或系统发育信息与参考基因组的序列进行比对，进一步完善组装结果。这种方法特别适合对包含大量未知微生物的样本进行病原微生物 NGS 的组装。对于这些宏基因组，基于组装的方法比直接使用参考基因组更优越，因为它使用了更间接的方法。然而，病原微生物 NGS 组装仍然存在挑战，如高度保守的 DNA 区域及同源基因转移等。图 5-1C 和 D 分别给出了两种最流行的方法（基于标记和基于组装）的方案。

基于映射的方法是将 WMS 测序 reads 与参考基因组进行比对，并根据比对结果进行分类学分析。这种方法比基于组装的方法更快速，但受到参考基因组的影响较大，因为参考基因组不完整或不准确会导致分类学分析的误差。因此，需要选择合适的参考基因组，并使用多个参考基因组进行比对，以提高分类学分析的准确性。基于印记标记的方法是通过分析 16S rRNA 或其他保守序列的变异来进行分类学分析。这种方法虽然不需要参考基因组，但仅能对病原微生物群落的一部分进行分类学分析，且无法对病原微生物群落的功能进行分析。除了分类学分析方法，WMS 数据分析还面临着其他高通量下一代测序的共同问题，如相对较短的 reads 长度和不可忽略的错误碱基检出率。为了解决这些问题，研究人员开发了多种新的方法和工具。例如，基于隐马尔可夫模型的病原微生物 NGS 技术的基因预测工具可以改善宏基因组中嵌合基因的预测，而基于深度学习的方法可以提高基因预测和注释的准确性。

总之，WMS 数据集是病原微生物 NGS 技术中常用的数据类型，但分类学分析仍面临着多种挑战和限制，研究人员需要不断地开发和改进新的方法和工具，推动病原微生物 NGS 技术的发展和应用。未来，我们可以期待看到更准确、可靠和高效的方法和工具来帮助我们更好地了解病原微生物群落的生态组成和功能。同时，随着病原微生物 NGS 技术的不断发展，我们也可以期待更多的应用场景和研究成果。例如，在疫情监测和溯源中，病原微生物 NGS 技术可以帮助我们更快速地识别病原微生物的来源和传播路径，从而采取更有效的控制措施。在临床诊断中，病原微生物 NGS 技术可以帮助医生更准确地诊断病原微生物感染，并选择更合适的治疗方案。病原微生物 NGS 技术的应用前景广阔，我们有理由相信，在不久的将来，它将在医学、生命科学、环境科学等领域发挥越来越重要的作用。

5.3　基于组装法的宏基因组分析

通常情况下，重建 contigs 分类学方法需要将序列映射到参考基因组[12, 13]。然而，手动策略的准确性受到限制，目前已经开发了更精确和自动化的工具来处理此任务，例如 MetaPhyler[14] 和 PhyloPhlAn[10]，这些工具不仅能够进行分类学分配，还能够将 contigs 放置在微生物生命树背景下，从而对其进行系统发育学评估（见图 5-1D）。PhyloPhlAn 可以利用微生物系统发育中最保守的 400 种蛋白质来推断新基因组或宏基因组组装 contigs 的系统发育位置。这表明即使 contigs 仅占整个基因组的 1%，也可以通过自动推断和手动检查其分类来进行准确的微生物系统发育推断[10]。基于组装的方法特别适用于包含大量未知微生物的基因组。对于这些宏基因组，基于组装的方法比直接使用参考基因组更优越。相比之下，对于人体等常见微生物环境的微生物组成已进行了大量的测序，在这种情况下，无组装分类学分析方法通常能够更好地捕获低丰度成员的序列[15]。

宏基因组组装是一个活跃的研究领域，因为高度保守的 DNA 区域和同源基因转移等仍然对准确的组装带来挑战。基于组装法的宏基因组分析可以恢复每种微生物的全长基因组序列，从而获得完整的采样环境中微生物的基因组。宏基因组组装技术可以将 WMS 测序 reads 首先组装成 contigs，并重建群落中主要的微生物基因组[16]。初始组装完成以后，需要将 contigs 根据分类学或系统发育信息与参考基因组的序列进行比对，以进一步完善组装结果；多种软件可用于这些步骤，如 MetAMOS[17]、MOCAT[18] 和 Ray Meta[19]。一些单基因组组装工具如 SOAPdenovo，已被直接应用于宏基因组数据，并取得了不同程度的成功[9]。然而，这些工具并不能对混合基因组组成的宏基因组项目进行优化。因此，在此基础上研究人员又开发了几种宏基因组扩展包来处理宏基因组序列的计算机内存问题和跨物种嵌合 contigs 或 scaffolds 风险[1, 4]。

MetaVelvet 和 Meta-IDBA 是两种基于 de Bruijn 的宏基因组组装方法，能通过对现有方法进行扩展以获得高质量的组装，特别适用于 WMS 样本中丰度较高的微生物。另外，SPAdes 是一种新的基于 de Bruijn 的组装器，采用元图方法，将 contigs 和 scaffolds 组合成连续的序列。与传统的 de Bruijn 方法不同，SPAdes 可以同时处理单端和双端测序数据，并能应对不同的测序深度和错误率。宏基因组学中的基因预测和注释也是除组装法外的重要方法。基因预测是指从宏基因组序列中识别和预测基因的位置和功能。注释是指对预测的基因进行功能和结构上的描述和分类。这些步骤需要使用各种软件和数据库，例如 Prodigal、GeneMark、KEGG 和 COG 等。以下是运行 MetaSPAdes 将原始 fastq 序列拼接成一个组装的基因组序列，使用 Prodigal 对拼接的基因组序列进行开放阅读框（ORF）注释，接着使用 Prokka 程序对基因组序列进行功能注释，并使用 Blastp 和 rpsblast 将注释后的蛋白质序列与 KEGG 和 COG 数据库进行比对（图 5-2）。

```
1.    #!/bin/bash

2.    # 定义输入和输出文件名
3.    input_file1="forward_reads.fastq"
4.    input_file2="reverse_reads.fastq"
5.    output_dir="output_directory"
6.    genome_file="genome.fasta"
7.    orf_file="orf.gbk"
8.    protein_file="proteins.fasta"
9.    annotation_prefix="genome_annotation"
10.   kegg_output="kegg_output.txt"
11.   cog_output="cog_output.txt"

12.   # 运行 MetaSPAdes 进行序列拼接
13.   metaspades.py -o $output_dir -1 $input_file1 -2 $input_file2

14.   # 使用 Prodigal 注释 ORFs
15.   prodigal -i $output_dir/contigs.fasta -o $output_dir/$orf_file -a $output_dir/$protein_file

16.   # 使用 Prokka 进行功能注释
17.   prokka --outdir $output_dir --prefix $annotation_prefix $output_dir/contigs.fasta

18.   # 比对 KEGG 数据库
19.   grep '>' $output_dir/$protein_file | sed 's/>//g' > $output_dir/protein_ids.txt
20.   blastp -query $output_dir/$protein_file -db kegg -outfmt 7 -out $output_dir/$kegg_output

21.   # 比对 COG 数据库
22.   rpsblast -query $output_dir/$protein_file -db cog -outfmt 6 -out $output_dir/$cog_output
```

图 5-2　基于组装法的宏基因组分析步骤

　　尽管这些工具已取得了很大的进展，但仍面临着一些挑战和限制，例如高度变异的基因序列、嵌合基因和未知功能的基因等。为了解决这些问题，研究人员开发了一些新的方法和工具。例如，MetaGeneMark 和 FragGeneScan 是两种基于隐马尔可夫模型的宏基因组基因预测工具，可以改善宏基因组中嵌合基因的预测。此外，一些新的基于深度学习的方法已经被应用于宏基因组学中的基因预测和注释。这些方法利用神经网络和其他机器学习方法来学习宏基因组中基因的特征，从而提高基因预测和注释的准确性。

5.4　基于分箱的宏基因组分析

基于分箱的宏基因组分析方法是利用序列的内在特性，如 GC 含量、密码子使用偏移性和可变长度 k-mer 的分布等来进行分类的方法。这种方法的基本原理是通过建立参考基因组的统计模型，将宏基因组测序 reads 分配到特定的物种或属水平的分类单元中。第一步是通过预处理参考基因组（训练步骤）来建立物种或属特定内在特性统计模型；第二步是应用该模型对宏基因组测序 reads 进行比较和分类。这种方法比基于序列比对的方法更快、更高效，可以在没有密切相关参考序列的情况下进行分类（图 5-3）。PhyloPythia 和 PhyloPythiaS 是基于 k-mer 统计的支持向量机（SVM）分类器的方法，用于对微生物序列进行分类和分类预测[20]。PhyloPythia 和 PhyloPythiaS 的主要思想是通过分析序列的 k-mer 频率分布来推断序列的分类归属。具体来说，PhyloPythia 和 PhyloPythiaS 首先使用 k-mer（即长度为 k 的子串）来表示序列，并计算每个 k-mer 在序列中出现的频率。然后，它们使用 SVM 分类器对这些 k-mer 频率进行训练，并使用训练得到的模型来对未知序列进行分类。PhyloPythia 和 PhyloPythiaS 之间的主要区别在于特征选择方面。PhyloPythia 使用所有可能的 k-mer 作为特征，而 PhyloPythiaS 则通过选择具有最强预测能力的 k-mer 子集来进行特征选择。此外，PhyloPythiaS 还使用了一些新的特征，如 GC 含量和序列长度等。其他的方法则利用了最先进的机器学习工具，如基于贝叶斯模型的 Phymm[21] 和 NBC[22]，以及采用基于 k 最相似策略的 TACOA[23]。这些方法都可以对宏基因组数据进行分类，同时可以处理不同特征的信息，从而提高分类的准确性。

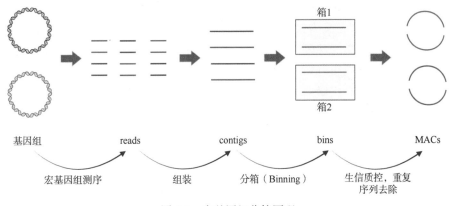

图 5-3　宏基因组分箱原理

MACs：宏基因组拼接的基因组

基于分箱的方法具有较快的运行速度和高泛化能力（高泛化能力意味着一个分类方法可以在未知的数据上表现良好），可在没有密切相关参考序列的情况下进行分类。这种能力是由于内在序列信息在进化上比核苷酸序列同源性更保守。当参考数据库中存在密切相关的序列时，这种能力是以低辨别力为代价的。由于这个原因，基于分箱的方法通常只能分辨到属水平；此外，短的测序 reads 进一步加剧了低辨别力。在处理短序列和密切相关序列时，分箱法的分类学分析通常无法达到高精度分类的效果，因此需要采用其他方法来提高分类和注释的准确性。分箱法可以与基于映射的方法相结合，以实现更准确的分类和注释。基于映射的方法可以使用参考序列来比对测序数据，提高分类的准确性。这种基于分箱的方法避免了计算上昂贵的序列比对，因此它们通常运行速度快。与基于组装的方法类似，它具有很高的泛化能力，在没有密切相关参考序列的情况下，能对 reads 进行较好分类。基于分箱的宏基因组分析方法并不是完美的，它面临着一些挑战和限制。首先，基于分箱的方法通常需要大量的计算资源和时间，尤其是在处理大规模数据时；这意味着需要使用高性能计算集群或云计算平台来完成分析任务。其次，基于分箱的方法对于序列相似性较高的分类单元的分辨率较低；这是因为序列相似性高的分类单元间的内在特性相似度也很高，使得它们难以区分。此外，短序列和低质量序列的处理也是一个问题，因为这些序列可能无法提供足够的信息以进行准确分类。最后，基于分箱的方法需要使用参考数据库来建立统计模型，这意味着在数据库中未包含的新物种或未知序列可能无法正确分类。为了解决这些问题，一些新的方法和技术应运而生。例如，一些基于深度学习的方法已被开发出来，可以对宏基因组序列进行分类和注释；这些方法不依赖于先前建立的模型，可以自主学习并逐步提高分类和注释的准确性。截至目前，最常见的分箱工具包括MetaBAT、MaxBin 和 CONCOCT 等，其中 2015 年的 Metabat 最受欢迎，2019 年更新为Metabat2。以下是三种分箱方法进行分箱（Binning）的流程，同时对生成的结果进行了合并并采用 CheckM 进行了质控分析（图 5-4）。

另外，一些新的宏基因组测序技术，如长读长技术和单细胞测序技术，也可以提高宏基因组分析的准确性和分辨率。长读长技术是一种利用第三代单分子测序技术（如 PacBio 和 Oxford Nanopore）生成长读长序列的方法。相较于短读长测序技术，长读长技术可以生成几千到几万个碱基长的序列，从而解决短序列和低质量序列的问题。长读长技术还可以提高基于分箱的宏基因组分析的分辨率，使其能够对更高的分类单元进行分类和注释。单细胞测序技术是一种利用微流控技术对单个微生物进行分离、扩增和测序的方法。它可以避免微生物群落中的物种混杂问题，提高宏基因组分析的准确性和分辨率。单细胞测序技术也可以用于研究微生物的基因表达和代谢功能等方面。

总之，基于分箱的宏基因组分析方法是一种快速、高效和准确的分类方法，已成为宏基因组学领域的重要工具。然而，它还面临着一些挑战和限制，需要结合新的方法和技术来进一步提高其准确性和分辨率。长读长技术和单细胞测序技术是两种重要的新技术，可以用于解决一些基于分箱的宏基因组分析方法存在的问题。未来，随着新技术和方法的不断出现，宏基因组学将会更加深入地研究微生物群落中的基因和基因组的组成和功能，为我们更好地理解和利用微生物群落生态系统提供支撑。

```
1.  #!/bin/bash

2.  #定义输入和输出文件名
3.  input_dir="raw_reads_directory"
4.  output_dir="output_directory"
5.  contig_file="contigs.fasta"
6.  binning_output_dir="binning_output"
7.  binning_prefix="binned"
8.  maxbin_output_dir="maxbin_output"
9.  metabat_output_dir="metabat_output"
10. concoct_output_dir="concoct_output"

11. #运行 MEGAHIT 进行序列组装
12. megahit -1 $input_dir/forward_reads.fastq -2 $input_dir/reverse_reads.fastq -o $output_dir

13. #运行 MetaBAT 进行分箱
14. mkdir $output_dir/$binning_output_dir
15. metabat2 -i $output_dir/$contig_file -o $output_dir/$binning_output_dir/$binning_prefix

16. #运行 MaxBin 进行分箱
17. mkdir $output_dir/$maxbin_output_dir
18. run_MaxBin.pl -contig $output_dir/$contig_file -
out $output_dir/$maxbin_output_dir/$binning_prefix

19. #运行 CONCOCT 进行分箱
20. mkdir $output_dir/$concoct_output_dir
21. concoct --composition_file $output_dir/$contig_file --
coverage_file $input_dir/coverage_table.tsv -b $output_dir/$concoct_output_dir/$binning_prefix

22. #合并分箱结果
23. mkdir $output_dir/bins
24. merge_binnings.py $output_dir/$binning_output_dir/*/*fa -o $output_dir/bins

25. #运行 CheckM 评估分箱质量
26. checkm lineage_wf $output_dir/bins $output_dir/checkm_output

27. #生成各分箱的统计信息
28. for bin_file in $output_dir/bins/*.fa
29. do
30.     echo "Statistics for $bin_file:"
31.     seqtk comp $bin_file
32. done
```

图 5-4　采用 MetaBAT、MaxBin 和 CONCOCT 分箱分析流程

5.5 基于映射的宏基因组分析

基于映射的宏基因组分析方法是一种常用技术，通过将宏基因组读长（reads）与参考基因组进行比对或映射，对宏基因组序列进行分类和注释。该方法已成为宏基因组学研究中最重要的工具之一，能够提供高效、准确和完整的微生物群落信息，对于研究微生物群落的结构、功能和进化等方面有着重要的意义。现有的比对工具的速度比第一代工具BLAST快了几个数量级，可以在几分钟内将数百万reads按顺序比对到参考基因组。这些工具利用紧凑索引，如基于Burrows-Wheeler变换的索引能快速识别完全匹配的参考基因组的子序列集。这使得宏基因组分析的比对过程变得更快、更准确，为后续的分类和注释奠定了可靠的基础。

在某些情况下，基于映射的宏基因组分析方法可能存在误差。例如，保守基因组区域、数据库中多个相似分类进化支的参考基因组或读取到供体基因组的映射等问题可能导致比对错误。为了解决这些问题，通常会在分析方法中使用BLASTN作为映射引擎[24]。但是现在开发的更快算法如Bowtie2[25]、SOAP2[26]或BWA[27]，也已经应用于相关分析中。Bowtie2是一种快速、精确的序列比对工具，可以处理高变异性序列，适用于大规模数据集的宏基因组分析。SOAP2是一种高速的序列比对工具，可以进行快速而准确的比对，适用于宏基因组测序数据的快速分析。BWA则是一种基于Burrows-Wheeler变换的算法，可以高效地比对短序列和长序列，适用于宏基因组测序数据的快速比对和分析。

对于存在不确定匹配的reads，可以使用基本方法进行标记，将reads分类为最低可能的分类进化支。还有一些更先进的基于系统发育的工具，如将内插马尔可夫模型与序列映射相结合的PhymmBL[21]、将直接和翻译映射及朴素贝叶斯组合分类器级联的RITA[28]，以及限制搜索空间的SPHINX[29]，这些工具都大大提高了对群落微生物的分析水平，并降低了错误率。除了上述方法，还有一些新的技术和方法正在开发中。例如，一些基于深度学习的方法已被开发出来，可以对宏基因组序列进行分类和注释。这些方法不依赖于先前建立的模型，可以自主学习并逐步提高分类和注释的准确性。此外，一些新的宏基因组测序技术，如长读长技术和单细胞测序技术，也可以提高宏基因组分析的准确性和分辨率。

基于映射的宏基因组分析工具已被广泛应用于病原微生物群落分析研究，该方法通过将高通量测序数据与参考基因组进行比对，确定微生物群落中存在哪些微生物及它们的相对丰度（图5-5）。这种方法的优势在于准确性高、效率快，可以快速识别潜在的病原微生物并为相关领域的研究提供强有力的支撑。尽管基于映射的宏基因组分析工具有很多优势，但也存在一些限制和挑战，比如，比对错误和分辨率低等问题。当序列相似性非常低或者缺失基因组序列参考数据库时，比对可能出现错误并导致分析结果不准确。分辨率低会导致无法区分高度相关的微生物，会使分析结果不够精细和准确。随着新的技术和方法的不断发展，宏基因组分析会更加深入地研究病原微生物群落中的基因和基因组的组成和功能。例如，NGS的出现在序列比对和装配方面具有更高的准确性和分辨率，有望解决比对错误和分辨率低等问题。此外，基于组学大数据的机器学习方法也可用于对微生物群落数据进行分类和预测，从而提高宏基因组分析的准确性和效率。未来，宏基因组分析可以用于研究病原微生物的进化、群落结构和代谢功能等方面。研究病原微生物进化可以揭示不同病原微生物群落之间的关系和演化过程，有助于我们更好地了解病原微生物的起源和传播方式。研究病原微生物群落的结构可以帮助我们了解微生物之间的相互作用和生态系统的稳定性。研究病原微生物群落的代谢功能可以揭示微生物在生态系统中的作用和对环境的响应。

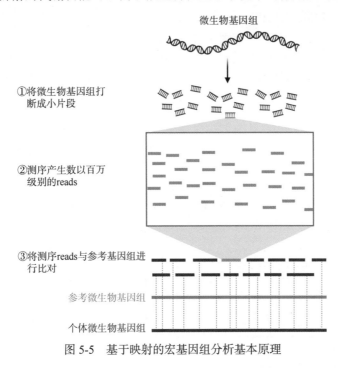

微生物基因组

①将微生物基因组打断成小片段

②测序产生数以百万级别的reads

③将测序reads与参考基因组进行比对

参考微生物基因组

个体微生物基因组

图 5-5　基于映射的宏基因组分析基本原理

　　总之，基于映射的宏基因组分析工具为我们提供了一种高效、准确的方法来分析病原微生物群落，为相关领域的研究提供了强有力的支撑。尽管存在一些局限和挑战，例如比对错误和分辨率低等问题，相信随着新技术和方法的不断发展，宏基因组分析将会更加深入地研究病原微生物群落中的基因和基因组的组成和功能，为我们更好地理解和利用病原微生物群落的生态系统服务提供支持。

5.6　标记法宏基因组分析

　　标记法宏基因组分析是用于分类学分析的方法，通过预处理去除冗余和无区别的序列，主要靶向具分类学信息的标记（见图 5-1C）。此方法对参考基因组数据库和计算量的要求低，因为 WMS 样本仅需与每个基因组的一部分（标记集）进行比较。目前已有两类标记进行分类学分析：通用标记和进化支特异性标记。

　　通用标记是指存在于所有微生物中并拥有可用作分类学或系统发育标签的可变区域的序列。16S 核糖体基因是通用标记最典型的例子，几十年来一直用于分类学和系统发育研究[1]。除了 16S rRNA 基因之外，还可以使用其他高度保守的基因（如 *hsp65*

和 *rpoB38*），这些基因能够提高 16S rRNA 的分类信号的稳健性。一些分析工具（如 AMPHORA[30] 和 MetaPhyler[14]）可将通用标记集扩展到几十个，包括两种细菌和古细菌基因，从而提高推断群落分类学的准确性。PhyloPhlAn 通过利用 400 个通用标记推断生物体在微生物组中的系统发育位置（https://github.com/biobakery/phylophlan）。进化支特异性标记基因是只存在于每个分类进化支（如每个物种）中的唯一基因，与进化支外的其他任何基因没有序列相似性。这些基因被定义为进化支内的核心基因，是每个微生物进化支的独特指纹[31, 32]。通过鉴定这些基因是否存在，可以准确地区分密切相关的生物体。目前，PhyloPhlAn 迎来了一次大升级，新版本 PhyloPhlAn 3.0 是一种高效的系统发育分析工具，能够集成超过 80 000 个分离基因组和 150 000 个 MAG 分析新生成的微生物基因组。该工具可以分析菌株到门水平，并利用进化树自动选择信息最丰富的基因位点，进而生成包括多序列比对、突变率及系统发育结果在内的综合分析结果（图 5-6）。

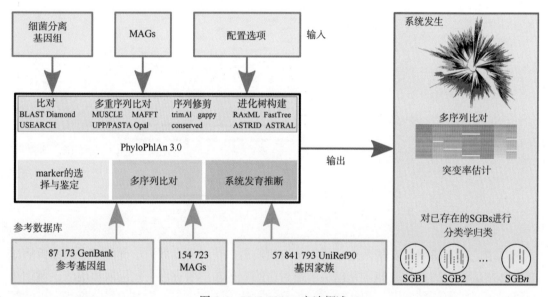

图 5-6　PhyloPhlAn 方法概述

参考 https://github.com/biobakery/biobakery/wiki/PhyloPhlAn3

　　MetaPhlAn 大约有 400 000 个代表整个生命树的进化支特异性标记基因对 WMS 样本中的生物体进行分类学表征，以确保高精度、准确定量估计和高亚种分辨率[33]。这些工具有效利用了参考基因组，在开发快速准确的宏基因组分析中有巨大潜力。以下是使用 MetaPhlAn2 软件对宏基因组测序数据进行分类学分析的 Shell 脚本，主要是根据物种的 marker 基因进行丰度计算，最终提供物种、属、科、目、纲和门等不同分类水平的分类学信息（图 5-7）。

　　相对基于映射的宏基因组分析方法，标记法宏基因组分析具有明显优势。首先，标记法宏基因组分析可以针对特定生物体或进化支进行分类学分析，而不需要将所有序列比对到一个通用的参考基因组上；这样可以提高分析的精度和准确性，避免基于映射方法中可能出现的比对错误和歧义。其次，标记法宏基因组分析可以利用通用标记和进化支特异性标记来达到不同的分类学目的。通用标记可以用于推断微生物群落中的物种组成和系统发

```
1.  #!/bin/bash

2.  #设置输入和输出目录
3.  INPUT_DIR="/home/sss/project/AD/data/clean_data"  #输入目录
4.  OUTPUT_DIR="/home/sss/project/AD/output/metaphlan"  #输出目录

5.  #激活 MetaPhlAn2 conda 环境
6.  source /home/sss/Software/miniconda3/bin/activate /home/sss/Software/miniconda3/envs/bio
bakery/

7.  #循环处理每个样本并运行 MetaPhlAn2
8.  for file in ${INPUT_DIR}/*.fastq; do
9.      SAMPLE=$(basename "${file}" .fastq)  #样本名称
10.     metaphlan2.py "${file}" \           #运行 MetaPhlAn2
11.         --input_type fastq \            #指定输入格式
12.         --nproc 12 \                    #并行进程数
13.         --no_map \                      #不进行比对
14.         --tmp_dir "${OUTPUT_DIR}" \     #临时文件存放目录
15.         --output_file "${OUTPUT_DIR}/${SAMPLE}.tsv"  #结果文件路径和名称
16. done

17. #合并 MetaPhlAn2 丰度表
18. merge_metaphlan_tables.py "${OUTPUT_DIR}"/*.tsv > "${OUTPUT_DIR}/merged_abund
ance_table.txt"

19. #按分类水平对丰度表进行分类
20. grep -E '(s__)|(clade_name)' "${OUTPUT_DIR}/merged_abundance_table.txt" | grep -
v 't__' | sed 's/^.*s__//g' | awk '{$2=null;print}' | sed 's/\ \ /\ /g' | sed 's/\ /\t/g' > "${OUTPUT_DIR}/
merged_abundance_table_species.txt"
21. grep -E '(g__)|(clade_name)' "${OUTPUT_DIR}/merged_abundance_table.txt" | grep -
v 's__' | sed 's/^.*g__//g' | awk '{$2=null;print}' | sed 's/\ \ /\ /g' | sed 's/\ /\t/g' > "${OUTPUT_DIR}
/merged_abundance_table_genus.txt"
22. grep -E '(f__)|(clade_name)' "${OUTPUT_DIR}/merged_abundance_table.txt" | grep -
v 'g__' | sed 's/^.*f__//g' | awk '{$2=null;print}' | sed 's/\ \ /\ /g' | sed 's/\ /\t/g' > "${OUTPUT_DIR}/
merged_abundance_table_family.txt"
23. grep -E '(o__)|(clade_name)' "${OUTPUT_DIR}/merged_abundance_table.txt" | grep -
v 'f__' | sed 's/^.*o__//g' | awk '{$2=null;print}' | sed 's/\ \ /\ /g' | sed 's/\ /\t/g' > "${OUTPUT_DIR}/
merged_abundance_table_order.txt"
24. grep -E '(c__)|(clade_name)' "${OUTPUT_DIR}/merged_abundance_table.txt" | grep -
v 'o__' | sed 's/^.*c__//g' | awk '{$2=null;print}' | sed 's/\ \ /\ /g' | sed 's/\ /\t/g' > "${OUTPUT_DIR}
/merged_abundance_table_class.txt"
25. grep -E '(p__)|(clade_name)' "${OUTPUT_DIR}/
```

图 5-7　基于 MetaPhlAn2 对宏基因组测序数据进行分类学分析

育关系，而进化支特异性标记可以用于高精度地区分密切相关的生物体。这两种标记的结合可以提供更加全面和准确的分类学信息。此外，标记法宏基因组分析还可以通过预处理的方法去除冗余和无区别的序列，靶向最具分类学信息的标记。这种方法对参考基因组数据库和计算量的要求低，从而提高了分析的效率和速度。

标记法宏基因组分析作为快速、准确、精细的分类学分析方法，在病原微生物研究中广泛应用。例如，MetaPhlAn 是基于进化支特异性标记的宏基因组分析工具，可快速、准确地识别病原微生物群落中的物种组成和丰度，该工具已经被广泛应用于病原微生物感染、疫情监测、环境污染等领域。另外，PhyloPhlAn 是一种利用通用标记进行系统发育分析的工具，可以推断病原微生物群落中的物种系统发育关系，该工具已经被广泛应用于病原微生物进化和生态学研究等领域。在病原微生物感染研究方面，标记法宏基因组分析可用于不同病原微生物感染微生物群落组成和变化研究，了解病原微生物感染的发病机制和病理生理过程。在疫情监测方面，标记法宏基因组分析可用于研究不同地区病原微生物感染的微生物群落组成和变化，从而更好地了解疫情传播。

5.7　案例分析

高通量测序技术的快速发展和应用推动了微生物组学领域研究的进展。尽管有一些大型宏基因组项目利用高通量测序技术研究人类微生物组与健康和疾病之间的关系，但仅涉及少数人群和微生物组，研究范围相对有限。人类肠道宏基因组计划（metagenomics of the human intestinal tract consortium，MetaHIT）[1] 和人类微生物组计划（human microbiome project，HMP）[3] 是重要的研究项目。MetaHIT 项目是国际性合作项目，对 124 名个体肠道微生物群进行研究，其中 25 名是炎性肠病患者，该项目高通量测序的数据量为 0.5Tb，探究了微生物组与肠道疾病之间的关系。另一项研究纳入 345 名 2 型糖尿病患者和非糖尿病对照，高通量测序的数据量约为 1.5Tb[2]。HMP 项目研究了人体 18 个不同的身体部位，高通量测序的数据量达 3.5Tb，是迄今为止最大规模的微生物组项目之一。

随着高通量测序技术的发展和测序成本的不断降低，微生物组的研究成本将不断下降，这些研究有助于更全面地了解人类微生物组与健康和疾病之间的关系，揭示微生物组的功能和作用机制。但同时也面临一些挑战，如数据的分析处理和高效准确地分析大规模序列数据的分类分析工具的研发。MetaPhlAn 是高效的微生物组分类工具，能够对元基因组数据进行快速准确的物种分类和丰度分析；研究人员使用 MetaPhlAn[8] 对 HMP 数据集中的656 个 WGS 样本进行了分类学分析，发现 MetaPhlAn 以平均速度 20 000 次读取 / 秒 /CPU 产生了约 3.5Tb 的数据，为后续数据分析奠定了基础。研究人员发现，在 656 个样本中，50 种物种属水平丰度最高，并且分布在人体不同的部位，如肠道、阴道和口腔。研究发现，微生物的物种组成在不同患者间的差异性要小于不同身体部位之间的特异性特征。因此，微生物群落组成可能更易受到身体部位的影响。此外，如果仅限于属级分辨率的分析，就会忽略物种层面的个体间差异性，这可能会导致错误的结论。例如，拟杆菌属是肠道的常见共生菌，但是在不同个体中，拟杆菌属的不同种可能存在着显著的差异，这些差异可能与它们在微生物群落中的特定功能有关[5]。这个案例研究突出了使用计算分类学分析工具如 MetaPhlAn，对大规模的 WGS 样本进行分类学分析的重要性。通过分析 HMP 数据集中的 656 个 WGS 样本，研究人员能够快速准确地鉴定 50 种丰度最高的微生物物种属，并获得对这些微生物群落的第一个分类学见解（图 5-8）。此外，这项研究还为我们了解微生物组在人体健康和疾病方面的作用提供了新的线索和思路。

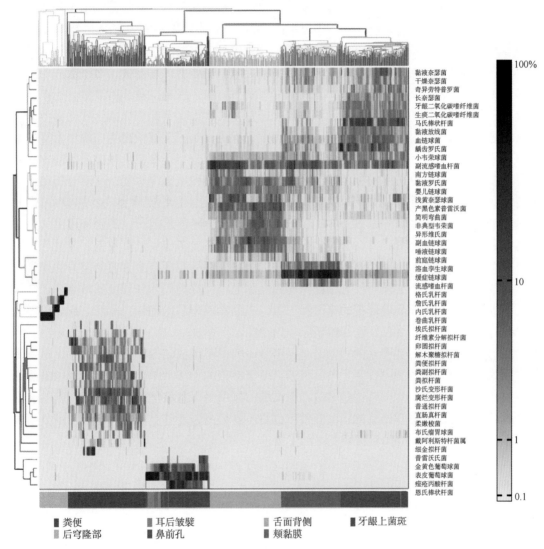

图 5-8　来自人类微生物组计划的鸟枪法测序微生物组样本的分类学概况。总共有来自 7 个人体部位的 656 个宏基因组样本，通过 MetaPhlAn 进行了分类学表征分析（见图 5-1C），并显示了 50 个丰度最高的物种

5.8　总　　结

宏基因组学是一种研究病原微生物组成和功能的方法，通过对环境中病原微生物 DNA 进行高通量测序和分析，了解病原微生物的种类、数量、组成和功能等信息。随着

宏基因组学的发展和应用，分类学分析已经成为研究病原微生物组的重要组成部分。分类学分析旨在对宏基因组样本进行分析，并通过比对分析以最大程度地区分病原微生物组成，减少误报和漏报。然而，分类学分析仍存在一些挑战和问题需要解决。

分类学分析的准确性取决于参考基因组的注释程度和被测微生态的样本复杂度。对于一些已知的病原微生物，已经建立了相对完善的参考基因组，并且具备较高的注释度和覆盖率。但是，对于一些未知的病原微生物，分类学分析仍面临缺乏参考基因组序列和成熟的 DNA 提取流程的挑战。此外，宏基因组学中还存在一些难以识别的病原微生物群落成员，如病毒和真核生物等。由于缺乏完善的参考基因组序列，这些非细菌成员的测序和分析依然面临不小的挑战。这些难以识别的病原微生物可能是一些新的病原体，对于疾病的防治具有重要意义。为了解决这些问题，新的基因组测序方法，特别是单细胞测序，正在被广泛应用于病原微生物的研究中，重新解决测序偏差并扩大许多不同病原微生物的参考基因组集。这些新的技术手段，使得宏基因组分类学分析可以利用正在快速生成的更丰富的基因组集，获取更加准确的病原微生物组成。然而，分类学分析仍存在一些挑战和问题需要解决。首先，分类学分析中的参考基因组注释程度和被测微生态样本复杂度对分析结果的准确性有很大影响，需要建立更加完善的参考基因组序列注释数据库和成熟的 DNA 提取流程。其次，分类学分析中存在一些难以识别的病原微生物群落成员，需要采用更加先进的技术手段进行分析。最后，在分类学分析的过程中，需要考虑到计算效率、分类分辨率等问题，必须寻求更加快速、高效的分析算法。解决这些问题需要多方面的努力和探索。一是需要在基础研究上加强对参考基因组的建立和完善，提高其注释程度和覆盖率。二是需要不断发展和优化分类学分析的算法和工具，提高其效率和准确性。此外，还需要加强对非细菌成员的研究，以更好地了解病原微生物。

总之，分类学分析是病原微生物宏基因组学研究中不可或缺的实验方法之一，也是研究病原微生物组成和功能的重要手段。目前，基于标记的方法和基于映射与比对的方法是常用的分类学分析方法。虽然这些方法在不同的应用场景下各有优缺点，但随着新的技术手段的不断出现，分类学分析的精度和效率也将不断提高，能够更加全面、准确地分析病原微生物组成，为疾病的防治提供更好的支持。

参 考 文 献

[1] QIN J J, LI R, RAES J, et al. A human gut microbial gene catalogue established by metagenomic sequencing[J]. Nature, 2010, 464(7285): 59-65.

[2] QIN J J, LI Y R, CAI Z M, et al. A metagenome-wide association study of gut microbiota in type 2 diabetes[J]. Nature, 2012, 490(7418): 55-60.

[3] HUMAN MICROBIOME PROJECT CONSORTIUM. A framework for human microbiome research[J]. Nature, 2012, 486(7402): 215-221.

[4] HUMAN MICROBIOME PROJECT CONSORTIUM. Structure, function and diversity of the healthy human microbiome[J]. Nature, 2012, 486(7402): 207-214.

[5] HAMADY M, KNIGHT R. Microbial community profiling for human microbiome projects: Tools, techniques, and challenges[J]. Genome Res, 2009, 19(7): 1141-1152.

[6] SEGATA N, BOERNIGEN D, TICKLE T L, et al. Computational meta'omics for microbial community

studies[J]. Mol Syst Biol, 2013, 9: 666.

[7] COCK P J, FIELDS C J, GOTO N, et al. The Sanger FASTQ file format for sequences with quality scores, and the Solexa/Illumina FASTQ variants[J]. Nucleic Acids Res, 2010, 38(6): 1767-1771.

[8] SEGATA N, WALDRON L, BALLARINI A, et al. Metagenomic microbial community profiling using unique clade-specific marker genes[J]. Nat Methods, 2012, 9(8): 811-814.

[9] LI R Q, ZHU H M, RUAN J, et al. De novo assembly of human genomes with massively parallel short read sequencing[J]. Genome Res, 2010, 20(2): 265-272.

[10] SEGATA N, BÖRNIGEN D, MORGAN X C, et al. PhyloPhlAn is a new method for improved phylogenetic and taxonomic placement of microbes[J]. Nat Commun, 2013, 4: 2304.

[11] SAYERS E W, BARRETT T, BENSON D A, et al. Database resources of the National Center for Biotechnology Information[J]. Nucleic Acids Res, 2012, 40(Database issue): D13-D25.

[12] ALBERTSEN M, HUGENHOLTZ P, SKARSHEWSKI A, et al. Genome sequences of rare, uncultured bacteria obtained by differential coverage binning of multiple metagenomes[J]. Nat Biotechnol, 2013, 31(6): 533-538.

[13] HESS M, SCZYRBA A, EGAN R, et al. Metagenomic discovery of biomass-degrading genes and genomes from cow rumen[J]. Science, 2011, 331(6016): 463-467.

[14] LIU B, GIBBONS T, GHODSI M, et al. Accurate and fast estimation of taxonomic profiles from metagenomic shotgun sequences[J]. BMC Genomics, 2011, 12(Suppl 2): S4.

[15] HUMAN MICROBIOME JUMPSTART REFERENCE STRAINS CONSORTIUM, NELSON K E, WEINSTOCK G M, et al. A catalog of reference genomes from the human microbiome[J]. Science, 2010, 328(5981): 994-999.

[16] NAGARAJAN N, POP M. Sequence assembly demystified[J]. Nat Rev Genet, 2013, 14(3): 157-167.

[17] TREANGEN T J, KOREN S, SOMMER D D, et al. MetAMOS: a modular and open source metagenomic assembly and analysis pipeline[J]. Genome Biol, 2013, 14(1): R2.

[18] KULTIMA J R, SUNAGAWA S, LI J H, et al. MOCAT: a metagenomics assembly and gene prediction toolkit[J]. PLoS One, 2012, 7(10): e47656.

[19] BOISVERT S, RAYMOND F, GODZARIDIS E, et al. Ray Meta: scalable de novo metagenome assembly and profiling[J]. Genome Biol, 2012, 13(12): R122.

[20] MCHARDY A C, MARTÍN H G, TSIRIGOS A, et al. Accurate phylogenetic classification of variable-length DNA fragments[J]. Nat Methods, 2007, 4(1): 63-72.

[21] BRADY A, SALZBERG S L. Phymm and PhymmBL: metagenomic phylogenetic classification with interpolated Markov models[J]. Nat Methods, 2009, 6(9): 673-676.

[22] ROSEN G L, REICHENBERGER E R, ROSENFELD A M. NBC: the Naïve Bayes Classification tool webserver for taxonomic classification of metagenomic reads[J]. Bioinformatics, 2011, 27(1): 127-129.

[23] DIAZ N N, KRAUSE L, GOESMANN A, et al. TACOA: taxonomic classification of environmental genomic fragments using a kernelized nearest neighbor approach[J]. Brief Bioinform, 2009, 10: 56.

[24] ALTSCHUL S F, GISH W, MILLER W, et al. Basic local alignment search tool[J]. J Mol Biol, 1990, 215(3): 403-410.

[25] LANGMEAD B, SALZBERG S L. Fast gapped-read alignment with Bowtie 2[J]. Nat Methods, 2012, 9(4): 357-359.

[26] LI R Q, YU C, LI Y R, et al. SOAP2: an improved ultrafast tool for short read alignment[J]. Bioinformatics, 2009, 25(15): 1966-1967.

[27] LI H, DURBIN R. Fast and accurate short read alignment with Burrows-Wheeler transform[J].

Bioinformatics, 2009, 25(14): 1754-1760.

[28] MACDONALD N J, PARKS D H, BEIKO R G. Rapid identification of high-confidence taxonomic assignments for metagenomic data[J]. Nucleic Acids Res, 2012, 40(14): e111.

[29] MOHAMMED M H, GHOSH T S, SINGH N K, et al. SPHINX—an algorithm for taxonomic binning of metagenomic sequences[J]. Bioinformatics, 2011, 27(1): 22-30.

[30] WU M, SCOTT A J. Phylogenomic analysis of bacterial and archaeal sequences with AMPHORA2[J]. Bioinformatics, 2012, 28(7): 1033-1034.

[31] SEGATA N, HUTTENHOWER C. Toward an efficient method of identifying core genes for evolutionary and functional microbial phylogenies[J]. PLoS One, 2011, 6(9): e24704.

[32] HUANG K, BRADY A, MAHURKAR A, et al. MetaRef: a pan-genomic database for comparative and community microbial genomics[J]. Nucleic Acids Res, 2014, 42(Database issue): D617- D624.

[33] SCHER J U, SCZESNAK A, LONGMAN R S, et al. Expansion of intestinal Prevotella copri correlates with enhanced susceptibility to arthritis[J]. eLife, 2013, 2: e01202.

第6章 病原微生物 NGS 大数据处理

6.1 引　言

高通量测序仪的发展为复杂疾病的精准诊疗奠定了基础，推动了一系列前沿精准检测技术的发展，如全基因组测序、全外显子组测序、RNA 测序、microRNA 测序、单细胞测序和质谱检测技术等。随着下一代测序技术（NGS）的广泛应用，病原微生物的 NGS 大数据处理变得尤为重要。传统的分子生物学方法已经不能满足对病原微生物基因组、转录组和代谢组等信息的深入探索，而 NGS 技术为病原微生物的研究提供了更深入和全面的方法。病原微生物 NGS 数据可以用于分析病原微生物的遗传变异、进化和传播等方面，也可以用于病原微生物的分型、流行病学研究和临床诊断等方面。

病原微生物 NGS 技术的广泛应用，使得病原微生物的 NGS 数据量越来越大，这对于处理和分析这些数据的硬件、基础设施、软件资源和生物数据库等都提出了一定的要求。这些数据具有复杂性和多样性，需要使用各种算法和模型进行处理和分析。首先，需要对原始序列数据进行预处理和质量控制，去除接头序列、过滤低质量序列和剔除人类或其他宿主的序列等。然后，需要将清洗后的数据比对到参考基因组或组装成新的基因组，并进行基因注释和分析等。由于数据量越来越大，还需要使用并行计算和分布式计算技术来处理数据，例如使用 Apache Hadoop、Apache Spark 和 Google Cloud 等平台。对于复杂疾病，如肿瘤、高血压和帕金森病等，需要了解每个患者的疾病机制，以提供个性化治疗，减少不良情况。这要求医学领域与其他学科，如生物学、物理学、数学、化学、工程学和计算科学等紧密合作。但是，除了其他学科的支持外，还需要有共同的语言。系统生物学的出现解决了这一问题，它是将患者理解为一个多尺度系统的基本工具，在这个系统中，遗传、基因组、代谢和其他信息融合在一起，并能有效地解决子系统间交互的问题。

描述不同层次之间的关系是一项非常困难的任务，除了技术上的难度外，还需要借助物理学、数学、工程学和计算机科学等学科的发展。这些学科为完成这项任务提供了必要的支持。例如，物理学和数学等学科提供了基于模型的理论基础，可以预测特定问题的一般行为。工程学辅助可以精确地测量任何涉及分子的生物过程。计算工具是连接所有构建块的关键：它们可以编写测序仪内部的算法，读取测序仪产生的数据，解析多个程序中的常微分方程，使用贝叶斯推理[1,2]、互信息[3]或其他相关指数[4]，以及采用新的计算策略，用于观察成像、数据挖掘和分析病历等。同时，这些新的计算工具也对计算机提出了更高的要求，促进了计算机技术的进步。

我们对疾病的完整机制还不够了解。但是，无论是提出新的观点，还是完善现有的科学理论，都要基于遗传、分子、临床和人口水平研究等所有现有证据。但是，现有数据库的规模和复杂性还不够支持整个体系的建立。因此，我们需要开发可扩展的计算和分析工具来在大型生物医学数据库中进行模式发现、假设生成和测试。正如 Chawla 和 Davis 所说，"数据驱动和网络驱动的思维和方法在个性化医疗中非常重要"[5]。在这种情况下，处理高度可变的非结构化数据中的统计复杂性是解决问题的关键。而机器学习和人工智能方法的出现为超大数据集的有效分析提供了可能[6]。病原微生物的 NGS 数据处理和分析也需要遵守各种伦理和法律规定。例如，在使用患者样本进行 NGS 分析时，需要保护患者的隐私和数据安全，比如使用匿名或脱敏数据。此外，还需要遵守各种知识产权和法律法规等，例如权威组织制定的关于病原微生物 NGS 的使用规范和信息传输、样本处理等规定。总之，病原微生物的 NGS 大数据处理是一个充满机遇和挑战的领域，需要在硬件和基础设施、软件资源和生物数据库等方面不断改进和发展，并遵守各种伦理和法律规定。随着 NGS 技术的不断发展和应用，病原微生物的 NGS 大数据处理将成为研究病原微生物和疾病的重要手段和平台。

6.2　硬件和基础设施

处理分析病原微生物 NGS 大数据是一项复杂的任务，需要使用高级的计算技术和算法来处理产生的数据。病原微生物 NGS 技术可以快速测定微生物的 DNA 或 RNA 序列，从而识别致病微生物，这对于疾病的诊断和治疗至关重要。在病原微生物 NGS 大数据处理过程中，需要进行质量控制、去除低质量的序列、去除宿主 DNA、进行序列拼接和组装、对序列进行注释、进行变异检测和功能分析等步骤。这些步骤需要使用不同的软件和算法，如 FastQC、Trimmomatic、Bowtie2、SPAdes、Kraken 和 Prokka 等工具。病原微生物 NGS 大数据处理同样具有很多难点，易出现包括序列错误率高、序列长度不均、样本污染和数据量庞大等问题。因此，需要对数据进行合理的质量控制和过滤，以减少假阳性的结果。此外，由于微生物基因组的复杂性和多样性，需要使用多种算法和数据库来进行注释和功能分析。从这个意义上说，病原微生物 NGS 大数据处理的基础是开发能够存储、处理、分析和集成组学数据的计算工具[7]。总之，病原微生物 NGS 大数据处理需要高级的计算技术和算法来处理和分析产生的数据，从中提取出有关微生物种类、毒力和抗药性等重要信息。

高通量技术的不断革新为生物医学研究的发展提供了前所未有的动力，有助于阐明更多有趣的生物系统内作用机制。但高通量技术对数据管理、访问和分析等方面提出了更高的要求[8]。现有的并行集群、网格和云计算等分布式技术以及片上超级计算等技术有助于解决这些问题，但是这些设备和技术如同计算机科学家的"后花园"一般，对于其他学科的专家而言存在很强的技术壁垒，难以理解和应用，因此需要想方设法将这些技术有效地传播到临床医疗领域，以充分发挥它们的潜力。除了计算密集型应用程序外，医疗保健问题还与数据密集型应用程序相关。管理每位患者的 TB 级生物和临床数据需要特定的技术[9]。

多核计算：直到 21 世纪初，大多数主板都采用单核 CPU 进行处理。后来，多核 CPU 的出现克服了单核设计的计算限制。这种计算机架构提供了更快的计算优势。

GPU 计算：并行聚群技术是加速数据分析的前沿技术，可以实现计算速度突破，加速数据转化为生物医学研究的实际利益。使用 GPU 等加速器设备是一种经济高效的解决方案。NVIDIA 的 CUDA（计算统一设备架构）能够通过使用更加廉价的设备资源，实现更高效的并行计算。而作为用于编程的简单的基于块的 API，AMD 的 OpenCL（开放计算语言）是异构平台并行编程的开放的标准，也是一个编程框架。它能够将这些模型与功能统一起来，生成异构计算最受支持的并行编程接口的多平台数据。

云计算：是一种可扩展的计算方式，需要获取、安装和持续管理大量硬件和软件资源。使用云计算，医生和系统医学科学家可以同时访问一个在线存储的数据库。云计算已被证明是生物医学研究人员在由服务提供商托管和管理的虚拟计算基础设施上进行可扩展计算的强大替代方案。这种基础设施包括硬件资源（存储、CPU 或 GPU 节点）和软件资源（按需提供给研究人员的应用程序或开发框架等），可以根据研究需要弹性地提供资源。

虽然云计算被广泛使用，但一直缺乏一个标准定义。美国国家标准与技术研究院（NIST）将云计算定义为具有五个基本特征的模型：①资源根据研究人员的需求提供，无需与服务提供商直接交互（按需自助服务）；②研究人员可以通过网络在各种客户端访问计算资源（广泛的网络访问）；③将资源提供给具有异构需求的多个用户（资源池）；④根据需求按需提供资源（快速弹性）；⑤研究人员和服务提供商（测量服务）可以以透明的方式监控和量化资源的使用情况，包括存储或使用的 CPU 周期。

一些生物信息学和生物医学应用程序（包括 BLAST、基因组组装和比对）已在云计算平台上开始应用。目前已经开发的几种云管理器工具，使用户能够轻松地在云上配置资源。这些工具提供了几乎完整的生物信息学数据分析平台的"交钥匙"解决方案。例如 Cloudman[10]，它最初是为在云上进行 NGS 数据分析而开发的管理器，支持数据和分析工具的打包。其他云管理软件还有 StarCluster 和 elastic HPC 等[11]。

高性能计算：高性能资源是实现系统医学新计算方法所提供的全部功能的基础。批处理队列系统（BQ）是一个能将单个作业作为批处理分发到多处理器工作站节点的系统，作业提交、管理和资源分配由批处理提交引擎协调。最常用的消息传递系统是消息传递接口（MPI）。对于蛋白质组学和代谢组学研究，基于质谱分析生成的原始数据与基于新一代测序分析生成的数据大小相当，因此在这个领域，识别蛋白质的肽序列是计算分析的主要难点之一。科学家通常通过将质谱与大型数据库中的已知序列进行匹配来解决这一问题。许多匹配算法都适合并行化，例如 Hydra 是一个开源的 Hadoop 应用程序，可以执行可扩展的肽数据库搜索[12, 13]。

6.3 软件资源

6.3.1 软件工具概述

随着高通量生物实验数据及实验设备的发展，软件的开发变得至关重要。不同设备上安装了不同的软件，用于解释该设备上生成的数据。然而大多数时候，需要有专门的计算工具来理解、分析和整合这些信息。生物医学和生物信息学界已经根据高通量设备提供的信息开发了一些计算工具，用于集成、分析和建模，在本节中，我们将讨论可用于生物医学研究的最相关的软件包、语言和存储库。

6.3.2 生物学软件

如果没有 Bioconductor 提供的大量生物信息学资源，生物医学研究的难度将会大大提升。Bioconductor 是一个专门做生信 R 包的平台，提供各种用于分析处理低通量和高通量基因组数据的工具。Bioconductor 是使用 R 统计编程语言的开源软件。Bioconductor 每年更新两个版本及 1104 个软件包。它还有一个活跃的用户社区。这一社区提供了大量的基于 R 的免费计算工具，这些工具能够有效满足包含图像分析及聚类算法在内的生物信息学多种应用场景。有几篇使用 Bioconductor 发表的文章，涵盖了从建立患者来源的肝胆管癌异种移植模型到 *KRAS* 突变[14]，到全基因组关联的研究[15]。

系统生物学建模工具 Python 是一个基于 Python 语言开发的计算工具。它是一个集成的软件工作台，由不断更新的 Python Numerical Tools 库提供支持。它还使用基于 BioNetGen 语言[16]或 Kappa 的数值模拟。在这个基础上开发的生物信息学工具是 MPTheory[17]，这是一个基于 Java 的库，专门用于开发系统生物学模型，也可以直接用于其他计算机语言，如 MATLAB、GNU Octave、R，甚至 Mathematica。用于 MATLAB[18]的系统生物学工具箱是为计算语言开发的特定系统生物学软件的另一个实例。

OneCodex 和 Sunbeam 程序

OneCodex 是一个用于测序数据分析的云平台（https://www.onecodex.com/），它提供了一系列的工具和算法，可用于分析 16S rRNA、WGS 和 RNA 测序等不同类型的测序数据。OneCodex 的优势在于其高效的云计算环境，这使得大规模数据分析变得更加便捷。此外，OneCodex 还提供了简洁的用户界面，用户可以通过简单的操作来导入、分析和可视化数据。OneCodex 还提供了与外部数据库集成的功能，如基于 NCBI 数据库的分类、基于 PATRIC 数据库的代谢网络分析等。由于其出色的性能和易用性，OneCodex 已经成为许多基因组学和微生物学研究者的首选工具（图 6-1）。

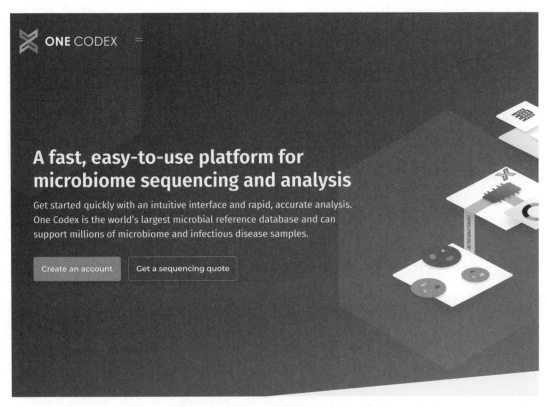

图 6-1　OneCodex 测序数据分析云平台

另一个备受关注的工具是 Sunbeam 软件（https://github.com/sunbeam-labs/sunbeam），它是一个基于 Snakemake 的自动化数据分析流程，用于处理 16S rRNA、WGS 和 RNA 测序数据（图 6-2）。Sunbeam 软件的优势在于其高度自动化和灵活性。Sunbeam 软件使用 Snakemake 框架构建数据分析流程，使得用户可以轻松定制和扩展流程。Sunbeam 软件还提供了许多可选的分析步骤和工具，如 Kaiju 和 MetaPhlAn2 等，这些工具可以用于分类、物种注释和功能注释等。此外，它还有丰富的可视化功能，例如交互式可视化的 OTU 表和 PCA 图等，这些功能使得用户可以更好地理解和解释测序数据。

IDseq 程序

IDseq 程序目前属于开源的状态。可以通过 Github 进行下载。该软件使用了一系列包括 Kraken2、Megahih、Bowtie2 等在内的先进的算法和工具，可对宏基因组、转录组、宏转录组、全基因组等多种测序数据进行分析和注释[19]。IDseq 的特点在于其具有快速、高效和准确的数据分析能力。它使用了大量的参考序列和物种注释信息，可以对复杂微生物群落中的各种微生物进行分类和注释，并且可以根据不同的测序数据类型进行优化和自适应。此外，IDseq 还提供了丰富的可视化功能，如交互式 OTU 表、热图、PCA 图等，可以帮助研究者更好地理解和展示测序数据的结构和组成。在病原微生物 NGS 检测方面，IDseq 的应用主要包括两个方面：其一，通过对 NGS 数据进行分析，IDseq 可以准确地识别微生物样品中存在的病原体；其二，它可以用于分析感染性疾病的传播路径，并帮助研究

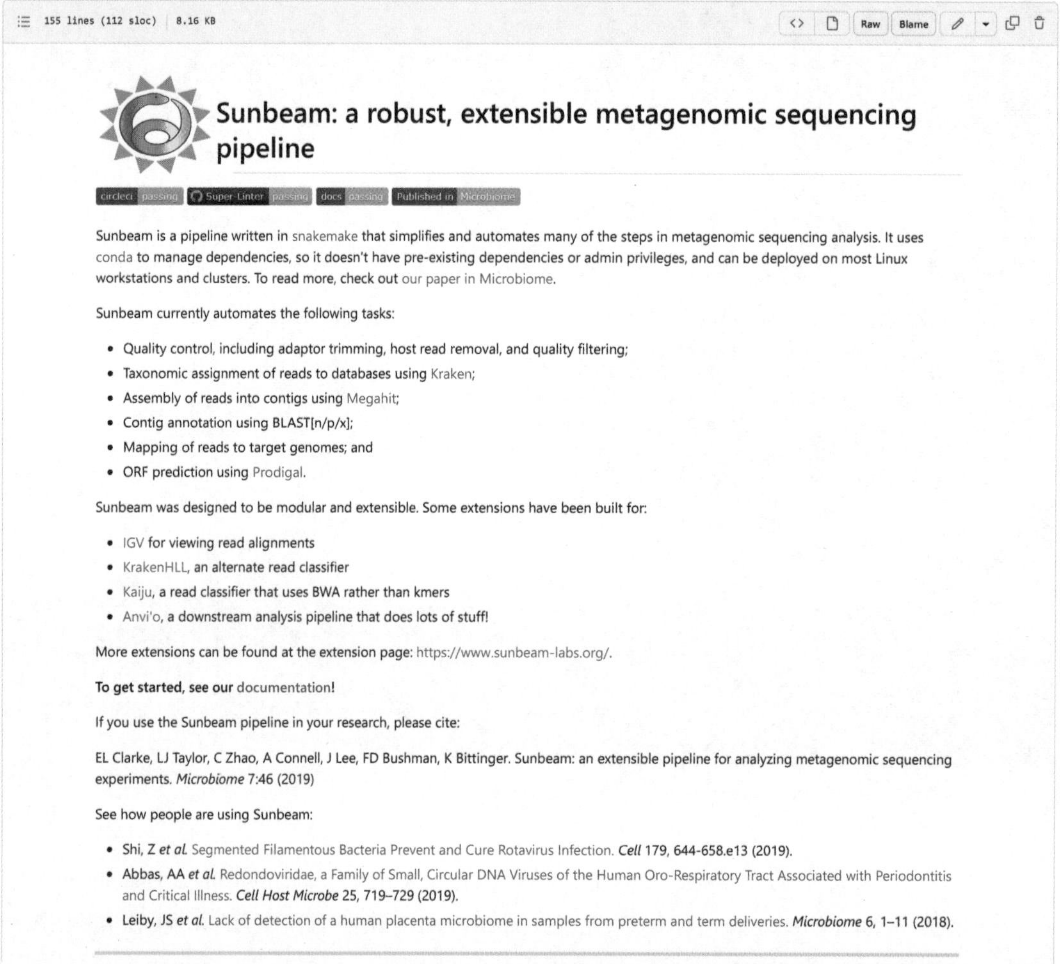

155 lines (112 sloc) | 8.16 KB

Raw Blame

Sunbeam: a robust, extensible metagenomic sequencing pipeline

circleci passing | Super-Linter passing | docs passing | Published in Microbiome

Sunbeam is a pipeline written in snakemake that simplifies and automates many of the steps in metagenomic sequencing analysis. It uses conda to manage dependencies, so it doesn't have pre-existing dependencies or admin privileges, and can be deployed on most Linux workstations and clusters. To read more, check out our paper in Microbiome.

Sunbeam currently automates the following tasks:

- Quality control, including adaptor trimming, host read removal, and quality filtering;
- Taxonomic assignment of reads to databases using Kraken;
- Assembly of reads into contigs using Megahit;
- Contig annotation using BLAST[n/p/x];
- Mapping of reads to target genomes; and
- ORF prediction using Prodigal.

Sunbeam was designed to be modular and extensible. Some extensions have been built for:

- IGV for viewing read alignments
- KrakenHLL, an alternate read classifier
- Kaiju, a read classifier that uses BWA rather than kmers
- Anvi'o, a downstream analysis pipeline that does lots of stuff!

More extensions can be found at the extension page: https://www.sunbeam-labs.org/.

To get started, see our documentation!

If you use the Sunbeam pipeline in your research, please cite:

EL Clarke, LJ Taylor, C Zhao, A Connell, J Lee, FD Bushman, K Bittinger. Sunbeam: an extensible pipeline for analyzing metagenomic sequencing experiments. *Microbiome* 7:46 (2019)

See how people are using Sunbeam:

- Shi, Z *et al.* Segmented Filamentous Bacteria Prevent and Cure Rotavirus Infection. ***Cell*** 179, 644-658.e13 (2019).
- Abbas, AA *et al.* Redondoviridae, a Family of Small, Circular DNA Viruses of the Human Oro-Respiratory Tract Associated with Periodontitis and Critical Illness. ***Cell Host Microbe*** 25, 719–729 (2019).
- Leiby, JS *et al.* Lack of detection of a human placenta microbiome in samples from preterm and term deliveries. ***Microbiome*** 6, 1–11 (2018).

图 6-2　Sunbeam 程序

人员快速识别潜在的传染源。除了其出色的分析性能和可视化功能之外，IDseq 还提供了一系列实用的功能，例如宏基因组组装、转录本重构和 SNP 分析等。这些功能可以帮助研究者深入挖掘微生物群落的生态性和遗传多样性，以及它们对宿主健康的影响。本地化运行 IDseq 流程步骤如下（图 6-3）。

Kraken 程序

Kraken 是一种超快速、高度准确的宏基因组 DNA 序列分类学分配程序，为生物学家和生物信息学家提供快速、准确的序列分类工具[20]。它是由加利福尼亚大学伯克利分校的计算机科学家及生物学家合作开发的，于 2014 年推出。Kraken 是一个快速的序列分类器，它能够将大量的未知序列比对到一个参考数据库中，并给出每个序列最有可能的分类。Kraken 软件的特点之一是其高度准确的分类结果。Kraken 使用了一种高度优化的 *k*-mer 比对算法，即将输入序列拆分成固定长度的片段，再将这些片段与数据库中的 *k*-mer 进行比对。该算法具有高度的敏感性和特异性，可以准确地识别出生物序列的

```
1.    #!/bin/bash

2.    # 克隆 czid-workflows 代码库
3.    git clone https://github.com/chanzuckerberg/czid-workflows.git
4.    cd czid-workflows

5.    # 从 Docker Hub 上拉取 short-read-mngs 镜像
6.    docker pull ghcr.io/chanzuckerberg/czid-workflows/czid-short-read-mngs-public:latest
7.    docker tag ghcr.io/chanzuckerberg/czid-workflows/czid-short-read-mngs-
public:latest czid-short-read-mngs

8.    # 安装 miniwdl 依赖
9.    pip3 install -r requirements-dev.txt

10.   # 运行 viral pipeline
11.   miniwdl run workflows/short-read-mngs/local_driver.wdl \
12.       docker_image_id=czid-short-read-mngs \
13.       fastqs_0=workflows/short-read-
mngs/test/norg_6__nacc_27__uniform_weight_per_organism__hiseq_reads__v6__R1.fastq.gz \
14.       fastqs_1=workflows/short-read-
mngs/test/norg_6__nacc_27__uniform_weight_per_organism__hiseq_reads__v6__R2.fastq.gz \
15.       -i workflows/short-read-mngs/test/local_test_viral.yml --verbose

16.   # 运行 full pipeline
17.   miniwdl run workflows/short-read-mngs/local_driver.wdl \
18.       docker_image_id=czid-short-read-mngs \
19.       fastqs_0=workflows/short-read-
mngs/test/norg_6__nacc_27__uniform_weight_per_organism__hiseq_reads__v6__R1.fastq.gz \
20.       fastqs_1=workflows/short-read-
mngs/test/norg_6__nacc_27__uniform_weight_per_organism__hiseq_reads__v6__R2.fastq.gz \
21.       -i workflows/short-read-mngs/test/local_test.yml --verbose
```

图 6-3　IDseq 分析流程

分类信息。Kraken 以每分钟超过 410 万个的速度对 100 个碱基对读长进行分类，比 Megablast 快 909 倍，比丰度估计程序 MetaPhlAn 快 11 倍。此外，Kraken 还拥有强大的可扩展性，它能够轻松处理大规模的序列数据。它支持多线程处理和分布式计算，可以在大规模集群上运行，极大地提高了处理速度。在病原微生物 NGS 检测中，Kraken 可以将测序结果与参考数据库中的微生物基因组序列进行比对，以鉴定出样本中存在的微生物种类和数量。Kraken 的分类结果可以直接用于检测样本中的病原微生物，因此在临床诊断中，Kraken 被广泛应用于快速诊断和治疗感染性疾病。Kraken 的分类结果具有高度的准确性和可靠性，但是其分类效率受到参考数据库的影响，因此使用合适的参考数据库非常重要。为了提高 Kraken 的准确性，一些研究人员使用自己构建的参考数据库，如将 16S rRNA 基因序列加入参考数据库中，以提高 Kraken 的分类结果。Kraken2 的安装、数据库构建和病原菌检测流程如下（图 6-4）。

```bash
1.    #!/bin/bash

2.    # 安装 Kraken2
3.    sh install_kraken2.sh ${install_path}

4.    # 构建 Kraken2 数据库
5.    kraken2-build --standard --db $DBNAME
6.    kraken2-build --build --db $DBNAME

7.    # 运行 Kraken2 进行病原体检测
8.    kraken2 --db $DBNAME seqs.fa
9.    kraken2 --paired --classified-out cseqs#.fq seqs_1.fq seqs_2.fq

10.   # 输出物种注释信息
11.   kraken2-report --db $DBNAME output.kraken > report.txt
```

图 6-4　Kraken2 分析流程

报告生成

在数据分析完成后，病原微生物 NGS 报告的生成需要对分析结果进行整合、解释和呈现。首先，将分析结果进行整合，包括病原微生物的基因组信息、变异检测结果和相关注释等信息，并形成病原微生物报告系统表单用于判断样本中的病原微生物信息（图 6-5）。然后，将分析结果进行解释，包括对检测到的变异信息进行注释，解释检测结果的意义，以及提供与治疗相关的信息如抗生素耐药基因信息等。同时，还需要对病原微生物的基因组信息进行分类和比较，以便更好地了解病原微生物的特性和演化情况。最后，将整合和解释后的分析结果呈现为病原微生物 NGS 报告。

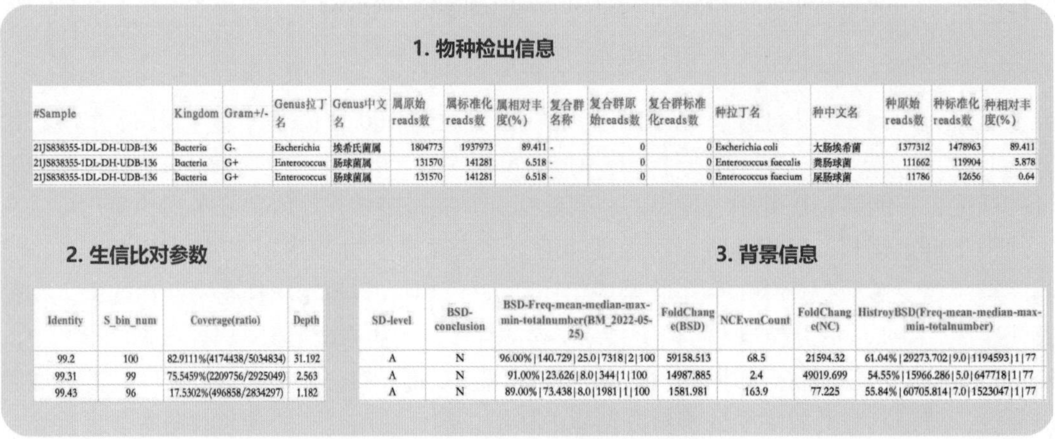

1. 物种检出信息

#Sample	Kingdom	Gram+/-	Genus拉丁名	Genus中文名	属原始reads数	属标准化reads数	属相对丰度(%)	复合群名称	复合群原始reads数	复合群标准化reads数	种拉丁名	种中文名	种原始reads数	种标准化reads数	种相对丰度(%)
21JS838355-1DL-DH-UDB-136	Bacteria	G-	Escherichia	埃希氏菌属	1804773	1937973	89.411	-	0	0	Escherichia coli	大肠埃希菌	1377312	1478963	89.411
21JS838355-1DL-DH-UDB-136	Bacteria	G+	Enterococcus	肠球菌属	131570	141281	6.518	-	0	0	Enterococcus faecalis	粪肠球菌	111662	119904	5.878
21JS838355-1DL-DH-UDB-136	Bacteria	G+	Enterococcus	肠球菌属	131570	141281	6.518	-	0	0	Enterococcus faecium	屎肠球菌	11786	12656	0.64

2. 生信比对参数

Identity	S_bin_num	Coverage(ratio)	Depth
99.2	100	82.9111%(4174438/5034834)	31.192
99.31	99	75.5459%(2209756/2925049)	2.563
99.43	96	17.5302%(496858/2834297)	1.182

3. 背景信息

SD-level	BSD-conclusion	BSD-Freq-mean-max-min-totalnumber(BM_2022-05-25)	FoldChange(BSD)	NCEvenCount	FoldChange(NC)	HistroyBSD(Freq-mean-median-max-min-totalnumber)
A	N	96.00%|140.729|25.0|7318|2|100	59158.513	68.5	21594.32	61.04%|29273.702|9.0|1194593|1|77
A	N	91.00%|23.626|8.0|344|1|100	14987.885	2.4	49019.699	54.55%|15966.286|5.0|647718|1|77
A	N	89.00%|73.438|8.0|1981|1|100	1581.981	163.9	77.225	55.84%|60705.814|7.0|1523047|1|77

图 6-5　病原微生物报告系统表单信息

报告应该包括检测到的病原微生物的种类、数量和相关的基因组信息，以及对其潜在致病性的评估和治疗方案的建议。还可以根据需要提供相关的病原微生物研究资料和参考文献，以帮助医生更好地理解分析结果。在报告生成的过程中，需要保证报告的准确性和可靠性。为了达到这个目的，需要采用严格的质量控制措施，确保样本的准确性和完整性。此外，需要借助专业的分析软件和数据库，对分析结果进行验证和核实，以保证报告的可信度（图 6-6）。

1.细菌列表

属				种	
类型	物种名	序列数	相对丰度 (%)	物种名	序列数
G-	假单胞菌属 *Pseudomonas*	4751380	35.85	摩氏假单胞菌 *Pseudomonas mosselii*	3028117
G-	不动杆菌属 *Acinetobacter*	2191680	16.54	鲍曼不动杆菌 *Acinetobacter baumannii*	1123344
G-	肠杆菌属 *Enterobacter*	319	—	阴沟肠杆菌复合群 *Enterobacter cloacae complex*	319

2.真菌列表

属			种	
物种名	序列数	相对丰度 (%)	物种名	序列数
曲霉属 *Aspergillus*	36	23.68	塔宾曲霉 *Aspergillus tubingensis*	12

3.病毒列表

属		种	
物种名	序列数	物种名	序列数
淋巴隐病毒属 *Lymphocryptovirus*	557	人类疱疹病毒 4 型(EBV) *Human gammaherpesvirus 4*	542
玫瑰疹病毒属 *Roseolovirus*	112	人类疱疹病毒 6B 型 *Human betaherpesvirus 6B*	60

图 6-6　病原微生物报告结果部分示例

6.4 生物数据库

随着高通量测序技术（NGS）的不断发展，生成和积累了大量的病原微生物NGS数据。这些数据对于研究和理解病原微生物的生态学、进化和毒力等方面具有重要意义。但是，这些数据的处理和分析也是一大难点。与传统的Sanger测序相比，NGS数据具有更高的深度、更高的复杂性和更大的数据量。因此，对于这些数据的处理和分析需要高效的计算资源和先进的算法技术。为了解决这些问题，大量的病原微生物NGS数据处理数据库被开发出来，包括参考基因组数据库、比对软件、注释工具、组装工具等。这些工具可以帮助研究人员对NGS数据进行快速、准确的处理和分析。其中一些数据库还提供了交互式的用户界面，使得使用者可以更加方便地操作和分析数据。除了这些常见的工具和数据库之外，还有许多新兴的技术和方法被应用于病原微生物NGS数据的处理和分析，如机器学习、人工智能、深度学习等。这些方法可以帮助研究人员更好地理解病原微生物的生态学和进化，并且可以提高病原学诊断的效率和准确性。

构建病原微生物库是鉴定病原微生物的关键。通常情况下，这个库的数据从NCBI下载并整理得到。最终通过整合各个数据库，去除重复序列和剔除错误信息，以便能检测临床常见和不常见的所有病原微生物，并能够检测样本中病原微生物携带的抗生素耐药基因。以下为本地化整合病原微生物数据库的具体流程，最终得到了一个能够检测26 270种病原微生物的数据库（图6-7）。

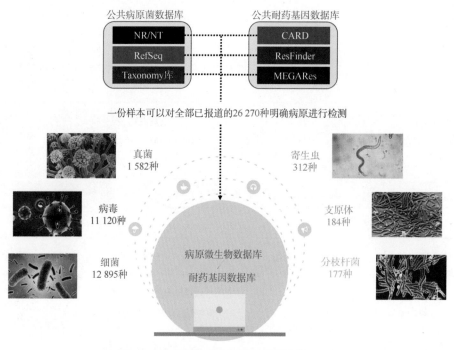

图 6-7 本地化整合病原微生物数据库流程

6.4.1　NR/NT 数据库

NR/NT 数据库是生物信息学领域中非常重要的工具之一。它们是由美国国家生物技术信息中心（NCBI）维护的两个主要数据库,提供了大量的生物序列数据及相应的注释信息,包括基因、蛋白质、RNA 等（图 6-8）。这些数据来源于各种不同的生物物种,包括人类、动物、植物、微生物等。NR 数据库（非冗余蛋白质序列数据库）是一个包含了已知蛋白质序列的集合。NR 数据库是一个非冗余的数据库,意味着每一个序列只会被存储一次,这使得 NR 数据库具有高度的可靠性和准确性。与 NR 数据库不同,NT 数据库（非冗余核酸序列数据库）是一个包含了已知核酸序列的集合,是 NR 数据库的子集,它们也来自于不同的生物物种。NT 数据库同样也是一个非冗余的数据库,每一个序列只会被存储一次。NR/NT 数据库中的数据是由各种不同的实验室和研究组织产生的,这些数据经过 NCBI 的审核和整合后被加入到数据库中。这些数据的来源包括各种生物学实验,如基因测序、蛋白质质谱分析等。NR/NT 数据库的使用广泛,应用于生物信息学领域的各种研究。例如,在基因组学研究中,研究人员可以使用 NR/NT 数据库来注释新的基因序列,以了解它们的功能和作用。在蛋白质组学研究中,研究人员可以使用 NR/NT 数据库来鉴定和分析蛋白质序列,以识别可能的功能和相互作用。NT/NR 数据库链接如下: https://ftp.ncbi.nlm.nih.gov/blast/db/FASTA/。

Index of /blast/db/FASTA

Name	Last modified	Size
Parent Directory		-
nr.gz	2023-04-01 20:38	144G
nr.gz.md5	2023-04-01 21:33	40
nt.gz	2023-04-04 12:43	261G
nt.gz.md5	2023-04-04 14:56	40
pdbaa.gz	2023-04-01 11:36	36M
pdbaa.gz.md5	2023-04-01 11:36	43
swissprot.gz	2023-04-01 11:36	136M
swissprot.gz.md5	2023-04-01 11:36	47

图 6-8　NR/NT 数据库

6.4.2　RefSeq 数据库

RefSeq 数据库是一个由美国国家生物技术信息中心（NCBI）维护的全球范围内最广泛使用的生物信息学数据库之一。该数据库的主要功能是提供一系列高质量、准确的生物学序列记录,包括 DNA、RNA 和蛋白质序列,同时还提供相关的注释信息,如基因名称、功能、组织表达、调控等（图 6-9）。在 NGS 检测中,RefSeq 数据库的主要作用是为分析人员提供一个可靠的参考序列集，以便进行微生物的物种鉴定、基因注释和功能预测。通过与 RefSeq 数据库中的序列进行比对，可以准确地识别出样本中存在的微生物种类，并对其基因组进行分析和注释。RefSeq 数据库提供了大量的元数据信息，如微生物的生长条件、感染途径、耐药性等，这些信息对于疾病诊断和治疗也非常重要。RefSeq 数据库还包含了大量的抗生素耐药基因和毒力因子的信息，这些信息可以为患者治疗提供重要的信息。此外，RefSeq 数据库还提供了许多相关的工具和软件，如 BLAST、Entrez、Genome Workbench 等，这些工具可以帮助分析人员更方便地获取和处理数据。

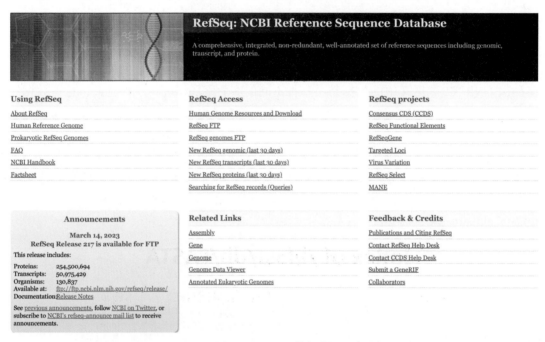

图 6-9　RefSeq 数据库

6.4.3　Taxonomy 物种库

　　NCBI 的 Taxonomy 分类数据库是一款广泛应用于微生物 NGS 检测的分类数据库。该数据库通过为每个已知生物物种分配一个唯一的数字标识符即 NCBI 分类号，来提供微生物分类的标准（图 6-10）。这些标识符可以通过使用 NCBI 的分类层次结构来查询生物物种的相关信息，包括生物分类学、进化关系、物种命名和其他分类信息。在病原微生物 NGS 检测中，NCBI 的 Taxonomy 分类数据库可以作为参考数据库用于对样本中的微生物进行分类和鉴定。对于未知的微生物序列数据，可以使用各种生物信息学工具（如 Kraken、MEGAN 等）将其与 NCBI 的 Taxonomy 分类数据库进行比对，以确定其物种归属。NCBI 的 Taxonomy 分类数据库还可以用于构建分类树和进化树，以帮助研究人员了解不同微生物之间的进化关系和传播路径。例如，在研究疫情暴发时，可以使用 NCBI 的 Taxonomy 分类数据库来确定病原体的来源，以便采取适当的预防措施。在实践中，使用 NCBI 的 Taxonomy 分类数据库的优点在于其完整性和准确性。该数据库包含了大量的微生物分类信息，包括标准化的物种命名、分类等级、分类学信息、序列等，这些信息可以帮助研究人员对未知的微生物序列数据进行分类和鉴定。此外，NCBI 的 Taxonomy 分类数据库还在不断更新和完善，以提高其准确性和完整性。这些优点使得 NCBI 的 Taxonomy 分类数据库成为病原微生物 NGS 检测中不可或缺的参考数据库。需要注意的是，NCBI 的 Taxonomy 分类数据库并不是万能的。由于微生物的遗传变异和基因水平的差异，可能会出现分类错误或难以分类的情况。因此，在使用 NCBI 的 Taxonomy 分类数据库进行微生物分类和鉴定时，需要与其他生物信息学工具结合使用，以提高分类准确性。Taxonomy 分类数据库可从 https://ftp.ncbi.nih.gov/pub/taxonomy/ 这个链接进行下载整理。

Index of /pub/taxonomy

Name	Last modified	Size
Parent Directory		-
accession2taxid/	2023-04-10 03:44	-
biocollections/	2022-04-28 12:08	-
new_taxdump/	2023-04-10 09:42	-
taxdump_archive/	2023-04-01 00:00	-
Ccode_dump.txt	2023-04-10 05:31	1.1M
Cowner_dump.txt	2023-04-10 05:31	1.3M
Icode_dump.txt	2022-11-10 05:33	144K
Major_taxonomic_updates_2023.txt	2023-02-21 15:27	2.7K
coll_dump.txt	2023-04-10 05:12	479K
ncbi_taxonomy_genussp.txt	2018-05-15 10:18	1.7K
taxcat.tar.Z	2023-04-10 09:37	13M
taxcat.tar.Z.md5	2023-04-10 09:37	47
taxcat.tar.gz	2023-04-10 09:37	9.4M
taxcat.tar.gz.md5	2023-04-10 09:37	48
taxcat.zip	2023-04-10 09:37	9.4M
taxcat.zip.md5	2023-04-10 09:37	45
taxcat_readme.txt	2016-06-29 15:21	655
taxdmp.zip	2023-04-10 09:29	58M
taxdmp.zip.md5	2023-04-10 09:29	45
taxdump.tar.Z	2023-04-10 09:29	112M
taxdump.tar.Z.md5	2023-04-10 09:29	48
taxdump.tar.gz	2023-04-10 09:29	58M
taxdump.tar.gz.md5	2023-04-10 09:30	49
taxdump_readme.txt	2018-03-12 16:03	4.8K

HHS Vulnerability Disclosure

图 6-10　Taxonomy 物种库

6.4.4　CARD 数据库

Comprehensive Antibiotic Resistance Database（CARD）是一个致力于抗生素耐药性研究的在线资源库，由美国麻省大学阿姆斯特分校的研究人员和加拿大麦克马斯特大学的研究人员共同开发（https://card.mcmaster.ca/）[21]。该数据库旨在提供一个全面的抗生素耐药性基因和相关抗生素耐药性机制的综合资源集，帮助研究人员更好地了解抗生素耐药性的发展和流行情况，并支持抗生素耐药性相关的临床诊断和治疗研究。CARD 包含来自各种来源的抗生素耐药性基因和相关机制的详细信息，包括从基因组、转座子和质粒等不同层面的分析数据，以及来自多个不同环境中的实际样本数据。目前，CARD 中收录了超过 27 000 种不同的抗生素耐药性基因和相关机制，覆盖了不同细菌和真菌的多种抗生素耐药性。CARD 还提供了多种查询和浏览数据的方式，包括基于关键字搜索和 BLAST 查询等方法。用户可以使用该数据库中的工具和资源来进行特定的抗生素耐药性基因和相关机制的研究和分析，还可以通过 CARD 的在线工具来进行抗生素耐药性基因的注释和预测，以支持抗生素耐药性相关的临床研究和治疗决策。在病原微生物 NGS 检测中，研究人员通常使用 NGS 技术来检测病原微生物的核酸序列，并通过分析得到关于微生物的详细信息。CARD 为病原微生物 NGS 检测提供了可靠的抗生素耐药性基因和相关机制的注释和预测工具（图 6-11）。

The Comprehensive Antibiotic Resistance Database

A bioinformatic database of resistance genes, their products and associated phenotypes.

6860 Ontology Terms, 5122 Reference Sequences, 1936 SNPs, 3088 Publications, 5170 AMR Detection Models

Resistome predictions: 377 pathogens, 21079 chromosomes, 2662 genomic islands, 41828 plasmids, 155606 WGS assemblies, 322710 alleles

Browse
The CARD is a rigorously curated collection of characterized, peer-reviewed resistance determinants and associated antibiotics, organized by the Antibiotic Resistance Ontology (ARO) and AMR gene detection models.

Analyze
The CARD includes tools for analysis of molecular sequences, including BLAST and the Resistance Gene Identifier (RGI) software for prediction of resistome based on homology and SNP models.

Download
CARD data and ontologies can be downloaded in a number of formats. RGI software is available as a command-line tool. CARD Bait Capture Platform sequences and protocol available for download.

Resistomes, Variants, & Prevalence
Computer-generated resistome predictions for 377 important pathogens. Includes sequence variants beyond those reported in the scientific literature, as well as prevalence statistics for AMR genes among pathogens, genomes, and plasmids.

CARD:Live
The CARD:Live project collects pathogen identification, MLST, AMR gene list, date, and geographical region for genome sequences submitted to RGI online, providing a dynamic view of antibiotic resistant isolates being analyzed around the world.

CARD Bait Capture Platform
A robust and reliable targeted bait capture method for metagenomic detection of antibiotic resistance determinants in complex samples, including hybridization bait FASTA sequences and laboratory protocol.

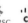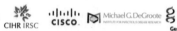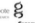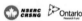

Citation: Alcock et al. 2023. CARD 2023: Expanded Curation, Support for Machine Learning, and Resistome Prediction at the Comprehensive Antibiotic Resistance Database. Nucleic Acids Research, 51, D690-D699.

图 6-11　CARD 数据库

6.4.5　ResFinder 数据库

ResFinder 是一个专门用于抗生素耐药基因注释的数据库，它收集了大量已知的耐药基因序列，并提供了对这些序列进行注释的工具。该工具位于 CGE-Tools（基因组流行病学中心）网站（https://cge.cbs.dtu.dk/services/ResFinder/），提供免费易于使用的在线生物信息学工具，使缺乏经验的研究人员和微生物学家能够进行简单的生物信息学分析。自 2012 年首次发表以来，ResFinder 经历了一系列改进，包括改进代码和数据库，以及选定细菌物种的点突变和选定物种的表型预测。截至 2021 年 9 月 28 日，全球 171 个国家的 61 776 个 IP 地址已经使用 ResFinder 进行了 820 803 次分析[22]。ResFinder 还提供了多种工具和资源，以支持研究人员对抗生素耐药性的研究，其中最重要的是其基于 BLAST 的序列比对工具，可以帮助研究人员对已知序列进行比对，并查找与之相似的序列。该工具还可以为用户提供基于序列相似性的注释结果，以帮助用户更好地了解序列的功能和相关性。此外，ResFinder 还提供了多种数据下载选项，包括整个数据库的下载、特定物种或抗生素类型的下载等。这些数据可以帮助研究人员进行更深入的数据分析和研究，从而更好地了解抗生素耐药性的发展和流行情况，为制定更有效的治疗策略和预防措施提供支持（图 6-12）。

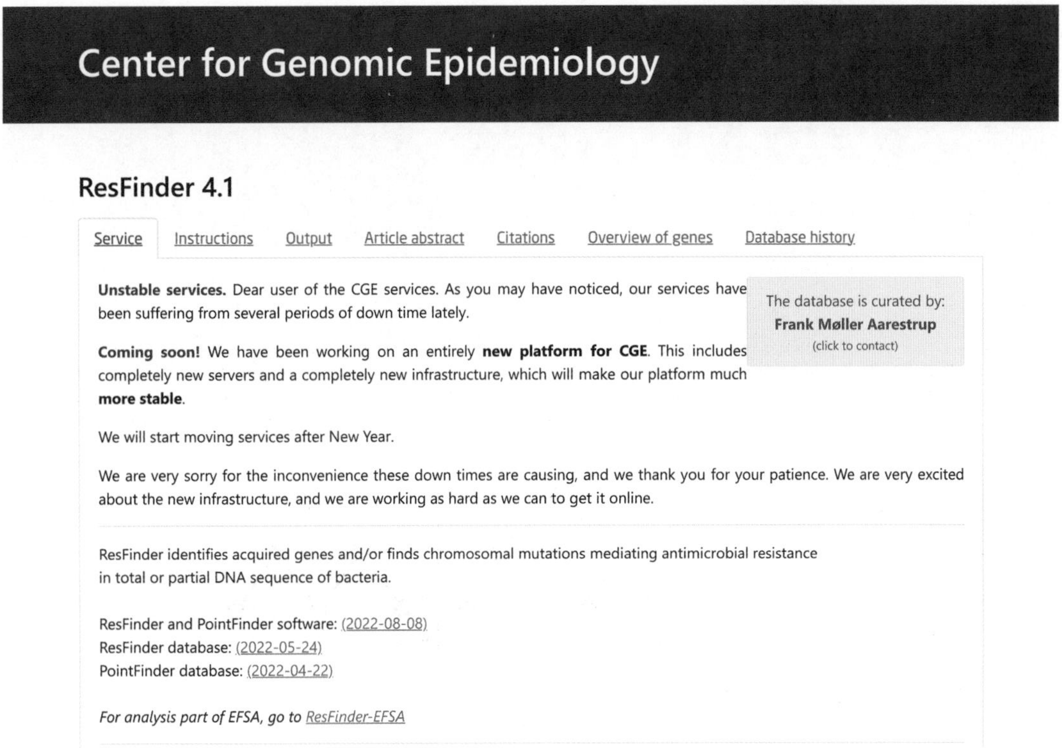

图 6-12 ResFinder 数据库

6.4.6 MEGARes 数据库

MEGARes 是一个手工筛选的抗生素耐药基因数据库，由加拿大的麦吉尔大学 MEG 实验室维护（https://www.meglab.org/megares/）。该数据库旨在整合已发表的与抗生素、生物农药、重金属离子等相关抗性序列，为研究人员提供一个全面、高度标准化的抗生素耐药基因数据库，以促进抗生素耐药性相关研究[23, 24]。与 MEGARes 一起发布的还有 AmrPlusPlus，这是一个与 MEGARes 配套的生物信息学 Pipeline，用于识别和量化元基因组序列数据集中包含的 AMR 基因记录。在这里，MEGARes 2.0（https://megares.meglab.org）整合了先前发表的抗菌药物的抗性序列，其注释结构采用无环层次结构，将抗菌药物分类为四种类型，包括 β- 内酰胺类、磺胺类、氨基糖苷类和四环素类，涵盖 57 个耐药大类、220 种耐药机制和 1345 个基因组别。截至 2023 年 7 月，MEGARes 已经包含了 8733 条抗生素耐药序列，这些序列来自于 1300 多种病原体和其他微生物，包括人类、动物、植物和环境微生物。MEGARes 数据库和 AmrPlusPlus 流程已经成为研究人员分析全球范围内抗生素耐药性的关键工具之一（图 6-13）。

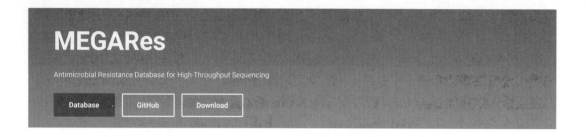

The MEGARes V3.0 database contains sequence data for nearly 9,000 hand-curated resistance genes for antimicrobial drugs, biocides and metals, with an annotation structure that is optimized for use with high throughput sequencing. The acyclical annotation graph of MEGARes allows for accurate, count-based, hierarchical statistical analysis of resistance at the population level, much like microbiome analysis, and is also designed to be used as a training database for the creation of statistical classifiers (Figure 1).

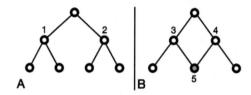

图 6-13　MEGARes 数据库

6.5　大数据处理的计算挑战

随着人类社会文明逐渐进入大数据时代，基因组学和影像学等主要的生物医学信息来源的成本越来越低[25]，从而使这些技术能够大规模地普及。当然成本会在不断流动的数据流的综合分析过程中不断增加（图 6-14）[26]。将大数据应用于临床的主要挑战在于计算机系统领域[27]。这些挑战包括数据本身的整合、表征、验证和处理的标准制定，创建本体论以解释新的和现有的知识关系，整合来自不同数据源信息的方法，以及开发信息系统以处理与个性化基因组学及人口相关的基因组数据。此外，需要注意的是这些都是在遵守数据的可读性和可用性时需要面对的问题[28]。

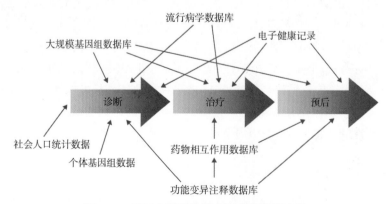

图 6-14　基于大数据的精准医疗的决策流程

通过使用自然语言处理算法并辅以来自语义网络分析的大规模工具（如概念关系网络）可能会推动技术前进，取得非常重要的进展。当然，此类分析工具的实施需要以并发方式来访问极高吞吐量的数据。临床、生物医学甚至制药环境中的大多数研究实验室目前没有足够的存储和计算资源来执行这些分析，并且在可预见的未来也不会改变这种状态。本地服务器不仅维护成本高、负担重，而且通常缺乏对大数据不同工作流程的动态需求。云计算是数据本地化处理的优质替代方案，这是一种虚拟服务器，通过互联网来调配存储和计算资源从而使成百上千台服务器的全部潜力得到充分的应用[29]。

6.5.1　云计算

利用云计算资源处理医学的相关数据已经开始成为大规模组学研究的默认资源，三个典型的例子包括美国 Illumina 的 Basespace 云平台、北京华大基因的 EasyGenomics 云平台，以及作为 Elixir Collaboration 一部分的 European-based Embassy 云平台[30]。云计算在生物医学和医疗服务相关研究中发挥着重要作用，因为它为大数据分析提供了可扩展的经济高效的解决方案[31]。云计算平台通常包括分布式系统，辅之以网格计算和并行编程策略，以及允许开发多层环境的虚拟化技术[32]，从而能够为精准医学提供稳健和安全的分布式分析服务。大数据的云计算方法可以在几种条件下进行，常见的范例是平台服务（PAAS）、基础架构服务（IAAS）和软件服务（SAAS）[33]。

上述三个选项中的每一个都有其自身的优点和缺点。一方面，PAAS 允许用户通过在现有的库上构建或通过云计算提供商已经设计和实施的集成开发平台来开发自己的软件应用程序，其中包括 Google App Engine、Microsoft Azure 和 MapReduce Hadoop 等。另一方面，IAAS 供应商以 HPC farms 或数据中心的形式提供高性能计算（HPC）和大型存储设施，但是除了满足最基本的操作系统 / 计算环境需求，没有提供其他专门的计算机软件，Amazon Web Services、HP Cloud、Rackspace 和 Joyent 是 IAAS 领域的常见参与者。SAAS 的情况则是目前更全面的解决方案（同时也是较不灵活的），因为它可以在远程云基础设施上运行预先建立的应用程序。SAAS 的主要优点是立即可用，对本地软件安装和计算基础设施的要求最低。SAAS 的一个常见示例是 J. Craig Venter Institute 的 Cloud BioLinux 服务[34]。Cloud BioLinux 套件包括诸如 Galaxy 服务器[35]、BioPerl 编程语言、BLAST 程序、Bioconductor[36]、Glimmer 和 ClustalW 等。最终的选择会受到当地条件的影响，例如是否有经验丰富的生物信息学家和计算生物学家，临床和生物医学研究人员的计算机知识水平，以及研究项目的规模和范围[37]。

6.5.2　高通量数据的软件资源配置

一旦确定了进行数据分析的方法，就需要选择合适的软件。与过去几年生物医学科学中的大多数高通量计算应用一样，医疗保健中的大数据分析正在从生物信息学 / 计算生物学社区[38]开发的工具中培育出来，例如基于 R 的算法和程序集合 Bioconductor 数据库[36]、工作流管理器 Taverna[39]或基于云的管理套件 BioNimbus[40]。Broad Institute 的基因组分析工具包（GATK）可能是当前生物医学分析渠道中最常用的大数据分析工具。GATK 是为高通量基因组测序数据的高性能分析而开发的软件包，主要侧重于在严格的质量约束下（如临床和生物医学研究环境所需的条件）对变异和基因分型的发现。它拥有一个由强大的处理引擎支持的稳健架构，该引擎内嵌在具有跟踪大型项目模式能力的高性能计算（HPC）特性中[41]。同时，也存在其他一体化解决方案，例如 Broad Institute 的 GenePattern[42]、Galaxy 通用平台[35]，以及更具体的平台如 Gene Ontology[43] 及其 MONA 程序[44]、网络分析套件 Cytoscape[45] 或结构生物学应用程序 BioDAS[46]。

另一种应对大数据分析过程中异常高计算需求的方法是采用混合服务器，包括同时使用传统 CPU 和图形处理单元（GPU）。GPU 对于云环境中的 HPC 特别有用，因为它的大规模并行架构不仅用于处理数据，还用于输入/输出事务[47]。目前，在 CUDA 理念下有大量计算生物学应用程序在基于云的环境中运行 GPU[48]。当然，云端 GPU/CPU 计算也不是万能的，还有很多考验需要克服。其中一项特别重要的是高效并行化算法的开发和应用，这些算法能够理解来自组学、EHR、调查和其他非结构化和结构化来源的异构数据，同时在强大的通信和同步下实时分析问题[38]。

6.5.3　数据整合

大数据分析除了要解决纯粹的计算问题之外，还会遇到基于计算机的近似解决将数据集成到连贯框架中等一系列问题，生物医学科学家和临床医生可以从中得出结论，并且在最佳情况下进行诊断和预后干预[49]。最近在这一领域开始出现新项目，例如 STATegra 项目[50] 和 SeqAhead 合作的例子。这些项目共同致力于缩小我们对构成生物体的分子部分的了解与对它们之间相互作用的理解之间的差距，这对于理解生命系统的生理/病理是至关重要的。从这个意义上说，整合是通过数学和关系模型的发展来实现的，这些模型能够给出分子成分之间的关系[49]。人们可以将这些概念进行扩展，不仅包括来自组学实验和生物数据库的生物分子信息，还包括个人 EHR 数据、相关社会和环境信息，甚至包括精准医学方法下综合模型中的医疗保健政策等。

数据集成是基于这样一个前提，即一个系统可以使用具有各种（有时是不同的）证据类型的多个数据源。问题的难点在于如何将它们聚集在一起并进行改进以用于新知识的发现。因此，集成的主要目标是通过允许对来自多个数据库组成的综合语料库执行复杂查询来增加数据的价值。然后通过数据集成来增强数据挖掘程序的预测能力[51]。因此，如果想要理解非常大的非结构化数据源，这些集成方法是必需的。在生物医学科学中执行大数据分析可以得出两个主要特征：其中之一是通过统计推断对现有数据进行归纳分析，从而发展出更高层次的数据结构，这可以作为未来实验和临床研究的方向；另一个重要模式则是使用机器学习方法进行自动推理以从旧数据中提取出新的可用数据[52]。

在精准医学领域中，创建集成数据库的过程中存在着各种各样需要克服的困难。我们需要提高数据发现能力，即识别相关数据源的能力，数据开发能力，即有效利用集合在一起的整合数据信息以获得新的发现，数据驱动发现的统计评估方法（类似于统计学习验证技术，但用于数据集成环境）以及数据标准化，它不仅包括对每种数据类型的格式的规范定义（如已经在 MIAME 要求中设想的那样[53]），还包括元数据的标准化（在大数据分析中，元数据正变得比以往更为重要）以及数据的归一化，数据可访问性的公平性和基本分析的标准制定等方面[49]。

6.5.4　元数据标准化和降维特征选择的发展

基于以上原因，元数据的质量和标准化成为需要解决的一个主要问题[54]。一些生物信息学团队甚至提出了准备和发布元数据时需要考虑的要点清单[55]。因此，符合标准的元数据可能会成为大数据分析环境中的有力工具，特别是针对大数据分析结果的可重复性，这也是将大数据应用于精准医疗必不可少的要素。此外，对非常大的数据语料库进行统计分析也存在许多缺点，例如重抽样和自助法来优化查询，数据的稀疏性，面对多源证据的贝叶斯分析[44]，不同动态范围上的多变量分析，非线性相关性和交叉相关性，多重分析数据的比较问题[57]。

为了处理大数据分析的问题，我们需要开发新的统计思维方式，与相应的计算方法兼容和协同工作，以应对数据异质性、噪声累积、虚假相关和附带内生性等挑战，同时需要在统计准确性和计算效率之间维持良好的平衡[58]。在这方面，降维和特征选择方法是最重要的。例如，已有数据表明，由于噪声累积，高维分类问题使用所有现有特征或变量时，性能与随机猜测一样差，甚至更差[59]。数据的高维度还导致不相关协变量之间的虚假相关率上升，这种现象会导致错误的统计推断和假阳性结果[60]。另一个相关的影响是附带内生性的增加，其中许多不相关的协变量可以通过残余噪声变得相关。所有这些问题都推动了新的正则化方法和独立筛选测试的发展。

6.6　大数据在医疗中的伦理和法律挑战

当然，大数据分析还有许多未解决的问题，在医疗领域广泛采用大数据分析过程中的种种障碍还有待克服，其中包括一些相关的隐私问题。然而，大多数大数据分析从业者相信，通过类似于已经实施的保护个人财务数据机密性的解决方案，这类问题可能最终获得解决[6]。在将大数据分析应用于医疗保健时，一个主要问题是信息的隐私和机密性[61]。由于医疗保健需要将许多隐私且敏感的数据纳入管理，因此需要开发一套成熟且周全的保护隐私机制（图 6-15），即不能完全披露敏感的生物医学信息数据，这样一来很容易保持相关记录完全封闭，但如果将海量的个人数据用于与医疗保健相关的领域，将研究和实践相结合，无疑将推动这一领域飞速发展。之所以如此，是因为高度异构和非结构化生物医学数据语料库中的大量注册表提高了大数据分析和统计学习方法的精度，这反过来又将使许多人从中受益，尤其是那些提供数据的人。为了协调对数据的广泛需求和隐私权保护，应该强制执行严格且有效的规范程序，同时挖掘出尽可能多的数据，并严格保护匿名和私人数据的隐私性。因此，有必要将数据挖掘程序限制在某些局部查询中，这样滥用或泄露敏感数据的风险就可以降到最低。尽管这看起来很困难，但国际健康保险协会已经完成了一些工作，这些工作通过美国的"健康保险流通与责任法案"（HIPAA）来处理 EHR 中涉及的隐私问题。这些法案树立了一个法律先例，让生物医学信息学家能够立刻着手开始工作。虽然当时还未能确立一个统一的行业制度来遵守 HIPAA，但现在这方面正在迅速取得进展[62]。

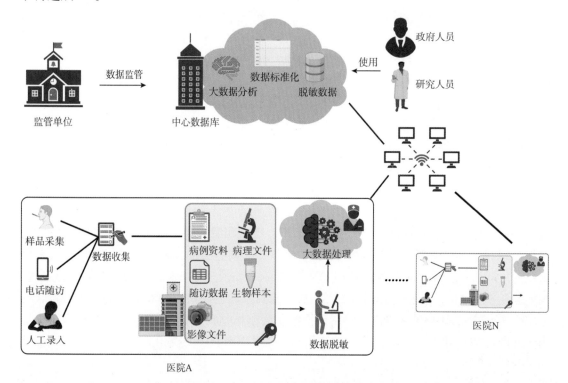

图 6-15　多中心大数据患者隐私架构

医院收集患者的医疗数据，并确保患者数据的安全和隐私得到充分保护。中心数据库是数据架构的核心，采用安全的加密和匿名化技术将来自各个医疗机构的患者数据进行整合，并提供数据分析和共享服务。监管单位负责确保患者隐私得到充分保护，同时还要确保医疗数据的合法性和准确性。监管单位还应制定相关法律法规和行业标准，并对医疗机构和研究机构的数据管理和隐私保护进行监督和检查。研究人员可以通过中心数据库访问来自不同医疗机构的患者数据，并进行分析和研究。政府人员通常会参与到多中心大数据患者隐私架构的管理和监督中，并协助监管单位对于数据管理和隐私保护方面的违规行为进行处理

　　一旦我们预见到医疗服务的大数据分析所带来的益处，相关法律法规和行业制度必然会在细节上逐步完善，而且匿名信息的数量与大数据分析输出的质量成反比，因此就需要在匿名化和挖掘数据质量之间寻找平衡。其中，加密底层数据是处理隐私问题的最有效方法之一。已经有一些生物医学数据加密算法在 EHR 领域使用多年。只有有权访问解码密钥的授权人员才能使用完整信息。加密必须仅用于个人标识符，并在一定程度上用于允许披露此类标识符的信息。这些数据（称为准标识符）包括位置、种族概况、年龄和就业信息，当然还有基因组数据。这些信息虽然是逐一披露的，但不足以揭示个人身份，但可能有挖掘策略通过将复杂的查询放在一起来做到这一点。

　　近期研究表明，仅通过基于全基因组芯片或测序实验测得的 mRNA 这样的复杂且看似匿名的数据，就可以推断出一个基于 DNA 的条形码，这个条形码足以在数亿个基因型谱中识别出一个个体[63]。有报道称，通过查看大规模 SNP 基因分型的平均计数和等位基因频

率的汇总统计数据，就已经能揭示相关个体是否参与了全基因组关联分析（GWAS）[64]。基因组数据源不仅影响医疗信息学和数据隐私安全之间的相互作用，而且计算机分析人员甚至可以从照片等图像的模式识别中提取面部参数（如颅骨和面部）、皮肤色素沉着、光学标识符（如眼睛颜色、视网膜图案、虹膜结构等）、头发类型和颜色，从而导出条形码形态特征[65]。我们甚至可能面临这种情况：身份识别信息被私下交易用于支持更大规模的个体化生物医学研究[66]。

因此，哪些查询是有效的，哪些是无效的问题并不是一件微不足道的事情。为了解决查询的安全性问题，可以使用标准化查询工具。这个查询工具将包含程序和算法模板，这些模板将成为命令行和其他用户界面中数据挖掘过程的基础。在这个过程中，出现了计算方面的问题，因为需要构建多层次数据架构来处理这些事情。根据患者共享或不共享个人医疗保健信息的决定，以及是否有参加大规模生物医学研究队列的意愿，知情同意程序也需要进行修改。目前，完全保护个人隐私的程序亟待修改，以便让受试者了解所收集的数据可以向他们披露什么，以及这些数据可以或不可以被保护的程度。这可能看起来很极端，但这类似于告诉患者是否需要进行侵入性外科手术，然后向患者解释手术的利弊时医疗服务实践中需要完成的工作，并让受试者了解并最终决定是否参与这样的过程[65]。

6.7　总　　结

近年来，随着 NGS 技术的发展，病原微生物的 NGS 大数据处理已成为生物医学领域中的一个重要课题。在这个领域中，研究人员需要面对各种技术挑战，同时需要开发各种技术手段和解决方案，以应对 NGS 数据处理过程中的各种问题。

在病原微生物 NGS 大数据处理方面，首先需要考虑的是硬件和基础设施方面的挑战。NGS 技术产生的数据量巨大，需要使用高性能计算机进行处理。此外，NGS 数据处理还需要使用大量的存储空间和网络带宽。因此，为了确保高效的 NGS 数据处理，需要建立适当的计算机和通信硬件框架，并采用高速网络连接和大规模存储设备。其次，生物信息学软件和工具也是病原微生物 NGS 大数据处理的关键。NGS 数据处理需要使用多种不同的软件和工具，包括质量控制、序列比对、变异检测和功能注释等。为了获得最佳的 NGS 数据处理结果，需要使用适当的生物信息学软件和工具，并开发适当的算法和计算方法来解决不同的问题。还需要考虑软件和工具的操作性和可扩展性，以确保 NGS 数据处理的高效性和可靠性。另外，生物数据库也是病原微生物 NGS 大数据处理的重要组成部分。在 NGS 数据处理过程中，需要使用多种生物数据库来存储和管理各种类型的生物数据，包括基因组序列、蛋白质序列、表达数据和功能注释信息等。为了实现高效的 NGS 数据处理，需要选择适当的生物数据库，并使用适当的数据管理和查询技术来优化数据访问和检索。最后，在病原微生物 NGS 大数据处理过程中，还需要面对计算挑战和大数据的伦理和法律挑战。由于 NGS 技术产生的数据量巨大，因此需要使用大量的计算资源来处理这些数据。同时，还需要考虑如何确保数据隐私和安全，避免非法使用和泄露等问题。

病原微生物 NGS 大数据处理领域前景广泛，大有可为。虽然在解决这些问题时可能会遇到一些困难，但是几乎可以肯定的是，目前除了采用大数据分析模式并同时设计针对这些问题的解决方案之外，没有其他方法可以对目前病原微生物 NGS 大数据处理研究与实践所遇到的难题提供最好的替代方案。

在解决这些难题时，还需要同时解决多个方面问题，其中包括硬件和基础设施、生物信息学软件和工具、生物数据库、大数据处理的计算问题及大数据的伦理和法律问题等。要成功地应对这些问题，需要各方面的技术支持和协作。以下是一些解决这些问题的方法和措施：第一，在硬件和基础设施方面，必须建立适当的计算机和通信硬件框架。病原微生物 NGS 大数据处理需要大量的计算资源和存储空间。为了提高计算效率和速度，可以使用多处理器或集群系统。此外，必须确保数据的安全性和完整性，并建立备份和恢复机制，以防数据丢失和损坏。第二，在生物信息学软件和工具方面，需要使用适当的算法和工具来处理和分析 NGS 数据。这些工具包括序列比对、组装、注释和变异分析等。此外，必须对数据进行质量控制和过滤，去除低质量的序列和错误的数据。还需要考虑到 NGS 数据的规模和复杂性，选择合适的分析方法和工具，以获得可靠的结果。第三，在生物数据库方面，需要建立包括微生物基因组、蛋白质序列、代谢通路等方面的数据库。这些数据库可以为 NGS 数据的注释和分析提供重要的支持。此外，需要确保这些数据库的准确性和完整性，以确保其可靠性和有效性。第四，在大数据处理的计算挑战方面，需要建立有效的算法和方法来处理和分析大量的 NGS 数据。这些算法和方法必须能够处理多样性的微生物组成和基因组结构，同时还需要处理多样性的变异和突变。此外，必须确保算法和方法的可重复性和可靠性，以保证其结果的一致性和可信度。第五，在大数据的伦理和法律挑战方面，需要建立合适的伦理和法律框架，以保护患者隐私。随着越来越多的 NGS 数据被生成和共享，数据隐私和安全成为越来越重要的问题。许多国家和地区都有相应的法律和规定来管理这些数据，例如 HIPAA 和 GDPR 等。这些法规要求数据必须保密，并为数据主体提供适当的访问和控制权。此外，病原微生物 NGS 数据的共享还需要考虑到知识产权和研究合作等方面的问题。因此，建立适当的伦理和法律框架是确保病原微生物 NGS 大数据能够得到合理和安全使用的关键。

参 考 文 献

[1] GOLIGHTLY A, WILKINSON D J. Bayesian sequential inference for stochastic kinetic biochemical network models[J]. J Comput Biol, 2006, 13(3): 838-851.

[2] GOLIGHTLY A, WILKINSON D J. Bayesian parameter inference for stochastic biochemical network models using particle Markov chain Monte Carlo[J]. Interface Focus, 2011, 1(6): 807-820.

[3] MARGOLIN A A, NEMENMAN I, BASSO K, et al. ARACNE: an algorithm for the reconstruction of gene regulatory networks in a mammalian cellular context[J]. Brief Bioinform, 2006, 7(Suppl 1): S7.

[4] DE LA FUENTE A, BING N, HOESCHELE I, et al. Discovery of meaningful associations in genomic data using partial correlation coefficients[J]. Bioinformatics, 2004, 20(18): 3565-3574.

[5] CHAWLA N V, DAVIS D A. Bringing big data to personalized healthcare: a patient-centered framework[J]. J Gen Intern Med, 2013, 28(Suppl 3): S660-S665.

[6] MURDOCH T B, DETSKY A S. The inevitable application of big data to health care[J]. JAMA, 2013, 309(13): 1351-1352.

［7］HOOD L, ROWEN L. The Human Genome Project: big science transforms biology and medicine［J］. Genome Med, 2013, 5(9): 79.

［8］AGARWAL P, OWZAR K. Next generation distributed computing for cancer research［J］. Cancer Inform, 2014, 13(Suppl 7): 97-109.

［9］MERELLI I, PÉREZ-SÁNCHEZ H, GESING S, et al. High-performance computing and big data in omics-based medicine［J］. Biomed Res Int, 2014, 2014: 825649.

［10］AFGAN E, CHAPMAN B, TAYLOR J. CloudMan as a platform for tool, data, and analysis distribution［J］. Brief Bioinform, 2012, 13: 315.

［11］EL-KALIOBY M, ABOUELHODA M, KRÜGER J, et al. Personalized cloud-based bioinformatics services for research and education: use cases and the elasticHPC package［J］. Brief Bioinform, 2012, 13(Suppl 17): S22.

［12］MANN M, WILM M. Error-tolerant identification of peptides in sequence databases by peptide sequence tags［J］. Anal Chem, 1994, 66(24): 4390-4399.

［13］LEWIS S, CSORDAS A, KILLCOYNE S, et al. Hydra: a scalable proteomic search engine which utilizes the Hadoop distributed computing framework［J］. Brief Bioinform, 2012, 13: 324.

［14］CAVALLONI G, PERALDO-NEIA C, SASSI F, et al. Establishment of a patient-derived intrahepatic cholangiocarcinoma xenograft model with KRAS mutation［J］. BMC Cancer, 2016, 16: 90.

［15］YANG T F, WILKINSON J, WANG Z Q, et al. A genome-wide association study of fetal response to type 2 porcine reproductive and respiratory syndrome virus challenge［J］. Sci Rep, 2016, 6: 20305.

［16］BLINOV M L, FAEDER J R, GOLDSTEIN B, et al. BioNetGen: software for rule-based modeling of signal transduction based on the interactions of molecular domains［J］. Bioinformatics, 2004, 20(17): 3289-3291.

［17］MARCHETTI L, MANCA V. MpTheory Java library: a multi-platform Java library for systems biology based on the Metabolic P theory［J］. Bioinformatics, 2015, 31(8): 1328-1330.

［18］SCHMIDT H, JIRSTRAND M. Systems Biology Toolbox for MATLAB: a computational platform for research in systems biology［J］. Bioinformatics, 2006, 22(4): 514-515.

［19］KALANTAR K L, CARVALHO T, DE BOURCY C F A, et al. IDseq—An open source cloud-based pipeline and analysis service for metagenomic pathogen detection and monitoring［J］. GigaScience, 2020, 9(10): giaa111.

［20］WOOD D E, SALZBERG S L. Kraken: ultrafast metagenomic sequence classification using exact alignments［J］. Genome Biol, 2014, 15(3): R46.

［21］ALCOCK B P, RAPHENYA A R, LAU T T Y, et al. CARD 2020: antibiotic resistome surveillance with the comprehensive antibiotic resistance database［J］. Nucleic Acids Res 2020, 48(D1): D517-D525.

［22］FLORENSA A F, KAAS R S, CLAUSEN P T L C, et al. ResFinder—an open online resource for identification of antimicrobial resistance genes in next-generation sequencing data and prediction of phenotypes from genotypes［J］. Microb Genom, 2022, 8(1): 000748.

［23］DOSTER E, LAKIN S M, DEAN C J, et al. MEGARes 2.0: a database for classification of antimicrobial drug, biocide and metal resistance determinants in metagenomic sequence data［J］. Nucleic Acids Res, 2020, 48(D1): D561-D569.

［24］LAKIN S M, DEAN C, NOYES N R, et al. MEGARes: an antimicrobial resistance database for high throughput sequencing［J］. Nucleic Acids Res, 2017, 45(D1): D574-D580.

［25］SCHADT E E, TURNER S, KASARSKIS A. A window into third-generation sequencing［J］. Human Molecular Genetics, 2010, 19(R2): R227-R240.

［26］MARDIS E R. The $1, 000 genome, the $100, 000 analysis?［J］. Genome Med, 2010, 2(11): 84.

［27］MIRNEZAMI R, NICHOLSON J, DARZI A. Preparing for precision medicine［J］. New Engl J Med, 2012, 366(6): 489-491.

[28] KRUMHOLZ H M. Big data and new knowledge in medicine: the thinking, training, and tools needed for a learning health system[J]. Health Affair, 2014, 33(7): 1163-1170.

[29] ALYASS A, TURCOTTE M, MEYRE D. From big data analysis to personalized medicine for all: challenges and opportunities[J]. BMC Med Genet, 2015, 8: 33.

[30] HILTEMANN S, MEI H L, DE HOLLANDER M, et al. CGtag: complete genomics toolkit and annotation in a cloud-based Galaxy[J]. GigaScience, 2014, 3(1): 2047-217X.

[31] SCHADT E E, LINDERMAN M D, SORENSON J, et al. Cloud and heterogeneous computing solutions exist today for the emerging big data problems in biology[J]. Nat Rev Genet, 2011, 12(3): 224.

[32] ARMBRUST M, FOX A, GRIFFITH R, et al. A view of cloud computing[J]. Commun ACM, 2010, 53(4): 50-58.

[33] O'DRISCOLL A, DAUGELAITE J, SLEATOR R D. 'Big data', Hadoop and cloud computing in genomics[J]. J Biomed Inform, 2013, 46(5): 774-781.

[34] KRAMPIS K, BOOTH T, CHAPMAN B, et al. Cloud BioLinux: pre-configured and on-demand bioinformatics computing for the genomics community[J]. BMC Bioinf, 2012, 13: 42.

[35] GOECKS J, NEKRUTENKO A, TAYLOR J, et al. Galaxy: a comprehensive approach for supporting accessible, reproducible, and transparent computational research in the life sciences[J]. Genome Biol, 2010, 11(8): R86.

[36] GENTLEMAN R C, CAREY V J, BATES D M, et al. Bioconductor: open software development for computational biology and bioinformatics[J]. Genome Biol, 2004, 5(10): R80.

[37] WILSON G, ARULIAH D A, BROWN C T, et al. Best practices for scientific computing[J]. PLoS Biol, 2014, 12(1): e1001745.

[38] BERGER B, PENG J, SINGH M. Computational solutions for omics data[J]. Nat Rev Genet, 2013, 14(5): 333-346.

[39] WOLSTENCROFT K, HAINES R, FELLOWS D, et al. The Taverna workflow suite: designing and executing workflows of Web Services on the desktop, web or in the cloud[J]. Nucleic Acids Res, 2013, 41(W1): W557- W561.

[40] HEATH A P, GREENWAY M, POWELL R, et al. Bionimbus: a cloud for managing, analyzing and sharing large genomics datasets[J]. J Am Med Inform Assoc, 2014, 21(6): 969-975.

[41] TAYLOR R C. An overview of the Hadoop/MapReduce/HBase framework and its current applications in bioinformatics[J]. BMC Bioinf, 2010, 11(Suppl 12): S1.

[42] REICH M, LIEFELD T, GOULD J, et al. GenePattern 2.0[J]. Nat Genet, 2006, 38(5): 500-501.

[43] ASHBURNER M, BALL C A, BLAKE J A, et al. Gene ontology: tool for the unification of biology. The Gene Ontology Consortium[J]. Nat Genet, 2000, 25(1): 25-29.

[44] SASS S, BUETTNER F, MUELLER N S, et al. A modular framework for gene set analysis integrating multilevel omics data[J]. Nucleic Acids Res, 2013, 41(21): 9622-9633.

[45] SHANNON P, MARKIEL A, OZIER O, et al. Cytoscape: a software environment for integrated models of biomolecular interaction networks[J]. Genome Res, 2003, 13(11): 2498-2504.

[46] JENKINSON A M, ALBRECHT M, BIRNEY E, et al. Integrating biological data: the Distributed Annotation System[J]. BMC Bioinf, 2008, 9(Suppl 8): S3.

[47] YUNG L S, YANG C, WAN X, et al. GBOOST: a GPU-based tool for detecting gene-gene interactions in genome-wide case control studies[J]. Bioinformatics, 2011, 27(9): 1309-1310.

[48] SCHATZ M C, TRAPNELL C, DELCHER A L, et al. High-throughput sequence alignment using Graphics Processing Units[J]. BMC Bioinf, 2007, 8: 474.

［49］GOMEZ-CABRERO D, ABUGESSAISA I, MAIER D, et al. Data integration in the era of omics: current and future challenges［J］. BMC Syst Biol, 2014, 8(Suppl 2): I1.

［50］HERNÁNDEZ-DE-DIEGO R, BOIX-CHOVA N, GÓMEZ-CABRERO D, et al. STATegra EMS: an Experiment Management System for complex next-generation omics experiments［J］. BMC Syst Biol, 2014, 8(Suppl 2): S9.

［51］AKIL H, MARTONE M E, VAN ESSEN D C. Challenges and opportunities in mining neuroscience data［J］. Science, 2011, 331(6018): 708-712.

［52］LEONELLI S. Introduction: Making sense of data-driven research in the biological and biomedical sciences［J］. Stud Hist Philos Biol Biomed Sci, 2012, 43(1): 1-3.

［53］BRAZMA A, HINGAMP P, QUACKENBUSH J, et al. Minimum information about a microarray experiment(MIAME)-toward standards for microarray data［J］. Nat Genet, 2001, 29(4): 365-371.

［54］Ö ZDEMIR V, KOLKER E, HOTEZ P J, et al. Ready to put metadata on the post-2015 development agenda? Linking data publications to responsible innovation and science diplomacy［J］. OMICS, 2014, 18(1): 1-9.

［55］SNYDER M, MIAS G, STANBERRY L, et al. Metadata checklist for the integrated personal OMICS study: proteomics and metabolomics experiments［J］. Big Data, 2013, 1(4): 202-206.

［56］MENG C, KUSTER B, CULHANE A C, et al. A multivariate approach to the integration of multi-omics datasets［J］. BMC Bioinf, 2014, 15: 162.

［57］YOO S, HUANG T, CAMPBELL J D, et al. MODMatcher: multi-omics data matcher for integrative genomic analysis［J］. PLoS Comput Biol, 2014, 10(8): e1003790.

［58］FAN J, HAN F, LIU H. Challenges of big data analysis［J］. Natl Sci Rev, 2014, 1(2): 293-314.

［59］FAN J Q, FAN Y Y. High dimensional classification using features annealed independence rules［J］. Ann Stat, 2008, 36(6): 2605-2637.

［60］FAN J, GUO S, HAO N. Variance estimation using refitted cross-validation in ultrahigh dimensional regression［J］. J R Stat Soc Series B Stat Methodol, 2012, 74(1): 37-65.

［61］SCHNEEWEISS S. Learning from big health care data［J］. N Engl J Med, 2014, 370(23): 2161-2163.

［62］BOUSSI RAHMOUNI H, SOLOMONIDES T, CASASSA MONT M, et al. Modelling and enforcing privacy for medical data disclosure across Europe［J］. Stud Health Technol Inform, 2009, 150: 695-699.

［63］SCHADT E E, WOO S, HAO K. Bayesian method to predict individual SNP genotypes from gene expression data［J］. Nat Genet, 2012, 44(5): 603-608.

［64］HOMER N, SZELINGER S, REDMAN M, et al. Resolving individuals contributing trace amounts of DNA to highly complex mixtures using high-density SNP genotyping microarrays［J］. PLoS Genet, 2008, 4(8): e1000167.

［65］SCHADT E E. The changing privacy landscape in the era of big data［J］. Mol Syst Biol, 2012, 8: 612.

［66］ASHLEY E A, BUTTE A J, WHEELER M T, et al. Clinical assessment incorporating a personal genome［J］. Lancet, 2010, 375(9725): 1525-1535.

第7章 NGS技术在临床微生物学中的应用与优势

7.1 引 言

随着科技的不断发展，NGS技术在临床实验室中的应用越来越广泛，尤其在传染性病原体基因组检测方面具有重要的应用。传统的方法主要依赖于体外培养分离物，如细菌和真菌等，但这些方法只能检测到其中一部分病原体，存在一定的局限性。此外，传统方法还面临着识别准确性低、检测时间长等问题。相比之下，NGS技术可以全面、快速地检测病原体。它利用高通量测序技术，能够对样本中的DNA或RNA进行大规模的并行测序，从而获得大量的序列信息。通过分析这些序列数据，可以识别出样本中存在的各种病原体，包括已培养的细菌和真菌分离物。此外，NGS技术还可以通过检测基因组中的特定位点或基因，评估病原体对抗生素的敏感性，从而为治疗选择提供重要的参考。总的来说，NGS技术在传染性病原体基因组检测方面具有全面、快速、准确的优势，有助于改进传统方法存在的局限性，并为疾病的诊断和治疗提供更准确、个体化的信息。

NGS技术通过分析病原体全基因组序列特征，完成分析同一病原体种类中不同分离株之间的关系，从而区分潜在的暴发风险，同时监测分离株，可为传染病预防策略提供更加精准的依据。NGS技术的应用具有重要意义，因为及时、准确地识别潜在疫情暴发源，对于快速制定有效的预防和控制策略至关重要。除了对传统方法无法识别的感染源进行检测外，NGS技术还可以利用宏基因组测序从原始样本中提取DNA并进行测序，作为一种无偏倚的通用检测，可以检测传统方法无法识别的病原体。宏基因组测序的优势在于，它可以在样本中存在未知病原体情况下，对样本中所有的基因组DNA进行测序，并鉴定出这些未知病原体。这种方法在发现新病原体、病因不明疾病或多病原体感染等方面具有很大的潜力。此外，NGS技术还可以使用宏基因组方法进行全分类鉴定病原体，包括病毒、细菌、真菌和寄生虫等。与传统检测方法相比，宏基因组方法可以大大提高检测的准确性和灵敏度，从而更好地指导临床诊疗和预防措施。然而，构建内部临床基因组计划仍然面临一些挑战。其中主要的挑战包括成本、基础设施、验证和报告等方面。首先，NGS技术的成本仍然比较高，需要大量的设备和人力投入。其次，构建一个NGS实验室需要完善的基础设施，包括高质量的设备和人员培训等，并且为了确保NGS技术的准确性和可靠性，需要进行大量的性能验证和质控测试。最后，临床实验室还需要制定完善的报告标准，以便医生和患者更好地理解检测结果。

人们越来越关注NGS技术在临床实验室中的应用。在疫情暴发源和病原体检测等方面，应用NGS技术能帮助医生更快速、准确地识别病原体，制定更加有效的治疗和预防措施。未来，随着NGS技术的不断发展和完善，我们期待能看到更多的应用场景和研究成果，进一步推动临床实验室的发展和应用转化。

此外，NGS 技术在个性化医疗方面也具有重要的应用前景。通过对患者基因组进行测序，可以了解患者的遗传特征和疾病易感性等信息，从而制定精准的治疗方案。然而，NGS 技术在临床实验室中的应用还面临着一些挑战。首先，NGS 技术产生的数据量非常大，需要大量的存储空间和计算资源。其次，NGS 技术的数据处理和分析依赖于各类软件和算法，需要专业的技术人员进行操作和维护。最后，NGS 技术的数据分析和解读也需要具有丰富经验和专业知识的临床医生和生物信息学专家。为了克服 NGS 技术引入临床微生物学实验室可能带来的高成本、基础设施要求高和性能验证困难等挑战，临床实验室需要制定完善的管理流程和标准操作规则，并投入大量的资源和时间进行培训来确保技术人员具备足够的知识和技能。此外，建立深度的合作伙伴关系，共享资源和经验，也是提高临床实验室 NGS 技术应用水平的重要途径。可以说，NGS 技术在临床实验室中的应用不仅是一项技术的运用，更是一种思维方式的变革。

综上所述，NGS 技术在临床实验室中的应用具有广泛前景和重大意义，同时也是一个不断发展和完善的过程。未来，临床实验室需要进一步完善 NGS 技术的应用标准和管理流程，同时加强合作和资源共享，推动技术的发展。尽管在引入和应用过程中存在一些挑战，但随着技术的不断发展和应用经验的积累，我们期待看到更加精准、高效和可靠的 NGS 技术应用，为临床诊断和治疗提供更好的支持和帮助。同时，我们需要加强合作和资源共享，共同推动技术的发展，为保障公共卫生安全、促进人类健康做出更大的贡献。

7.2　全基因组测序在临床微生物学实验室中的应用

过去十年中，临床病原体基因组学已经从单一的研究与评估潜在暴发病原微生物的方法发展成更加丰富的 NGS 技术[1]。NGS 技术在临床微生物学实验室中的广泛应用，为诊断和评估微生物耐药基因（ARG）和毒力因子、监测高风险相关克隆以及了解当地基因组景观提供了丰富全面的信息。此外，NGS 技术还可以用来鉴定新出现或异常病原体的特征。

目前，培养分离物全基因组测序（WGS）已成为常用研究方法，尤其是在细菌病原体方面[2, 3]。然而，真菌病原体的基因组评估仍处在发展阶段[4-6]。在临床实验室中，微生物基因组学的引入和应用仍存在种种问题，包括缺少检测所需的仪器，同时缺乏国家药监局三类证批文，使得临床应用难以实现[7]。然而第三方实验室因为机制灵活，在临床实验中取得不错的成就，如金匙、华大基因、杰毅、予果等公司沉淀了数十万样本信息[8, 9]，因此随着第三方实验室不断完善和发展，湿实验的不断进步，能带动临床实验室 NGS 的逐步落地，该技术的应用前景依然广阔[10]。鉴于宏基因组 NGS 方法覆盖病毒类的病原体，而病毒类病原体在实验室中不能培养，且高度变异，WGS 更适合用于复杂临床标本中的病毒鉴定。

WGS 技术的应用还能帮助我们更好地了解病原体的传播途径和演化历史过程，为疾病控制和预防提供更加全面和深入的理解。例如，病原体基因组学的应用可以帮助临床医生更好地认识和理解抗生素耐药基因的分布和演化，从而制定更加有效的抗生素使用策略，延缓抗生素耐药性的形成。此外，WGS技术也可以用来监测病原体在人群中的传播情况，为流行性疾病的控制和预防提供重要的参考依据。

7.3 全基因组测序在病原体鉴定中的应用及优势

常规的临床检测技术包括分离培养、显微镜检查、生化鉴定、核酸检测（NAT）、基质辅助激光解吸电离飞行时间质谱（MALDI-TOF-MS）等，能够为大多数的临床常见病原体提供较为完整的鉴定。然而，在某些情况下，这些技术无法提供足够的信息来明确病原体的亚型或确定其与临床表现的关系，需要更高分辨率的方法来获取更多的信息，以便为疾病的诊断和治疗提供更精准的指导。因此，病原体基因组学与临床微生物实验室的整合势在必行（图7-1）。

多位点序列分析（MLST）是一种广泛使用的方法，用于确定细菌病原体的亚型和不同亚型之间的差异性，它通常通过测量多个基因（通常是7～10个）上的变异位点来实现。虽然这种方法在确定细菌菌株之间的关系方面非常有用，但是它的分型方案是针对某一特定病原微生物定制的，因此其适用范围有限。并且，MLST方法通常基于传统的Sanger测序技术，这种方法的可靠性受到Sanger方法局限性的影响。此外，如果对多个靶点进行测序，成本可能会超过全基因组测序。全基因组测序（WGS）是一种在近年来快速发展的技术，它可以提供更高分辨率和更多的信息，以帮助明确病原体的亚型和与临床表现的对应关系。对于一些细菌病原体，全基因组测序的方法比传统的技术更具优势，因为它可以提供更全面的信息，例如鉴定肺炎克雷伯菌中的毒力基因和高危ST型。艰难梭菌的NAP1或ST1群是一个通过WGS识别的临床高危ST型[11]，这个高危ST型与肠道感染的病原体有关，并且能够产生毒性更强的毒素，导致更严重的疾病。这意味着在检测该高危ST型时，需要格外密切关注患者的病情，采取更具针对性的治疗措施。而在肺炎克雷伯菌的感染中，常规治疗可能无法有效清除感染，因为一些菌株具有高毒力表型。可以通过全基因组测序检测出肺炎克雷伯菌的 rmpA 和 iucA 毒力基因，从而更好地指导制订有效治疗方案[12]。同样，在结核病的治疗中，如果可以确定感染的亚型和耐药性，就能选择更合适的抗生素和制订相应的治疗方案，从而提高治疗效果，改善患者预后水平。

真菌病原体的鉴定一直是一个充满挑战性的难题[13, 14]。虽然内转录间隔序列已被广泛用于真菌病原体的鉴定，但并非所有真菌种群都可以通过该方法鉴定。目前已有一些数据库对真菌病原体进行总结[15]，但是这些数据库的局限性也突出了全基因组测序方法的必要性。全基因组测序是一种可以提供更详细信息的技术，它可以在对真菌物种缺乏参考基因组的情况下进行鉴定。但是针对较大规模的基因组和多倍体变异，全基因组测序还需要专门的生物信息学工具[16, 17]。另外，目前还没有针对真菌病原体的临床全基因组测序数据库。

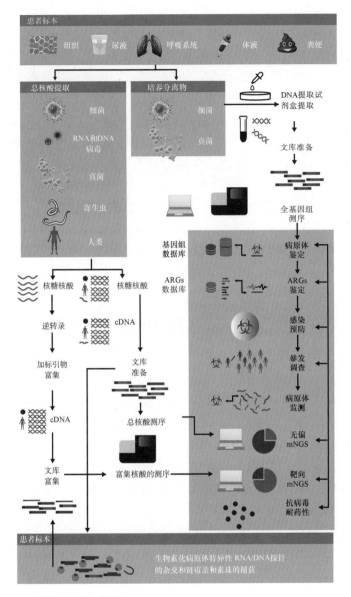

注意事项

标本和培养的分离物

- 哪些标本或培养的分离物将优先进行内部病原体下一代测序检测？
- 适合样本类型的提取方法
- 适用于提取有包膜微生物的方法
- 生物体是否需要在提取前进行灭活，需要注意生物安全问题

测序方法

- 需要选择平台长读和（或）短读测序仪，并确定所需的测序深度，考虑生物体的倍性和基因组大小，以及宿主核酸去除法和目标丰富策略

鉴别

- 需要确定是否有合适的临床级基因组数据库可用，生物体是否有参考基因组，并且是否有分型方案可用。同时需要确定是分析整个基因组还是只分析某些基因 (例如：MLST或毒力基因)，除了克隆性之外是否会评估基因组的其他特征 (移动遗传元件、ARGs、毒力基因等)

ARGs

- 需要确定哪些ARGS在感兴趣的生物体中很重要，并选择合适的ARGs数据库。需要考虑是否会报告所有ARGs还是仅报告那些正在调查差异的

克隆评估

- 需要考虑生物体的进化速度是否已知，如何在感兴趣的物种中定义克隆性 (例如SNP差异的数量)，以及将使用何种规则来确定遗传变异/突变是否具有临床意义调查结果将如何报告

报告

- 临床报告需要与参考序列的同一性级别是多少？

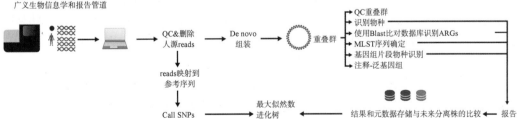

图 7-1　病原体基因组学与临床微生物实验室的整合

MLST：多位点序列分型（multilocus sequence typing）；QC：质控（quality control）；SNP：单核苷酸多态性（single nucleotide polymorphism）

　　抗生素敏感性评估也是一个重要的问题。抗生素敏感性测试方法是一种费用低廉且可靠的方法，但通常无法确定抗生素耐药机制。为进一步验证结果，通常采用快速分子分析或核酸扩增检测技术（NAAT）进行检测。在检测高危和高概率的微生物耐药基因（ARG）时，NAAT 可提供更加精准的结果。因此，即使在 WGS 存在的情况下，抗生素敏感性检测也不太可能被取代。然而，WGS 在某些情况下可以提供有关药物敏感性的重要信息。例如，它可以检测罕见的 ARG、染色体突变和变异等位基因，这些无法通过 NAAT 检测。WGS 还可以解决表型和 NAAT 结果之间的差异，例如，一个表型敏感的微生物通过 NAAT 检测到 ARG。鉴定参与 ARG 动员及其基因水平转移以进行风险评估，也是 WGS 技术的一个重要应用领域。

　　总的来说，虽然内转录间隔序列是真菌病原体鉴定的一种可行的方法，但它具有一定的局限性，全基因组测序可以为真菌的鉴定提供更详细的信息。抗生素敏感性评估的方法也需要根据具体情况来选择，虽然 WGS 在某些情况下可以提供更加详细的信息，但它并不能完全取代其他检测方法。

7.4　全基因组测序在疫情调查和监测中的应用

　　全世界交通发展、人口流动性加大，导致疾病传播的速度加快和范围不断扩大。这种情况下，疫情的调查和监测成为应对传染病的关键步骤之一。全基因组测序（WGS）已成为现代临床实验室中最常用的疫情调查工具之一。WGS 可以检测病原体基因组中的各种序列，包括 ST 型、ARG、毒力基因及其他遗传变异。这使得 WGS 可以提供比传统方法更准确和详细的信息，从而帮助临床医生和科研人员更好地了解病原体的流行病学和生物学特性，进而制定更加有效的防控措施。在疫情调查中，WGS 可以帮助确定疫情分离株的 ST 型、区域和国家数据的相关性及确定传播时间线[18-21]。

　　ST 型是指多重定位序列类型，它反映了不同菌株之间的遗传关系。不同的 ST 型与不同的地理区域和种群有关，因此它可以用来确定疫情的来源和传播途径。与传统的脉冲凝胶电泳相比，WGS 可以提供更高的分辨率和更准确的分析结果。WGS 还可以检测出 ARG 和毒力基因，这是传统方法无法实现的。这些基因与病原体的耐药性和毒力相关，因此它们对制定有效的防控策略至关重要[20, 22]。WGS 也是暴发事件调查中真菌基因分型的首选方法，因为许多病原体缺乏现有的分型方案[16, 23]。现有的真菌分型方案只适用于少数常见的菌株，而且这些方案通常需要特殊的实验条件和设备支持。相比之下，WGS 可以检测基因组中的所有序列，因此它不受分型方案的限制。并且，WGS 可以提供更准确和详细的亲缘关系信息，这对于确定病原体在不同环境中的传播和演化模式至关重要。虽然采用 WGS 来调查真菌引起的疫情还存在一定困难，但它已经成功应用于多个真菌暴发事件[16, 23, 24]。

　　WGS 不仅可以帮助确定病原体的来源和传播途径，还可以帮助确定不同菌株之间的遗传关系。这些信息可以帮助制定更有效的预防措施和治疗策略[25]，并监测高危 ST 型和耐药基因是否进入医院环境[22, 26, 27]。例如，在 2016 年美国的一次沙门氏菌感染疫情中，利用 WGS 分析菌株的遗传关系，帮助疾控中心确定了感染源和传播途径，从而成功遏制了疫情的蔓延。WGS 还可以用于评估不同病原体株系的耐药性和毒力，以及评估预防措施的效果。除了在疫情调查中的应用，WGS 还可以帮助研究人员深入了解病原体的遗传特征和生物学特性。例如，利用 WGS 技术，研究人员可以确定不同病原体株系之间的遗传差异，从而揭示其毒力和耐药性的基础。此外，WGS 还可以用于研究病原体的进化和演化，以及不同菌株之间的遗传关系，从而揭示病原体的起源和传播途径。

随着技术的不断发展，WGS 在疾病预防和控制中的作用越来越重要。虽然 WGS 技术的成本仍然较高，但其优势在于高分辨率、高通量和全面性，能够为疾病防控提供更为准确和全面的信息。相信随着 WGS 技术的不断普及和检测成本的逐步降低，其在疫情调查和监测中的应用将会越来越广泛。

7.5　宏基因组测序技术在临床病原体检测中的应用

近年来，全基因组测序（使用原始标本进行 NGS 检测）已被广泛认可为一种通用的诊断方法[28]。相较于传统的临床实验室方法和多重综合核酸检测技术，NGS 技术更为全面和高效，能够提供无偏倚的泛分类鉴定，可用于感染性疾病的诊断。在临床病原体宏基因组学中，NGS 技术的应用已经成为研究的热点。即使患者症状非常明显，传统的临床实验室方法有时可能无法确定病原体。虽然多重综合核酸检测正在不断发展以期可以解决这些问题，但 NGS 仍然更为全面。因为多重综合核酸检测的范围有限，通常只针对最可能的病因，并且扩大检测范围会增加成本[29]。与 NGS 不同的是，已有的多重综合核酸检测技术可能无法检测到新的或新出现的毒株，这一点在 COVID-19 大流行期间表现得尤为明显，因为呼吸道小 panel 检测无法检测到严重急性呼吸综合征冠状病毒 -2（SARS-CoV-2），但可以检测到人冠状病毒（HCoV-229E、HCoV-HKU1、HCoV-NL63 和 HCoV-OC43）（图 7-2）[30]。

NGS 技术为临床检测提供了无偏倚的泛分类鉴定，临床病原体宏基因组学高通量测序的应用通过对原始标本的总核酸测序，可用于感染性疾病的诊断。此外，NGS 还可应用于以下方面：①鉴定 DNA 和 RNA 病毒；②鉴定无法培养或培养条件苛刻的病原体，包括抗生素耐药的难治性的病例[31]；③对多重微生物感染进行分类分析[32]；④在复杂的混合微生物基质中筛选 ARG；⑤评估病原体对抗病毒药物的耐药性；⑥监测疫情和感染预防。

在临床实验室中，越来越多地使用 NGS 技术来检测传染病的病原体基因组，其中包括对培养的细菌和真菌分离物进行测序以进行病原体鉴定和抗生素敏感性评估。通过分析分离物的全基因组序列特征，可以建立克隆相关性和本地病原体基因组"景观"，从而区分潜在的暴发和监测分离株，为感染预防策略提供依据。这种技术的发展可以帮助临床实验室识别病原体和监测分离株的全基因组序列，提供更好的感染预防策略，特别是在混合微生物感染的情况下，它还可以使用无偏倚的方式检测传统方法无法识别感染病因的情况。通过宏基因组测序，可以对全分类病原体进行鉴定，包括病毒、细菌、真菌和寄生虫，这种技术的优点在于它可以提供更短的诊断时间和更准确的结果，从而使医生能够更有效地治疗患者，并更好地了解疾病的流行趋势，以便采取预防措施。因此，临床实验室在更短的时间内识别、鉴定病原体，为临床采取针对性的治疗方法提供了参考，有助于提高治疗有效率和患者的生活质量。

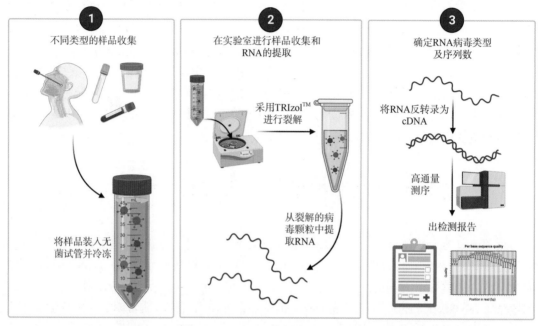

图 7-2　采用 NGS 技术检测 COVID-19 及其他 RNA 病毒流程

7.6　无偏倚宏基因组学高通量测序法和靶向宏基因组学高通量测序法

　　无偏倚宏基因组学高通量测序技术是一种检测患者样本中所有微生物和宿主 DNA 的方法（见图 7-1），广泛应用于临床医学中。与传统的微生物学方法相比，该技术可以高效地检测出多种不同类型的病原体，包括病毒、细菌、真菌和寄生虫，其优势在于不需要对样本进行预处理，如培养、富集或扩增，因此可以避免检测偏差，并提供更准确的结果。该技术通过产生的序列数据进行计算分析，从而识别与已知病原体序列相一致的核酸序列。这种方法可以检测 DNA、RNA 和 DNA/RNA 混合物，并且具有广泛的应用价值。

　　靶向宏基因组学高通量测序技术是对无偏倚宏基因组学高通量测序技术的一种改进。它可以选择性地提高特定病原体的检测灵敏度，并提供更详细的信息，如系统发育关系和相对丰度等。该方法包括扩增子测序和靶向富集两种技术（表 7-1）。扩增子测序通过扩增保守序列进行靶向测序，可以提供比种类信息和相对丰度更多的信息（表 7-1）。虽然扩增子测序无法基于序列特征确定检测到的病原体，但聚合酶链反应（PCR）扩增可以提高其检测敏感性。靶向富集是另一种方法，它可以针对特定的病原体进行富集，并提供每种病原体的全基因组测序信息，但实际上基因组的覆盖度往往与可检测到的微生物数量成负相关。

表 7-1　无偏倚宏基因组学高通量测序法与靶向宏基因组学高通量测序法的优缺点对比

类别	优点	缺点
无偏倚 NGS	1. 患者标本的无偏倚检测 2. 发现新的生物体或特征 3. 多重感染的表征 4. 更新病原体特征	1. 有宿主背景（人 / 微生物） 2. 较靶向扩增子测序成本高 3. 必须达到足够的测序深度 4. 易被环境核酸污染 5. 计算分析更有难度
靶向富集 / 扩增子 NGS	1. 对微生物检测更敏感 2. 成本低	1. 需要使用不太适合所有病原体的引物进行扩增 2. 只对一小部分基因组进行测序（即 16S 扩增子图谱） 3. 易被环境核酸污染

　　靶向宏基因组学高通量测序技术在临床医学中具有广泛的应用价值。例如，它可以用于快速诊断临床感染，并帮助医生选择最合适的治疗方案。另外，该技术还可以用于疫苗研发和监测，从而提高疫苗的保护率和安全性。靶向宏基因组学高通量测序技术也可以用于环境和农业领域，例如检测土壤中的微生物和农作物中的病原体。然而，该技术也存在一些局限性。首先，与无偏倚的宏基因组学相比，靶向宏基因组学高通量测序的检测范围更加有限。由于它只针对特定的目标进行富集，因此可能会错过其他潜在的病原体。其次，虽然靶向宏基因组学高通量测序可以提供更详细的信息，但这也使得数据处理和分析更加复杂和困难，数据的准确解释还需要丰富的专业知识和经验。同时，由于 PCR 扩增的引入，靶向宏基因组学高通量测序存在一些潜在的偏差。例如，PCR 扩增可能会导致模板 DNA 的选择性扩增，从而降低检测到低丰度微生物的能力。此外，PCR 扩增还可能引入假阳性结果，可能导致误诊漏诊和过度治疗。

　　针对这些问题，研究人员正在开发一些新的技术和方法来解决靶向宏基因组学高通量测序技术的局限性。一些研究人员正在尝试开发新的富集技术，以实现更高的检测灵敏度和更广泛的检测范围。与此同时，还有研究人员正在探索如何利用计算模型来处理和解释大规模的 NGS 数据，以提高数据的准确性和可靠性。

　　总而言之，无偏倚宏基因组学高通量测序技术和靶向宏基因组学高通量测序技术都是用于检测和鉴定病原体的强有力工具。无偏倚宏基因组学高通量测序技术可以检测到更广泛的微生物类型，而靶向宏基因组学高通量测序技术则可以提高特定病原体的检测灵敏度和提供更详细的信息。在选择合适的技术和方法时，需要综合考虑样本类型、检测目的和实验条件等多种因素。未来，随着技术和方法的不断发展，宏基因组学技术将会成为临床病原体检测和鉴定的重要手段之一。

7.7　临床微生物学新一代测序工作流程及其优势

　　临床微生物学基因组学的预分析工作流程，旨在应用 NGS 技术对传染病进行诊断。

该工作流程必须考虑样本存储、核酸提取技术和序列文库的准备[33]，以避免产生污染和偏差的风险。本小节将重点介绍从样本收集、储存和处理到去除宿主核酸、目标富集技术的选择和内部试验的优势。

首先，样本收集、储存和处理需要使用无菌技术，并注意运输和储存条件，避免反复冻融，同时选择适当的标本和核酸保存方法。对于不同类型的样本，需要选择最佳的裂解方法，以确保高质量的核酸提取。同时，还需要考虑提取方法是否会影响微生物群落分布。只有优化核酸提取过程，才能够成功地从培养物分离物或原始样本中回收核酸并进行NGS分析。其次，去除宿主核酸可提高微生物的相对比例[33]。但是该过程存在操作复杂、成本增加、耗时等问题，还有可能在工作流程中引入偏倚，从而影响结果的客观性。因此，需要谨慎评估是否需要进行去除宿主核酸的步骤。如果需要去除宿主核酸，应该选择适当的方法，并在过程中注意质量控制，以确保结果的可靠性。基于捕获杂交和扩增的目标富集技术可以用于NGS分析，反转录过程中的加标引物富集可以扩增特定序列，同时保持对其他病原体的敏感性。探针和捕获策略可以选择性地丰富相关的核酸序列，但可能需要大量的探针富集。然而，目标富集可能会降低新病原体的鉴定能力。因此，在选择目标富集技术时，需要权衡准确性和覆盖范围之间的平衡。对于病原体诊断而言，确保准确性和敏感性至关重要。

预分析工作流程对于临床微生物学基因组学的成功具有重要的作用。在应用NGS技术进行病原体诊断时，必须遵循一系列规范和标准，以确保结果的准确性和可靠性。通过在预分析阶段考虑样本收集、储存、处理、核酸提取和目标富集等因素，可以最大程度地减少偏差和污染的影响，提高结果的客观性和可靠性。虽然本节提到的很多方法应用可以通过参考实验室来实现，但在临床诊断实验室内开展病原体NGS程序具有明显的优势。医院实验室能提高临床时效性，更好地解决与患者临床相关的耐药基因的识别和检测问题[34]。此外，院内实验室允许每个科室查询其本地基因组的数据库，便于监测和发现问题。在学术机构中，院内进行实验还可以提高工作人员和培训人员对NGS技术和分析能力的熟悉程度，从而促进NGS在更多的场景中得到应用。

值得强调的是，预分析工作流程是一个动态的过程，需要随着新技术和新方法的出现不断进行调整和优化。例如，NGS技术的不断发展，新一代的测序仪器和分析软件的不断涌现，进一步导致病原体诊断的速度和准确性不断提高。同时，一些新的核酸提取方法和目标富集技术也在不断出现，为临床微生物学基因组学的研究提供了更多的选择。因此，在实际应用中，需要根据具体情况和实验室的实际情况进行选择和调整。随着NGS技术的不断普及和应用，预分析工作流程将在临床微生物学基因组学中发挥越来越重要的作用。预分析工作流程的不断优化和完善，将为临床微生物学基因组学的研究和应用提供更好的支持和保障，同时也将为疾病的预防和控制提供更加及时准确的手段。

7.8 总　　结

NGS技术在感染性疾病的诊断方面具有广阔的应用前景，将成为常规临床检测中的重要工具。针对这一趋势，本节总结了 NGS 在检测分离培养的细菌和原始标本方面的作用，并讨论了本地化推广该技术面临的问题和解决方法。NGS 技术可以缩短样本周转时间，建立全面的本地病原体和克隆体数据库，同时提高实验人员的专业能力。并且，该技术还能够根据各医疗中心的需求开发临床应用。然而，要在本地推广并落地本土化 NGS 检测仍然存在经济、技术和质控问题。因此，需要制定一个综合性的战略计划来逐步引入本地的病原 NGS 检测。例如，可以先通过对分离培养的细菌进行测序以建立一个基础测试，然后再规划其他应用及其程序。

基于微生物组的诊断和其他模式的 NGS 分析在未来可能成为趋势。比如，宿主序列一直是病原体检测的难点，但是通过宿主转录组图谱（即基于 RNA 测序）可以提供有关免疫反应的临床相关信息。通过 NGS 技术了解宿主对感染的反应，可能有助于区分定植微生物和感染性病原体，类似于从无菌部位标本制备的涂片中计数宿主多形核中性粒细胞。随着 NGS 技术检测成本的下降，专业能力和适用度的提高，我们期待这些平台和技术能够进入到常规临床检测中。

目前已有 NGS 技术被广泛应用于肺结核、脑膜炎、感染性腹泻、结核分枝杆菌感染等传染病的检测中。在肺结核检测方面，NGS 技术可以帮助确定感染种类、耐药性、菌株来源等信息，从而制定更有效的治疗方案。在脑膜炎诊断中，NGS 技术可以快速鉴定病原体，缩短诊断时间，从而提高治疗效果和改善预后。对于感染性腹泻，NGS 技术可以检测多种致病菌，如沙门氏菌、弯曲杆菌、耶尔森菌、艰难梭菌等。在传统的细菌学方法中，这些细菌需要分别培养和鉴定，耗时长且需要丰富的实验室经验，NGS 技术则可以通过检测基因组序列，从而更快速、准确地检测出这些细菌。

除了肺结核、脑膜炎和感染性腹泻，NGS 技术还可以应用于其他感染性疾病的诊断，如血行感染、呼吸道感染、泌尿系感染、皮肤软组织感染和骨髓炎等。NGS 技术的应用可以更准确地确定病原体类型及其基因组序列，并且能够在更短的时间内提供结果，以便临床医生更快地制定相应的治疗方案。此外，NGS 技术还可以用于监测和追踪病原体的流行病学。通过建立基于 NGS 技术的病原体数据库，可以更好地了解病原体的分布和流行趋势，有助于制定预防和控制策略，在早期遏制疾病的传播。

参 考 文 献

[1] QUAINOO S, COOLEN J P M, VAN HIJUM S A F T, et al. Whole-genome sequencing of bacterial pathogens: the future of nosocomial outbreak analysis[J]. Clin Microbiol Rev, 2017, 30(4): 1015-1063.

[2] ALLARD M W, BELL R, FERREIRA C M, et al. Genomics of foodborne pathogens for microbial food safety[J]. Curr Opin Biotech, 2018, 49: 224-229.

[3] KÖSER C U, ELLINGTON M J, CARTWRIGHT E J P, et al. Routine use of microbial whole genome sequencing in diagnostic and public health microbiology[J]. PLoS Pathog, 2012, 8(8): e1002824.

[4] SPATAFORA J W, AIME M C, GRIGORIEV I V, et al. The fungal tree of life: from molecular systematics to genome-scale phylogenies[J]. Microbiol Spectr, 2017, 5(5).

[5] CUOMO C A. Harnessing whole genome sequencing in medical mycology[J]. Curr Fungal Infect Rep, 2017, 11(2): 52-59.

[6] KIDD S E, CHEN S C, MEYER W, et al. A new age in molecular diagnostics for invasive fungal disease: are

we ready?[J]. Front Microbiol, 2019, 10: 2903.

[7] FRICKE W F, RASKO D A. Bacterial genome sequencing in the clinic: bioinformatic challenges and solutions[J]. Nat Rev Genet, 2014, 15(1): 49-55.

[8] BLAUWKAMP T A, THAIR S, ROSEN M J, et al. Analytical and clinical validation of a microbial cell-free DNA sequencing test for infectious disease[J]. Nat Microbiol, 2019, 4(4): 663-674.

[9] MARTIN R M, BURKE K, VERMA D, et al. Contact transmission of vaccinia to an infant diagnosed by viral culture and metagenomic sequencing[J]. Open Forum Infect Dis, 2020, 7(4): ofaa111.

[10] LEVY S E, MYERS R M. Advancements in next-generation sequencing[J]. Annu Rev Genomics Hum Genet, 2016, 17: 95-115.

[11] MCDONALD L C, KILLGORE G E, THOMPSON A, et al. An epidemic, toxin gene-variant strain of *Clostridium difficile*[J]. N Engl J Med, 2005, 353(23): 2433-2441.

[12] RUSSO T A, MARR C M. Hypervirulent *Klebsiella pneumoniae*[J]. Clin Microbiol Rev, 2019, 32(3): e00001-e00019.

[13] RATNASINGHAM S, HEBERT P D. bold: The Barcode of Life Data System(http: //www.barcodinglife. org)[J]. Mol Ecol Notes, 2007, 7(3): 355-364.

[14] IRINYI L, SERENA C, GARCIA-HERMOSO D, et al. International Society of Human and Animal Mycology(ISHAM)-ITS reference DNA barcoding database—the quality controlled standard tool for routine identification of human and animal pathogenic fungi[J]. Med Mycol, 2015, 53(4): 313-337.

[15] PRAKASH P Y, IRINYI L, HALLIDAY C, et al. Online databases for taxonomy and identification of pathogenic fungi and proposal for a cloud-based dynamic data network platform[J]. J Clin Microbiol, 2017, 55(4): 1011-1024.

[16] BOUGNOUX M E, BRUN S, ZAHAR J R. Healthcare-associated fungal outbreaks: New and uncommon species, new molecular tools for investigation and prevention[J]. Antimicrob Resist Infect Control, 2018, 7: 45.

[17] LITVINTSEVA A P, BRANDT M E, MODY R K, et al. Investigating fungal outbreaks in the 21st century[J]. PLoS Pathog, 2015, 11(5): e1004804.

[18] WENDEL A F, MALECKI M, OTCHWEMAH R, et al. One-year molecular surveillance of carbapenem-susceptible *A. baumannii* on a German intensive care unit: diversity or clonality[J]. Antimicrob Resist Infect Control, 2018, 7: 145.

[19] UGOLOTTI E, LARGHERO P, VANNI I, et al. Whole-genome sequencing as standard practice for the analysis of clonality in outbreaks of meticillin-resistant *Staphylococcus aureus* in a paediatric setting[J]. J Hosp Infect, 2016, 93(4): 375-381.

[20] MARTINEAU C, LI X, LALANCETTE C, et al. *Serratia marcescens* outbreak in a neonatal intensive care unit: new insights from next-generation sequencing applications[J]. J Clin Microbiol, 2018, 56(9): e00235-e00218.

[21] SHENOY E S, PIERCE V M, SATER M R A, et al. Community-acquired in name only: A cluster of carbapenem-resistant *Acinetobacter baumannii* in a burn intensive care unit and beyond[J]. Infect Control Hosp Epidemiol, 2020, 41(5): 531-538.

[22] MALEK A, MCGLYNN K, TAFFNER S, et al. Next-generation-sequencing-based hospital outbreak investigation yields insight into *Klebsiella aerogenes* population structure and determinants of carbapenem resistance and pathogenicity[J]. Antimicrob Agents Chemother, 2019, 63(6): e02577-e02518.

[23] ALANIO A, DESNOS-OLLIVIER M, GARCIA-HERMOSO D, et al. Investigating clinical issues by genotyping of medically important fungi: why and how?[J]. Clin Microbiol Rev, 2017, 30(3): 671-707.

[24] MEYER W, IRINYI L, HOANG M T V, et al. Database establishment for the secondary fungal DNA bar-

code *translational elongation factor 1α(TEF1α)*[1] [J]. Genome, 2019, 62(3): 160-169.

[25] PARK K H, GREENWOOD-QUAINTANCE K E, UHL J R, et al. Molecular epidemiology of *Staphylococcus aureus* bacteremia in a single large Minnesota medical center in 2015 as assessed using MLST, core genome MLST and spa typing[J]. PLoS One, 2017, 12(6): e0179003.

[26] ROACH D J, BURTON J N, LEE C, et al. A year of infection in the intensive care unit: prospective whole genome sequencing of bacterial clinical isolates reveals cryptic transmissions and novel microbiota[J]. PLoS Genet, 2015, 11(7): e1005413.

[27] LEONG K W C, COOLEY L A, ANDERSON T L, et al. Emergence of Vancomycin- resistant *Enterococcus faecium* at an Australian hospital: a whole genome sequencing analysis[J]. Sci Rep, 2018, 8(1): 6274.

[28] GU W, MILLER S, CHIU C Y. Clinical metagenomic next-generation sequencing for pathogen detection[J]. Annu Rev Pathol, 2019, 14: 319-338.

[29] RELICH R F, ABBOTT A N. Syndromic and point-of-care molecular testing[J]. Clin Lab Med, 2022, 42(4): 507-531.

[30] PHAN T. Novel coronavirus: From discovery to clinical diagnostics[J]. Infect Genet Evol, 2020, 79: 104211.

[31] MIAO Q, MA Y, WANG Q, et al. Microbiological diagnostic performance of metagenomic next-generation sequencing when applied to clinical practice[J]. Clin Infect Dis, 2018, 67(suppl_2): S231- S240.

[32] CHEN M F, CHANG C H, CHIANG-NI C, et al. Rapid analysis of bacterial composition in prosthetic joint infection by 16S rRNA metagenomic sequencing[J]. Bone Joint Res, 2019, 8(8): 367-377.

[33] THOENDEL M, JERALDO P R, GREENWOOD-QUAINTANCE K E, et al. Comparison of microbial DNA enrichment tools for metagenomic whole genome sequencing[J]. J Microbiol Methods, 2016, 127: 141-145.

[34] MCGANN P, BUNIN J L, SNESRUD E, et al. Real time application of whole genome sequencing for outbreak investigation-What is an achievable turnaround time?[J]. Diagn Microbiol Infect Dis, 2016, 85(3): 277-282.

第 8 章 临床病原微生物宏基因组项目流程搭建与案例分析

8.1 引 言

传统的实验室检查手段在辅助诊断感染性疾病时，主要包括培养实验和核酸扩增试验（nucleic acid amplification test，NAAT）。培养实验需要采集存活的微生物，并在适当的条件下进行培养、鉴定、药敏试验以及流行病学分型，这需要耗费数天时间。而 NAAT 只对特定的病原体有效，且需要经常更新以发现新出现或存在基因变异的病原体，而且该方法提供的基因分型信息也非常有限。因此，这些常规诊断方法往往受到多种因素的影响，如感染类型、患者情况和免疫状态等，而且这些方法仅能诊断单一病原菌引起的疾病。当需要鉴别数十种症状相似的病原体时，传统方法往往难以提供有效信息，因此需要采用其他诊断手段[1-6]。

临床宏基因组学能够全面地检测病原体，包括血液感染、骨骼和关节感染、脑膜炎 / 脑炎、眼部感染、胃肠炎和呼吸道感染等（详见表 8-1）。PCR 扩增是对所有细菌（如 16S 核糖体 RNA 基因、16S rRNA）和真菌［如内部转录间隔序列（internal transcribed spacer sequences，ITS）］中的靶基因进行扩增，该方法目前已广泛应用于研究，并在某

表 8-1 宏基因组学检测疾病的实例

器官系统	诊断	病原体	参考文献
血液和全身感染	不明原因发热、败血症	细小病毒 B19、登革热病毒、多瘤病毒、HPgV-1、指环病毒、HIV、阴沟肠杆菌、铜绿假单胞菌、立克次体、分枝杆菌、恶性疟原虫、恙虫病东方体	[7-15]
骨骼和关节	感染	唾液支原体、微小小单胞菌、摩氏摩根菌、弗氏柠檬酸杆菌、金黄色葡萄球菌、痤疮丙酸杆菌	[16-20]
中枢神经系统	（慢性）脑膜炎、脑膜脑炎、（进行性）脑炎	钩端螺旋体、脑膜炎奈瑟菌、布鲁氏菌、戊型肝炎病毒、博尔纳病毒、流行性乙型脑炎病毒	[21-26]
眼	葡萄膜炎、眼内炎、角膜炎	单纯疱疹病毒 1 型（HSV-1）、巨细胞病毒（CMV）、水痘 - 带状疱疹病毒（VZV）、人类疱疹病毒 6 型（HHV-6）、二氧化碳噬纤维菌、金黄色葡萄球菌、脓肿分枝杆菌、新生隐球菌、弓形虫	[27-35]
胃肠道	胃肠炎	指环病毒、腺病毒科、星状病毒科、杯状病毒科、小 RNA 病毒科、呼肠病毒科、原细小病毒、艰难梭菌、大肠杆菌、沙门氏菌、疟原虫	[36-42]
呼吸道	肺炎、囊性纤维化、上呼吸道感染	各类病原体、新型单链环状 DNA 病毒，鹦鹉热衣原体	[43-47]

些临床情况下证实了其实用性和可靠性，然而现在仍缺乏适用于所有病毒的通用靶基因。而鸟枪法宏基因组学则具有更高的准确性，能够提供更多的信息，并且可以有效地降低 NGS 的成本。因此，鸟枪法已成为临床宏基因组测序的首选方法。

当传统的诊断方法无法确定感染的具体原因时，宏基因组学成为确定感染源的首选方法。利用宏基因组学已经检测到了一些新病毒，如刚果出血热病毒和卢约病毒，这两种病毒都与出血热有关；沙粒病毒也与一系列致命的移植相关感染有关；感染 FTLS 病毒往往伴随着严重的发热、血小板减少症和白细胞减少综合征[48-50]。相比于仅能发现全新病毒的传统病原体检测方法，宏基因组学更容易检测到已知病原体的新变异。这些变异通常是在病原体基因组的特定区域发生的，而这些区域可能与传统核酸检测方法所使用的靶基因不同，因此可能无法被传统方法所检测到。例如，Xu 等报道了一种人副流感病毒的新变种，由于目标基因发生了插入，核酸检测中未能识别。但是，宏基因组学不需要事先了解病原体的基因组信息，因此可以检测到所有已知病原体的变异[14]，只要这些变异存在于与已知参考基因组相似的部分序列中即可。

除此之外，宏基因组学能够同时检测寄生虫，进而阐明外来微生物与患者自身微生物群之间的相互作用。通过对微生物基因组直接进行测序，宏基因组学可以识别病原体，并通过遗传标记来查看其对药物的敏感性和耐药性。近年来，实践已经证明了该方法的临床实用性并且能够提高诊断率，因此各临床实验室已将临床宏基因组学纳入其日常工作流程中。本章将介绍临床宏基因组学的工作原理、应用和常见工作流程。

8.2　宏基因组学在临床微生物群落分析中的应用

基于宏基因组学的方法可以从大数据角度去观察分析微生物群落，进而揭示微生物群落的特征，并进一步阐明其与健康或疾病之间的关联。肠道和呼吸道微生物的不同特征已经引起了人们对微生物群落的极大关注，同时这些微生物群也被视为潜在的疾病风险因素[51-54]。粪便微生物群移植（fecal microbiota transplants，FMT）是干预微生物群落的一个成功案例[55]。随着宏基因组学在临床的应用，人们对微生物群的分析水平提出了更高的要求，现阶段亟须建立能够进行高质量、高重复性、诊断级微生物群落分析且受监管的诊断实验室。

本章主要介绍利用宏基因组学直接对感染部位的标本进行病原体检测，不包括检测从感染部位脱落并在血浆中循环的非细胞微生物 DNA。宏基因组学一般包括扩增和非扩增两种不同的方法。使用宏基因组学对未经富集处理的文库进行无偏倚测序，也被称为鸟枪测序。鸟枪法宏基因组学可以使用 DNA 或 RNA 进行，后者也称为宏转录组学。由于诊断宏基因组学检测通常需要同时基于 DNA 和 RNA，因此我们将 DNA 和 RNA 的鸟枪测序统称为宏基因组学[56]。

8.2.1　微生物的耐药性和分子分型

NGS 技术可以检测微生物中携带的耐药基因或基因突变，包括病毒、细菌、真菌或寄生虫。对病原体进行全基因组测序可以对病原体进行识别和溯源其传播途径，并最终确定耐药机制，这是临床微生物学中最早的 NGS 应用之一。现在，随着宏基因组学方法的引入，宏基因组学已被用于检测和鉴定痰标本中的结核分枝杆菌，并预测分析抗结核分枝杆菌耐药性的基因突变[57-59]。该方法也被用于许多其他细菌病原体的分析，但这一方法仍面临许多问题[60]。最近的研究采用大数据与机器学习结合的方法构建出机器学习模型，然后将模型用于分析细菌基因组，不仅可以预测细菌对抗生素的耐药性，还可以预测其最小抑制浓度（图 8-1）。由于高通量和大数据的优势，NGS 已在鉴定病毒、检出病毒中的耐药突变等方面迅速取代了一代测序[61-64]。

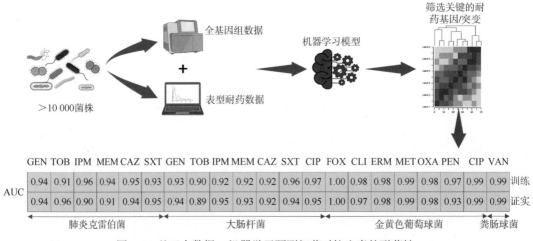

图 8-1　基于大数据 + 机器学习预测细菌对抗生素的耐药性

宏基因组学检测不仅可以提供微生物的全基因组序列，还能提供基因型信息。因此，宏基因组学不仅能在分子流行病学研究中发挥重要作用，更重要的是，它可以直接对临床样本进行测序，实现基因型分析，而不必通过条件严格和耗时较长的分离培养来获得分离株。这种方法可以实时监测医院或社区内的传播模式，打破传统诊断和监测工作的局限性。因此，临床宏基因组学是加速识别和控制传染病暴发的强有力工具[64]。

8.2.2　临床宏基因组检测的现状与发展趋势

目前，感染性疾病检测通常使用显微镜检查、培养实验（包括需氧和厌氧菌培养、真菌培养和分枝杆菌培养）、血清学检测及病毒核酸检测[65]。然而，培养实验通常不够敏感（尤其是在使用过抗生素药物的患者中)，检测过程可能需要数天至数周的较长时间周期。尽管核酸检测具有敏感、特异和快速检测等优点，但其检测范围有限，检测耐药遗传标志物的准确性也很有限，实验过程中常常出现假阴性结果。相比之下，宏基因组学既可以检测罕见的病原体，又可以大大缩短微生物检测的时间，快速检测报告出接受过抗生素治疗的患者体内的细菌，并提供快速、准确的微生物鉴定和相关的耐药性信息，帮助医生制订出最佳抗感染治疗方案[56,66]。

然而，宏基因组学测序成本高、样本处理复杂并且需要高水平的数据分析专业人员等特点，使得该技术在临床实验室中的广泛应用面临很大的困难。因此，目前宏基因组学主要应用于以下情况：当患者的常规检测结果为阴性，但临床医生仍高度怀疑其病症是由微生物感染引起时，最后的诊断手段则是采用宏基因组学[66]。

近年来，越来越多的诊断实验室开始引入临床宏基因组学方法作为一种检测手段。为了充分发挥这一方法的潜力，并更快速地识别或排除感染性病因，临床宏基因组学检测需要尽早纳入临床诊断。这将有助于减少不必要的实验室和影像学检查，并实现为每位患者提供定制化检查方案来降低诊疗成本，从而缩短患者重症监护或住院治疗的时间。尽管宏基因组学在实现这些目标方面取得了很好的进展，但是仍然存在一些困难阻碍了其广泛应用。虽然已经有不少研究证明了宏基因组学的效用，但很少有对其性能进行系统比较的研究。常规方法对微生物的检测经常存在漏检等问题，导致其结果与宏基因组学的结果不一致，同时也缺乏公认的参考方法（即金标准）来帮助解释，因此系统比较变得异常复杂且难以推进。同时，实验室对这项新技术的监管要求比较有限。为了克服这些困难，我们可以应用和参考已发表的性能评估研究。其中有一项初步研究将无偏倚的 RNA 测序检测呼吸道病毒与商业化 PCR 检测呼吸道病毒基因组合进行比较[67]。结果显示，在检测阳性样本的呼吸道病毒基因组合时，RNA 测序的敏感性为 86%，且同时检测到了 12 种未被呼吸道病毒基因组合靶向发现的新病毒。此外，该研究的样本制备和测序分析具有很高的重复性。另一项研究对脑脊液样本进行了 RNA 和 DNA 测序，结果证明阳性和阴性病原体检测在临床诊断和进一步检查中具有很强的实用性。Parize 等比较了非靶向 NGS 和传统方法诊断免疫功能低下患者的各种感染，结果显示，与传统方法相比，NGS 发现的可能致病细菌或病毒等病原体增加了约 17%，该试验阴性预测值高达 98%[68]。虽然类似的研究结果令人满意，但仍需要通过大量的临床数据和标准化的方法来评估通过临床宏基因组学检测到的大量相关病原体的敏感性、特异性和准确性。表 8-1 提供了有关宏基因组学检测感染性疾病的很多实例。虽然临床宏基因组学实验有很多优势，但在采用任何新技术之前，我们有必要了解并降低其潜在风险和局限性。本章描述了应用宏基因组分析进行感染性疾病诊断时所面临的技术和临床挑战，并提出了一些方法，以改进检测效果并减少各种来源的实验误差。

与任何实验室检测一样，宏基因组学检测也会受到各种因素的影响。例如，样本的收集、运输和储存等方面都可能会影响检测结果，这些影响因素有些与培养实验、PCR 检测的影响因素相同，有些则是只影响宏基因组学检测。在设计分析步骤前，需要考虑到这些影响因素，因为实际操作中通常需要对同一样本进行不同类型的检测。例如，在培养微生物时，需要使用保存微生物活性的方法而不是冷冻标本。对于核酸检测实验，保持完整的 DNA 或 RNA 尤为重要，可以通过冷冻或添加稳定缓冲液来实现，但保存标本的整体组成（如阻止共生微生物的生长）并不重要。整体样本组成（病原体与宿主和其他微生物细胞的比率）可能会影响宏基因组学检测的结果，样本采集期间的污染或试剂污染也会影响测试结果的准确性[69]。例如，痰液样品在室温下储存 48 小时会降低通过分离培养来分离出病原体的可能性，而共生菌的过度生长则会导致宏基因组学检测病原体的灵敏度降低。此外，病原体核酸的降解也会降低核酸检测的灵敏度。因此，需要采取完善的样本收集、运输和储存条件来保证实验的顺利完成，并减少任何可能影响检测结果的污染因素。

8.3 样本处理与宏基因组样本的制备方法

制备用于宏基因组检测的样本至少需要进行 RNA 和（或）DNA 提取、文库制备和测序等多个步骤，这些步骤比其他分子实验更为复杂。为了确保宏基因组学方法能够检测出所有的病原体类别，需要分别来分析 RNA 和 DNA。分析 RNA 是检测 RNA 病毒所必需的，并且能增加检测细菌、真菌和寄生虫的灵敏度，因为每个细胞都存在多个拷贝的核糖体 RNA（rRNA），从而提高了检测的敏感性。除此之外，病原体 RNA 相对于宿主 RNA 的丰度越高越有利于病原体 RNA 的检测。

而 RNA 的检测还提供了病原体活动期复制的证据，有助于区分潜伏感染和活动感染。同时，病原体 DNA 的测序可以进行全基因组分析，为分子分型、抗生素药物耐药性和致病性相关基因的鉴定提供重要线索和信息。

为了确保核酸提取质量能够满足测序要求，需要优化提取方法以有效裂解所有相关病原体并最大化病原体与宿主（或共生菌）核酸的比率，从而提高分析灵敏度[70]。虽然宏基因组学测序理论上可以检测样本中所有病原体，但仍需要确定哪些病原体与特定临床场景应用或样本类型相关，因为不同病原体可能需要不同的最佳提取方法。对于细胞壁较厚的微生物（如霉菌、分枝杆菌），需要使用机械裂解方法，如磁珠破碎法。对于核酸提取率低的样本（即非细胞样本），不能直接用于文库制备，可能需要进行预扩增处理。在细胞含量高的样本中，总核酸产量通常足够，但是病原体与宿主核酸的比率可能较低，从而导致病原体检测的灵敏度下降。通过去除宿主细胞，可以提高病原体核酸的相对浓度，从而提高分析灵敏度（"去宿主"是通过优先裂解宿主细胞，然后去除释放的宿主 DNA）。"去宿主"的原理是基于病原体 DNA 能够受到细菌细胞壁或病毒衣壳的保护，从而显著提高样本分析灵敏度[71, 72]。另外，常用的试剂和耗材（如酶、提取试剂）可能含有低水平微生物核酸的污染[73]。因此，选择高纯度试剂有助于减少检测微生物核酸的污染，简化结果解释，并降低假阳性和假阴性结果的风险。

8.4 文库制备与质量控制策略

大多数实验室使用商业化的文库制备试剂盒，这些试剂盒可以针对具体应用进行定制，能够更快速、步骤更少地制备文库，并且与自动化处理仪器兼容性更好。这降低了有意向开展临床宏基因组学诊断实验室的技术要求。一些测序平台（如纳米孔测序）的核酸提取和文库制备步骤比合成测序或半导体芯片测序的步骤更少（如因美纳、赛默飞）。在选择文库制备方法时，需要考虑样本标签的要求和范围、定量分析的要求、是否需要唯一的分子标签、是否需要去宿主或目标富集步骤、成本以及使用的测序平台等。临床宏基因组学的试验通常会应用双索引适配器，以减少测序序列与错误样本相关的频率，并降低样本间污染事件的概率。在文库制备步骤中扩增单个核酸片段导致多个相同的测序序列时，可能会发生 reads 重复，从而导致目标微生物的 reads 比例增加，这可能会影响群落概况或丰度的估计[74]。因此，使用具有最小重复序列和最大多样性的文库制备方法通常能够产生更高质量的结果。

8.5　如何选择合适的测序平台

为了选择最合适的测序平台，需要综合考虑实际应用场景的需求，包括数据输出［测序数据的数量和（或）产生的测序 reads 序列数］、测序 reads 长度、测序错误概率、每次测序运行所需时间以及试剂和仪器的可靠性。近期 Goldberg 等对于目前可用的测序平台及其性能特征进行了评估[75-77]。尽管所有测序技术都可能存在系统性和随机测序错误，但不同的测序平台存在显著差异。因此，需要了解每种测序技术的局限性，以制定相应的测序错误补偿或纠正策略[78-80]。另外，还需要综合考虑测序数据稳定性的需求程度和临床项目对测序准确率的实际要求，从而根据需要来选择最合适的测序平台。对于临床宏基因组学，reads 序列总数（测序深度）与测序的灵敏度相关[81]。因此，对每个样本采用大量（达到数百万或数千万的读取量）较短 reads 序列（通常小于 500 个核苷酸）来检测可能是一种更好的方案。Oxford Nanopore MinION 平台已经证明了能够对特定样本定制测序深度。该测序平台可以实时分析测序数据，因此对于病原体载量较高的样本，一旦发现阳性结果，可能会降低测序深度（测序时间缩短，成本降低）[82]。虽然这种方法可以更有效地利用资源，降低成本并缩短样本周转时间，但在目前的标准化诊断流程中引入这一方法仍存在许多问题亟待解决。虽然目前测序平台主要使用短读取序列，可以提供更好的测序深度，但长读取序列也有优势，例如，可以将抗生素耐药基因与特定微生物联系起来（即在所含基因组的背景下对耐药基因进行测序），提高物种或菌株水平分类辨识度，确定是否存在多次突变（即确定是否存在两个或两个以上的基因组之间的变异）并改善质粒序列的组装[83, 84]。

8.6　去宿主和病原体富集策略

为了提高临床宏基因组学检测的灵敏度，最直接的方法是在样本处理过程中去除人源细胞或核酸（如来自患者的细胞或核酸，即"去宿主"）或富集病原体细胞或核酸。目前已有许多去宿主或富集的流程，其中一些已经实现了商业化（图 8-2）[85-87]。然而，这些方法也存在缺点。去宿主通常会更耗费时间并且会使工作流程变得更为复杂，增加了样本处理时间。并且这一过程难以实现标准化，需要对样本采集和保存实现精准控制，这在常规实验室中可能无法实现。病原体富集流程会引入对某些病原体的偏倚和优先检测，会缩小检测病原体范围，并将采集到的病原体遗传信息限制在可富集的基因组区域。因此，虽然去宿主可能比病原体富集优点更多，但是目前仍未找到最佳的解决方案。

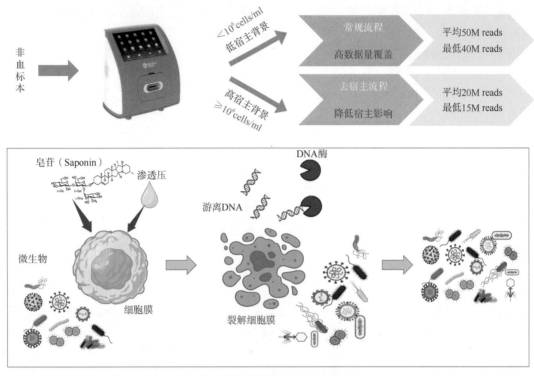

图 8-2　选择性前置去宿主实验流程

　　为了提高临床宏基因组学检测的速度和准确性，需要进一步改进实验室工作流程。例如，像 PCR 那样通过使用封闭系统，最大限度地降低样本间污染的风险，并研发无微生物核酸污染的试剂和耗材。为了满足临床需求，检测报告需要尽快发布，理想情况下，应在 24 小时内发布报告。目前，测序时长至少占当前临床宏基因组学测试总时间的 50%。因此，需要更快的测序技术来挖掘临床宏基因组学检测的全部潜力，同时降低测序成本，并灵活调整每一批上机测序的样本量，这将进一步提高临床宏基因组学测试的使用率和实用性。

8.7　数据分析和结果报告

　　为了优化数据分析和结果解释步骤，需要在以下方面做出改进：①加快处理速度；②生成并验证综合数据库，以满足不同的临床需求，如病原体检测、抗生素药物敏感性和耐药性预测及病原体分析；③实现自动化解释，减少专家解释步骤，以提高结果的一致性。通过采用更快速的不对齐策略可以显著提高数据分析速度。目前，数据分析通常需要人工（通常是专家）解释，除了计算测序时间外，也需要考虑专家解释所需的时间，这就增加了宏基因组学临床应用的难度。新技术（如机器学习）有望在不久的将来进一步加快和简化数据分析。自动化结果解读需要建立标准化方法，以确保解释结果的准确性。为确保宏基因组测序性能，对参考序列数据库（如 FDA-ARGOS）进行检查，同时预先知道样本结果并使用不同测序平台生成标准化数据集也将是很有帮助的。易于实施的计算机硬件解决方案和直观的数据分析软件对于采用临床宏基因组学检测的诊断实验室至关重要，这样便无需花费大量资金购买生物信息学设备。

宏基因组测序的数据分析速度较慢，准确性存在差异，需要专业人员进行解读，这会影响到临床宏基因组测序实验的速度。同时，数据分析的规模和复杂程度、参考序列数据库的完整性以及不同种类病原体的分类不一致性等问题也会降低其速度。实验过程中需要使用多种分析方法并使用定制数据库，为不同问题设立不同的解释方法，这需要具备生物信息学专业知识的专业人员。即使人工控制数据集，使用不同的分析工具和数据库也会导致结果存在很大差异[88]。与此相反，临床诊断测试需要遵循严格的程序、软件和数据库及完善的解释标准。此外，还需要优化分析步骤，以便样本快速周转，最大限度地提高临床效用。

目前已经开发出多种针对宏基因组数据的分类工具[89-92]。这些工具通常都是为特定目的而设计的，因此选择最合适的工具并不容易。大多数宏基因组分类工具的第一步都是将每个测序 reads 序列分配给最相关（通常是最相似）的参考序列，从而构建一个分类单元目录，其中每个单元都分配了一个或多个测序 reads 序列。虽然不同分类单元的 reads 序列计数可以用于推断微生物群落结构，但临床宏基因组学检测最终需要提供有关微生物是否存在的确定结论。因此，需要建立一套完善的验证和解释标准。为了减少分析时间，分析流程采用了许多新策略，包括减少查询序列的数量、缩小参考数据库的大小及加速分类算法。然而，我们必须考虑这些策略是否会对结果产生影响。例如，将原始测序数据组装成数量更少但长度更长的连续序列（contig）可以减少查询序列的数量。然而，当病原体以低丰度存在时，可能会限制分析灵敏度，导致序列比对失败。而当参考数据库较小时，查询速度将会加快，但完整性会降低，假阴性和假阳性结果的风险会增加（假阴性是指无法将有病原体来源的序列分配给正确的参考序列，假阳性是指错误地将没有病原体来源的序列分配给参考序列）。

参考序列数据库和宏基因组数据库是宏基因组学数据分析的关键。如上所述，参考数据库必须经过甄选和反复验证。可供选择的数据库包括综合公共参考序列数据库（如 NCBI）、专业的人类病原体数据库（如 FDA-ARGOS）、不同类别病原体数据库（如 fluDB）或特定应用数据库（如 CARD、综合抗生素耐药性数据库等），或者也可以根据需求开发内部数据库。尽管可以选择全面公开的数据库，但其中包含大量错误注释的序列、不完整的序列以及某些分类单元大量冗余序列（图 8-3）。为了解决这些问题，需要频繁地更新优化数据库，以确保可以识别新的测序序列和病原体，同时还需要不断更新这些数据库来保证检测的性能，这也增加了宏基因组测序的难度。

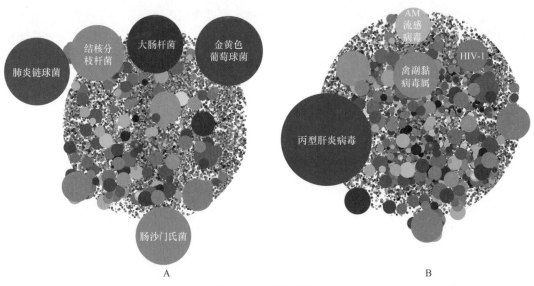

图 8-3　参考数据库

A. NCBI RefSeq 基因组数据库中常见研究细菌的过度表达；B. NCBI NT 数据库中丙型肝炎病毒、HIV 和流感病毒的病毒参考序列的过度表达。研究较少的生物可能由单一参考序列表示或公共数据库中无序列

　　通过一次检测来鉴定几乎所有微生物，对临床宏基因组学检测结果报告和解释带来了巨大的挑战。保持结果的完整性和可操作性的平衡是至关重要的。报告的详细程度和全面程度可能会受到多种因素的影响，如检测的预期结果、患者群体和技术经验等。为了做出全面、准确的病原微生物报告，需要综合考虑检测出的病原微生物的致病性和其他信息确定的结果。对于来自含有定植菌的身体部位的样本（如呼吸道样本），定量或半定量结果可能有助于报告解释。尽管高丰度的微生物更有可能与疾病相关，但这需要通过临床宏基因组学检测来证实。同时还需要确定无症状个体中常检测到的微生物的预期数量（即参考区间）。没有一个答案能够完全适配所有的临床场景、样本类型、患者群体和检测方案。因此，必须明确报告使用的标准，充分验证其使用情况，并鼓励临床医生充分了解报告的分析流程和解释标准。为了以更快的速度出具病原微生物宏基因组学检测报告，需要持续不断地优化报告程序和改进实验流程来满足这一临床需求。

　　感染性疾病检测的另外一个重要特点是要求能够检测出低丰度的病原微生物。因此，临床宏基因组学实验需要确定测试的检测限（LOD）或可检测目标的最低值。PCR 的检测样本相对独立，但临床宏基因组学实验样本中非病原体 DNA 或 RNA 会与病原体同时检测，并可能影响其检测限，因此需要使用一些参考方法（如定量 PCR、定量培养或菌斑测定）来确定已知病原体浓度，在标准品种确定其最低检测性能。由于不易获得适用于宏基因组学实验的标准品样本和定量参考病原体试剂，实验室通常需要自行制备内参材料。通过评估临床宏基因组学实验的检测极限，可以更方便地比较不同实验方法和操作流程的效果，提高测试性能，并直接比较不同的实验结果。

8.8　宏基因组学测序中的质控指标

　　每个实验步骤都需要进行质控，以确保实验质量并减少假阴性和假阳性结果的产生。另外，必须规范化整个实验流程，制定相应的流程标准，并对可疑结果的样本进行重测或重新提取标本进行复测。在运行质控时，必须使用阳性和阴性对照来评估实验结果的质量。当然，所有标准制定的关键在于确保产生高质量的实验结果，而不是确定一个过于保守的标准。质控是保证整个实验工作流程高效运转的关键步骤，阴性对照是指不含病原菌的实验试剂样本或空白样本[93]。监测测序质量的指标主要包括流动池的簇密度、DNA提取浓度、产生的测序数据量、碱基质量、测序数据中人源序列和微生物序列的比例等信息（图 8-4）。

实验信息

核酸类型:DNA	建库方法:PCR-16	实验顺序:Z1-2
提取浓度:18.8	建库起始量:30.00	文库洗脱体积:40
出库浓度:16.4	文库转化率（%）:2186.67	PCR扩增效率（%）:21.27
细胞计数（cells/ml）:3.84*10^6	耶肺QPCR:	批次编号:CQYFEY200A036
仪器型号:MGI200	芯片编号:S250040778	试剂编号:
实验人员:admin	是否出报告:是	生产备注:正常
提取是否合格:提取合格	建库是否合格:建库合格	

质控信息

文库编
号:CQYFEY22JS10281000010212-
AD-DH-1D-1L-UDB-135
RawReads:39,597,120
CleanReads:33,557,133
Raw_Q30:90.44
Raw_GC(%):52.52
Effective(%):84.75
内参编号:T33
Iref_Detected:T33-583
Iref_Conclusion:Right|T10:17406
Adapter_ratio(%):0.27
Duplication(%):15.09
Raw_Q20(%):96.16
TooShort(%):0.27
LowComplexity(%):0.08
检测性能评分:8
检测性能评估等级:A
标准化内参reads数:347

有效序列分布图

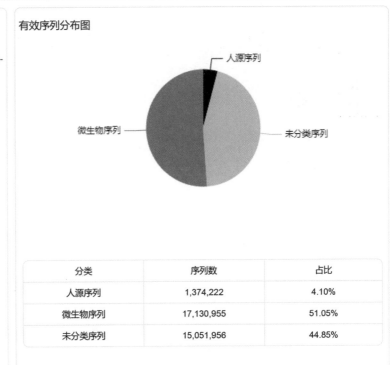

分类	序列数	占比
人源序列	1,374,222	4.10%
微生物序列	17,130,955	51.05%
未分类序列	15,051,956	44.85%

图 8-4　在线质控统计信息实时监控测序质量

同时，样本质量也是重要的质控指标，因为提取的核酸质量和浓度会影响测序文库和产出数据的质量。因此，必须制定相应的标准流程，以用来判断是否进行或拒绝对提取的核酸进行文库构建和后面的 NGS 分析等步骤。内参需要加入到患者样本中，相关的阴性对照可用于监控流程以确保样本检测数据能够达到足够的分析灵敏度。还可以加入修饰或合成的核酸分子，但这种方法不能控制提取效率。最后，需要监测核酸和（或）文库大小分布和文库浓度，以及每个样本产生 reads 序列的数量和质量。

在宏基因组学工作流程中，使用的酶、试剂和核酸提取试剂盒通常会受到微生物核酸污染的影响。这些污染物可能来自制造工艺、原材料、常用试剂、塑料制品及实验室环境等多个方面[94]。污染程度可能因批次而异，可以通过底物或空白对照来判断污染情况。在文库制备过程中，所有核酸分子都会进入测序文库。因此，这会导致低细胞率样本中的污染（与样本的竞争更少）将更加明显。为了校正和控制这种影响，可以加入内参，它能够以相同的量添加到所有样本中。除此之外，样本的处理过程也可能会受到环境污染的影响。为了确认是否产生污染，可能需要使用多重阴控（图 8-5）。

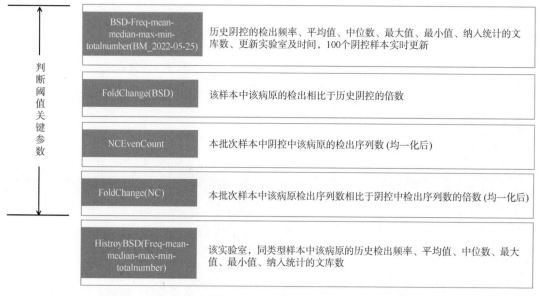

图 8-5　通过历史阴控和当前阴控统计信息去除试剂和实验室污染

在宏基因组学测序中，样本间的污染会导致"标签错配"（index hopping）（图 8-6）[95, 96]。当污染生物体也是潜在的人类病原体时，识别低丰度污染就会变得非常困难。一种方法是对之前实验室中运行的样本进行 meta 分析，确定罕见病原体的检测结果是来自污染还是来自样本本身[97]。临床实验室在考虑是否引入宏基因组学病原微生物检测项目时需要综合考虑标本制备的工作流程、测序技术和数据分析方面的改进等。宏基因组学检测技术也正在通过不断提高检测性能、加快数据分析工作流程的速度、降低成本和扩大检测范围等措施来加速取得更进一步的进展，这些改进都将有助于使其更广泛地应用到临床中。

· 标签错配: 同一面上机需要排除同一标签交叉污染,标签错配污染率约为十万分之五;
· 标签残留: 同一面标签出现了强阳,标签建议停用三天,如果不能停用则需要注意后两天同一标签的残留

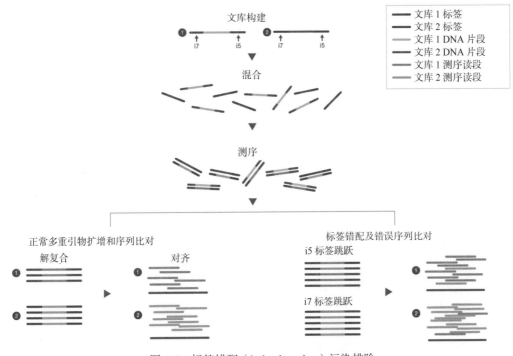

图 8-6　标签错配(index hopping)污染排除

8.9　临床实用性

　　尽管有个别病例报告、病例系列报道和前瞻性试验证明了临床宏基因组学检测的实用性,但是目前来说宏基因组学仍需要进行更多的研究以确定其适用的临床场景。标本制备、测序和数据分析技术正在快速发展,检测结果以及结论也将随之发生改变。和许多新生医学技术一样,临床宏基因组学检测最常见的最初应用场景是在传统检测方法不能明确感染源的重症患者中。然而,这样会导致诊断时间和治疗成本的增加。随着临床宏基因组学检测周转时间的减少,以及诊断算法的改进,临床宏基因组学检测可以改变这种现状并能够降低治疗成本,尤其是针对特定的患者群体。传统的病原体检测对大多数普通患者明确病原微生物是很有效的,然而对于免疫功能低下的患者来说其致病微生物往往是不常见的和(或)条件致病微生物,而这些病原体往往无法通过常规的检测发现,这时候宏基因组学对这种特殊的患者群体往往能发挥重要的作用。因此,对于移植受者、癌症患者、重症患者、婴儿、老年人和其他弱势群体更需要进行宏基因组学测序来缩短治疗的时间和降低治疗成本。由于检测样本体积较小,限制了许多传统检测的开展,而宏基因组学对于检测体积要求不高,对于只有少量样本的感染类型(如眼部感染)具有实质性的优势。

　　虽然目前已经对临床宏基因组学进行了广泛的测试,但在某些情况下,仍然很难通过宏基因组学技术来准确识别病原体。因此,综合考虑宿主免疫应答的信息,而不仅仅只是

依赖于宏基因组学技术的结果，可能会更有利于做出治疗决策。

当临床宏基因组学测试包括 RNA 测序时，通过 RNA 测序可以同时获取宿主基因表达信息，这些信息有助于区分不同的疾病类型，指导治疗，并有助于减少不必要的广谱抗菌治疗。例如，通过分析宿主基因表达谱，可以区分败血症和全身炎症反应综合征（systemic inflammatory response syndrome，SIRS）[98]，同时已经证明外周血白细胞中不同的宿主基因表达谱可以区分细菌、病毒和真菌引起的肺炎和其他急性感染性疾病。这些信息可以帮助医生更好地了解病情，采取更加精准的治疗措施，从而提高治疗效果。另外，对宿主进行检测可以帮助医生指导治疗，从而减少不必要的广谱抗菌治疗。然而，尽管临床宏基因组学在感染性疾病检测方面具有很广阔的前景，但仍然需要进行全面深度的评估，以了解其在指导治疗方面的准确性和可靠性，特别是当检测结果可能提示需要停止抗菌治疗时，因为这种情况下的决策对于患者的健康和康复至关重要。

8.10　临床案例分析

8.10.1　病例 1 摘要

1. 病史　患者，女性，55 岁，因"皮疹 4 个月，发热 3 天"入院。4 个月前，患者无明显诱因出现双眼睑充血性红斑，不伴疼痛和瘙痒，无鼻塞、流涕，无胸闷、气促，无发热、畏寒，无腹痛、腹泻，无肌痛、乏力，无关节肿痛，无雷诺现象，无口腔溃疡等不适，自行口服抗过敏药后皮疹无明显变化，于外院行眼部检查未见异常。2 个月前于外院体检时行胸部 CT 示右肺下叶前基底段及左肺下叶外基底段条索状及片状影，邻近胸膜增厚粘连；心包少许积液。半月前逐渐出现双侧掌指关节伸侧、颈部及右侧下腹部、腰背部皮疹，伴瘙痒，无其他关节疼痛，无明显肌肉疼痛，无雷诺现象，无口腔及肛周溃疡，无皮下结节等。进一步于外院就诊，检查示：ANA 阳性（+）1 ∶ 100 核颗粒型，抗 Ro-52 +++，Scl-70 +，考虑皮肌炎皮疹，予以口服羟氯喹 0.1g，每日两次，托法替布 5mg，每日两次，治疗后皮疹稍有缓解。1 个月余前患者出现吞咽稍困难，来院就诊，诊断为皮肌炎。予甲氨蝶呤 7.5mg，口服，每周一次，叶酸片 10mg，口服，每周一次（服用甲氨蝶呤后第二天服用）；羟氯喹 0.2g，口服，每日两次；甲泼尼龙片 40mg，口服，每日一次。经治疗后患者病情缓解，3 天前患者出现发热，最高体温 38.5℃，无咳嗽、咳痰，无尿频、尿急、尿痛，无口腔溃疡。现患者为进一步诊治，门诊以"皮肌炎"收治入院。既往史、个人史、婚育史、家族史等无特殊。

2. 入院时体格检查　体温（T）37.4℃，脉搏（P）109 次 / 分，呼吸（R）20 次 / 分，血压（BP）125/77mmHg。神志清醒，呼吸平稳，对答切题，口齿清晰，查体合作。全身皮肤黏膜无黄染、皮疹，无全身浅表淋巴结肿大，颈软，无抵抗感，无颈静脉充盈，气管位置居中，胸廓外形正常，无肋间隙增宽，叩诊双肺呈清音，呼吸音清，未闻及干湿啰音，未闻及哮鸣音，心界叩诊无扩大，心率 109 次 / 分，节律齐，无杂音，腹部平坦，无腹部压痛，无腹部反跳痛，未触及肝，未触及脾脏，肝颈静脉回流征阴性，双下肢无凹陷性水肿。双侧手指掌指关节及近端指间关节红斑，局部皮肤结痂，双手可见甲周红斑，技工手（+），戈特龙（Gottron）征（+）。

3. 实验室辅助检查　完善血常规检查：白细胞计数 11.35×10⁹/L，中性粒细胞百分比 95.7%，淋巴细胞百分比 2.6%。红细胞沉降率 62mm/h，降钙素原 0.0547ng/ml，白介素 2 受体 1499.00U/ml，白介素 6 8.82pg/ml，白介素 8 73.30pg/ml，肿瘤坏死因子 α 10.20pg/ml。TORCH、巨细胞病毒 DNA、EB 病毒 DNA、真菌 G+GM 试验、内毒素鲎定量测定、血培养、HIV 病毒抗体、梅毒螺旋体抗体均未见异常。后完善纤维支气管镜肺泡灌洗，灌洗液送 NGS 检测，结果示：耶氏肺孢子菌序列数 89 938，惠普尔养障体序列数 15，人类疱疹病毒 4 型（即 EBV）序列数 268，人类疱疹病毒 1 型（HSV1）序列数 8。胸部 CT（图 8-7）：①双肺多发炎性改变；②右肺上叶磨玻璃结节，左肺上叶实性结节，较前变化不大，建议年度随访；③右肺下叶前基底段少许炎症可能，较前变化不大，随诊复查；④双肺下叶纤维灶较前吸收；⑤左侧胸腔少量积液较前吸收；⑥心包少量积液较前变化不大；⑦余诊断同前。纤维支气管镜检查见：电子支气管镜经右侧鼻进入，见声门后进入气管，隆突锐利，活动度可；气管及双侧主支气管内见少量白色泡沫分泌物，予以吸出。镜下见双侧各叶、段支气管黏膜正常，管腔通畅，未见明显新生物、出血及坏死。

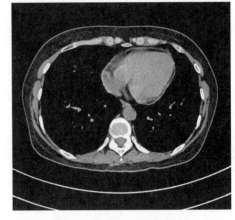

图 8-7　病例 1 患者胸部 CT

4. 治疗经过　入院后考虑患者反复发热 3 天，因长期使用免疫抑制剂及激素，胸部 CT 提示肺部炎症，考虑感染所致，予以哌拉西林钠他唑巴坦钠粉针 4.5g，静脉滴注，每 8 小时 1 次抗感染治疗。经抗生素治疗后患者仍反复发热，改用莫西沙星注射液 0.4g，每日 1 次，静脉滴注覆盖非典型病原体，但患者发热仍无明显缓解。考虑患者耶氏肺孢子菌感染，改用复方磺胺甲噁唑片（磺胺甲噁唑 0.4g、甲氧苄啶 0.08g）3 片，每日 4 次，联合哌拉西林他唑巴坦抗感染治疗。后因患者使用复方磺胺甲噁唑后出现全身新发皮疹，改用卡泊芬净，首剂 70mg 负荷，此后 50mg，每日 1 次，静脉滴注抗感染治疗。经共计 38 天治疗后，患者病情好转出院。

病例分析：本例患者系长期糖皮质激素使用后出现肺部罕见病原体感染，虽感染明确，但病原体抗体、DNA 检查及血液细菌培养等多种常规病原体检查手段均未能发现病原体，经验性抗生素治疗效果差。经纤维支气管镜肺泡灌洗、灌洗液 NGS 检测后，明确诊断为耶氏肺孢子菌肺炎，并根据 NGS 选用复方磺胺甲噁唑及卡泊芬净治疗后效果良好，好转出院。NGS 对于常规病原体检查手段不能明确的感染性疾病的诊断和治疗具有重要的临床指导意义，联合纤维支气管镜肺泡灌洗等技术，能为罕见病原体感染患者提供及时、有效的诊断和治疗。

8.10.2　病例 2 摘要

1. 病史　患者，女性，77 岁，因"反复喘累 4 个月余，加重 10 余天"入院。4 个月余前，患者无明显诱因出现喘累，表现为活动耐量明显下降，起初为稍微活动后气促，后续发展为乏力，伴腹泻、水肿，伴长期口腔溃疡、口腔白斑、头痛、头晕、胸痛、胸闷、心悸、腹胀、腹痛情况不明，无咳嗽、咳痰、咯血、呕吐、呕血等不适，遂就诊于当地县医院，胸部CT提示双肺弥漫性肺炎，并诊断为"慢性阻塞性肺疾病"，予以哌拉西林他唑巴坦＋左氧氟沙星抗感染治疗1周后，复查胸部CT提示肺部病灶吸收、减少，考虑患者营养状况差、免疫力低下，予以丙种免疫球蛋白、白蛋白等对症治疗，同时不除外真菌感染可能，加用卡铂芬净抗感染治疗。入院前10余天，患者喘累明显加重，基本无活动量，卧床休息，伴发热，最高体温39.0℃，无咳嗽、咳痰、咯血、呕吐、呕血等不适，复查胸部CT提示肺部病灶较前无明显变化，来院门诊以"肺部感染"收治入院。患者平素健康状况差，有高血压、高血压性心脏病、冠心病、心房颤动、左心衰竭、脑梗死、间质性肺病、系统性红斑狼疮病史，长期服用泼尼松、羟氯喹等多种药物治疗。

2. 入院时体格检查 T 36.5℃，P 121次/分，R 30次/分，BP 132/85 mmHg。神志淡漠，呼吸平稳，对答切题，口齿清晰，查体合作。全身皮肤黏膜无黄染，无全身浅表淋巴结肿大，颈软，无抵抗感，无颈静脉充盈，气管位置居中，桶状胸，叩诊双肺过清音，呼吸音清，闻及湿啰音及哮鸣音，心界叩诊无扩大，心率130次/分，节律不齐，心律绝对不齐，心音强弱不等，脉搏短绌，无杂音，腹部平坦，无腹部压痛，无腹部反跳痛，未触及肝，未触及脾脏，肝颈静脉回流征阴性，双下肢水肿。

3. 实验室辅助检查 入院后查血常规示：白细胞计数 5.08×10⁹/L，中性粒细胞百分比 91.9%，中性粒细胞绝对数 6.83×10⁹/L，C反应蛋白 22.51mg/L。降钙素原 0.7500ng/ml，红细胞沉降率 36mm/h，结核抗体IgG阳性。免疫球蛋白IgE 429.00IU/ml↑。肝肾功能：总蛋白 44.1g/L，白蛋白 27.7g/L，前白蛋白 89mg/L。胸部彩超示双侧胸腔大量积液。胸部

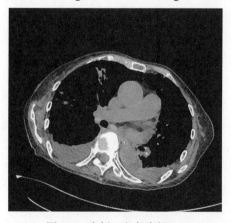

CT显示：①双肺散在炎症，部分支气管轻度扩张，建议治疗后复查；②肺门及纵隔多发淋巴结，部分增大、钙化；③双肺肺气肿并肺大疱；④心包少量积液；⑤双侧胸腔少量积液，双肺下叶部分不张，请随诊（图8-8）。病原微生物NGS结果示：人型支原体序列数490、结核分枝杆菌复合群序列数113、肺炎克雷伯菌序列数33、黄曲霉序列数16、耶氏肺孢子菌序列数10、人类疱疹病毒4型（即EBV）序列数8533、人类疱疹病毒5型（即CMV）序列数82、人类疱疹病毒1型（HSV-1）序列数57、人类疱疹病毒7型（HSV-7）序列数2。

图8-8 病例2患者胸部CT

4. 治疗经过 考虑患者肺部感染明确，一般情况较差，基础疾病多，双侧大量胸腔积液，感染程度重，且真菌感染不除外，使用卡泊芬净联合比阿培南抗感染治疗，并予以胸腔穿刺置管引流。后痰培养结果示：纹带棒杆菌；呼吸道病毒九联未见明显异常。经抗生素治疗后意识逐渐恢复，降钙素原稍降低，但仍喘累明显，经积极治疗后效果不佳，遂行纤维支气管镜肺泡灌洗，灌洗液送NGS检测，根据NGS结果，换用莫西沙星抗感染治疗，加用异烟肼0.3g，每日1次联合乙胺丁醇0.75g，每日1次抗结核，阿昔洛韦0.25g，每

8 小时 1 次抗病毒，加用磺胺甲噁唑 2 粒，每 6 小时 1 次抗曲霉菌治疗。经上述治疗 21 天，肺部病变较前明显吸收，喘累情况好转出院。

病例分析：合并多种基础疾病和长期使用糖皮质激素的老年患者常可同时感染多种病原体，但其症状及辅助检查结果通常相互掩盖，影响临床判断，同时临床常用的细菌培养、病原体抗体及核酸检测等方式常难以明确其具体感染的多种病原体，经 NGS 检测可有效明确此类多重感染患者所感染的多种病原体，并排除其中部分定植、背景微生物的干扰，从而指导临床诊治。此类患者病情多较严重，及早进行 NGS 检测有助于尽早使用有效抗感染药物治疗，为患者争取更良好的预后。

8.10.3　病例 3 摘要

1. 病史　患者，女性，72 岁，因"上腹部胀痛伴头晕、心慌 8 天"于 2022 年 10 月 6 日来院就诊。入院前于当地医院就诊，住院期间反复发热不适，喘累症状逐渐加重，轻微活动即可出现呼吸困难，胸部 CT 提示：右肺上叶尖段、后段及右肺下叶背段异常密度影，考虑感染性病变？门诊遂以"肺部感染"收治入院。

2. 入院时体格检查　T 36.5℃，P 123 次 / 分，R 25 次 / 分，BP 146/88mmHg。神志清醒，呼吸稍促，对答切题，口齿清晰，查体合作。

3. 实验室辅助检查　血液分析检验报告：红细胞计数 3.64×10^{12}/L ↓，血红蛋白 104g/L ↓，白细胞计数 6.55×10^{9}/L，中性粒细胞百分比 97.1% ↑，淋巴细胞百分比 1.5% ↓，C 反应蛋白 ＞ 200mg/L。降钙素原检测：降钙素原 3.8200ng/ml ↑。骨髓、血液微生物培养 5 天后细菌、真菌（需氧 + 厌氧）无生长；痰、肺泡灌洗液培养后细菌、真菌、流感嗜血杆菌无生长，肺炎支原体培养阴性。痰液涂片：涂片未见抗酸杆菌。

2022 年 10 月 6 日放射科床旁胸片检查报告：①右肺炎症合并部分不张可能，建议治疗后复查；②双侧胸腔少量积液可能；③主动脉迂曲；④右侧膈肌上抬，必要时进一步行腹部检查（图 8-9）。

4. 治疗经过　入院当天予以气管插管，有创呼吸机维持呼吸，予以比阿培南粉针抗感染治疗，入院后高热不退，不除外医院内感染及非典型肺炎可能。2022 年 10 月 7 日加用替加环素粉针及莫西沙星氯化钠注射液联合抗感染治疗，当日行纤维支气管镜检查 + 肺泡灌洗，予以肺泡灌洗液留取 NGS 送检。2022 年 10 月 7 日床旁胸片检查报告：①右肺炎症、不张或合并右侧胸腔积液可能，较前（2022-10-06）明显加重，建议治疗后复查；②左侧胸腔少量积液较前吸收；③主动脉迂曲（图 8-10）。

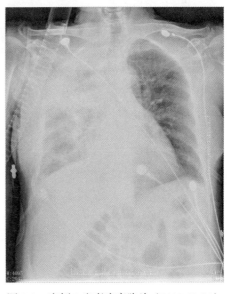

图 8-9　病例 3 患者床旁胸片（2022-10-06）

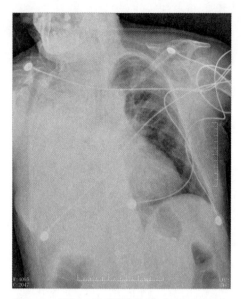

图 8-10　病例 3 患者床旁胸片（2022-10-07）

患者仍出现反复高热，2022 年 10 月 8 日再次行纤维支气管镜检查＋肺泡灌洗，2022 年 10 月 9 日肺泡灌洗液涂片发现真菌孢子及菌丝，肺泡灌洗液 NGS 检测结果：①细菌：鹦鹉热衣原体序列数 1 818 477 条，检出人体常见定植菌；②真菌：未检出疑似病原体，检出人体常见定植菌；③病毒：未检出疑似病原体；④寄生虫：未检出疑似病原体。根据 NGS 检测结果支持患者鹦鹉热衣原体感染。2022 年 10 月 9 日停用替加环素，拟更换为奥马环素抗感染。2022 年 10 月 10 日再次行纤维支气管镜检查＋肺泡灌洗，并给予卡泊芬净粉针覆盖真菌感染。

病例分析：此例患者在外院因治疗效果不佳来院就诊，入院后予以积极抗感染治疗，但患者肺部感染重，予以气管插管，有创呼吸机辅助通气，比阿培南、替加环素、莫西沙星、卡泊芬净联合强力抗感染情况下，仍有反复高热，感染控制不佳，NGS 检测结果提示鹦鹉热衣原体感染，针对鹦鹉热衣原体使用四环素类、大环内酯类等药物治疗，治疗后该患者好转。

8.11　总　　结

随着技术的发展，临床宏基因组学技术在感染性疾病诊断学中的应用越来越广泛。该技术可以为医生提供大量的病原体基因组信息，有助于快速诊断和治疗感染性疾病。临床宏基因组学技术可以快速准确地鉴定病原体，包括细菌、病毒、真菌和寄生虫等。通过对样本进行测序和分析，可以确定感染病原体的种类和亚型，并且可以检测出多种病原体混合感染的情况。医生可以在一次检测中检测到多种病原体，甚至可以从很小体积的样本中检出病原体，这对于样本量较小的标本的检测尤为重要，如眼部房水感染。目前，临床宏基因组学技术已经广泛应用于一些不确定感染病原的疑难病例中。例如，在感染性疾病的诊断中，传统的细菌培养技术存在很多限制，无法对所有的病原体进行培养。而临床宏基因组学技术则可以通过对患者样本的高通量测序，快速地鉴定出病原体，从而帮助医生制定更加有效的治疗方案。临床宏基因组学技术还可以帮助医生了解病原体的基因组信息，如菌株分型和耐药性机制，通过检测病原体基因组中的抗生素耐药基因，对抗生素敏感性进行预测，为药物治疗提供指导，这些信息可以指导医生选择更加合适的抗生素和治疗方案，从而提高治疗的成功率。同时，这些信息也有助于公共卫生部门进行病原体监测和新病原体的鉴定。

尽管临床宏基因组学技术在感染性疾病诊断学中的应用已经得到了一定的认可，然而在将临床宏基因组学技术应用于实际临床环境时，仍然面临着一系列挑战，包括样本处理、数据分析、标准化、数据质量控制和数据存储和共享等多方面的问题。对于感染性疾病患者的样本，样本中存在许多干扰因素，如寄生虫、细菌、真菌等，可能会影响数据的准确性和可靠性，因此需要制定精细的样本处理流程以消除干扰因素。由于临床宏基因组学技术产生的数据量很大，数据分析是一个复杂而烦琐的过程。为了处理和解释数据，并验证结果的准确性和可重复性，需要开发新的算法和工具。临床宏基因组学技术的标准化也是一个挑战。不同实验室使用的方法和技术不同，可能会导致数据的不可比性和可重复性。因此，需要建立一套标准化的实验室流程和数据分析方法。对于大规模的临床研究，数据质量控制是非常重要的，必须确保数据的准确性和可靠性，否则可能会导致错误的诊断结果和治疗决策。此外，对于大规模的临床研究，数据的存储和共享也是一个挑战。需要建立一个安全的数据存储系统，并确保数据共享遵循法律和道德规范。然而，随着技术的不断发展和完善，这些挑战终将得到克服，临床宏基因组学技术将在感染性疾病的诊断和治疗中发挥越来越重要的作用。

参 考 文 献

［1］ GLASER C A, HONARMAND S, ANDERSON L J, et al. Beyond viruses: clinical profiles and etiologies associated with encephalitis［J］. Clin Infect Dis, 2006, 43(12): 1565-1577.

［2］ CHOI M, SCHOLL U I, JI W Z, et al. Genetic diagnosis by whole exome capture and massively parallel DNA sequencing［J］. Proc Nat Acad Sci U S A, 2009, 106(45): 19096-19101.

［3］ JAIN S, SELF W H, WUNDERINK R G, et al. Community-acquired pneumonia requiring hospitalization among U.S. adults［J］. N Engl J Med, 2015, 373(5): 415-427.

［4］ FREIFELD A G, BOW E J, SEPKOWITZ K A, et al. Clinical practice guideline for the use of antimicrobial agents in neutropenic patients with cancer: 2010 update by the Infectious Diseases Society of America［J］. Clin Infect Dis, 2011, 52(4): e56-e93.

［5］ JAIN S, WILLIAMS D J, ARNOLD S R, et al. Community-acquired pneumonia requiring hospitalization among U.S. children［J］. N Engl J Med, 2015, 372(9): 835-845.

［6］ MURDOCH D R, COREY G R, HOEN B, et al. Clinical presentation, etiology, and outcome of infective endocarditis in the 21st century: the International Collaboration on Endocarditis-Prospective Cohort Study［J］. AMA Arch Intern Med, 2009, 169(5): 463-473.

［7］ GRUMAZ S, STEVENS P, GRUMAZ C, et al. Next-generation sequencing diagnostics of bacteremia in septic patients［J］. Genome Med, 2016, 8(1): 73.

［8］ BLAUWKAMP T A, THAIR S, ROSEN M J, et al. Analytical and clinical validation of a microbial cell-free DNA sequencing test for infectious disease［J］. Nat Microbiol, 2019, 4(4): 663-674.

［9］ SANFORD E, FARNAES L, BATALOV S, et al. Concomitant diagnosis of immune deficiency and Pseudomonas sepsis in a 19 month old with ecthyma gangrenosum by host whole-genome sequencing［J］. Cold Spring Harb Mol Case Stud, 2018, 4(6): a003244.

［10］ DIAS M, PATTABIRAMAN C, SIDDAPPA S, et al. Complete assembly of a dengue virus type 3 genome from a recent genotype III clade by metagenomic sequencing of serum［J］. Wellcome Open Res, 2018, 3: 44.

［11］ SCHREIBER P W, KUFNER V, HÜBEL K, et al. Metagenomic virome sequencing in living donor and recipient kidney transplant pairs revealed JC polyomavirus transmission［J］. Clin Infect Dis, 2019, 69(6): 987-994.

［12］ BAL A, SARKOZY C, JOSSET L, et al. Metagenomic next-generation sequencing reveals individual composition and dynamics of anelloviruses during autologous stem cell transplant recipient management[J]. Viruses, 2018, 10(11): 633.

[13] PIANTADOSI A, FREIJE C A, GOSMANN C, et al. Metagenomic sequencing of HIV-1 in the blood and female genital tract reveals little quasispecies diversity during acute infection[J]. J Virol, 2019, 93(2): e00804-e00818.

[14] XU L L, ZHU Y, REN L L, et al. Characterization of the nasopharyngeal viral microbiome from children with community-acquired pneumonia but negative for Luminex xTAG respiratory viral panel assay detection[J]. J Med Virol, 2017, 89(12): 2098-2107.

[15] KANDATHIL A J, BREITWIESER F P, SACHITHANANDHAM J, et al. Presence of human hepegivirus-1 in a cohort of people who inject drugs[J]. Ann Intern Med, 2017, 167(1): 1-7.

[16] HUANG Z D, ZHANG C J, LI W B, et al. Metagenomic next-generation sequencing contribution in identifying prosthetic joint infection due to *Parvimonas micra*: a case report[J]. J Bone Jt Infect, 2019, 4(1): 50-55.

[17] THOENDEL M J, JERALDO P R, GREENWOOD-QUAINTANCE K E, et al. Identification of prosthetic joint infection pathogens using a shotgun metagenomics approach[J]. Clin Infect Dis, 2018, 67(9): 1333-1338.

[18] SANDERSON N D, STREET T L, FOSTER D, et al. Real-time analysis of nanopore-based metagenomic sequencing from infected orthopaedic devices[J]. BMC Genomics, 2018, 19(1): 714.

[19] THOENDEL M, JERALDO P, GREENWOOD-QUAINTANCE K E, et al. A novel prosthetic joint infection pathogen, *Mycoplasma salivarium*, identified by metagenomic shotgun sequencing[J]. Clin Infect Dis, 2017, 65(2): 332-335.

[20] STREET T L, SANDERSON N D, ATKINS B L, et al. Molecular diagnosis of orthopedic-device-related infection directly from sonication fluid by metagenomic sequencing[J]. J Clin Microbiol, 2017, 55(8): 2334-2347.

[21] MONGKOLRATTANOTHAI K, NACCACHE S N, BENDER J M, et al. Neurobrucellosis: unexpected answer from metagenomic next-generation sequencing[J]. J Pediatric Infec Dis Soc, 2017, 6(4): 393-398.

[22] WILSON M R, NACCACHE S N, SAMAYOA E, et al. Actionable diagnosis of neuroleptospirosis by next-generation sequencing[J]. N Engl J Med, 2014, 370(25): 2408-2417.

[23] WILSON M R, SUAN D, DUGGINS A, et al. A novel cause of chronic viral meningoencephalitis: Cache Valley virus[J]. Ann Neurol, 2017, 82(1): 105-114.

[24] PIANTADOSI A, MUKERJI S S, CHITNENI P, et al. Metagenomic sequencing of an echovirus 30 genome from cerebrospinal fluid of a patient with aseptic meningitis and orchitis[J]. Open Forum Infect Dis, 2017, 4(3): ofx138.

[25] WILSON M R, ZIMMERMANN L L, CRAWFORD E D, et al. Acute West Nile virus meningoencephalitis diagnosed via metagenomic deep sequencing of cerebrospinal fluid in a renal transplant patient[J]. Am J Transplant, 2017, 17(3): 803-808.

[26] BOZIO C H, VUONG J, DOKUBO E K, et al. Outbreak of *Neisseria meningitidis* serogroup C outside the meningitis belt—Liberia, 2017: an epidemiological and laboratory investigation[J]. Lancet Infect Dis, 2018, 18(12): 1360-1367.

[27] TAPPE D, SCHLOTTAU K, CADAR D, et al. Occupation-associated fatal limbic encephalitis caused by variegated squirrel bornavirus 1, Germany, 2013[J]. Emerg Infect Dis, 2018, 24(6): 978-987.

[28] SIMNER P J, MILLER S, CARROLL K C. Understanding the promises and hurdles of metagenomic next-generation sequencing as a diagnostic tool for infectious diseases[J]. Clin Infect Dis, 2018, 66(5): 778-788.

[29] GAITANIS J, TARUI T. Nervous system malformations[J]. Continuum(Minneapolis, Minn), 2018, 24(1,

Child Neurology): 72-95.

［30］ NACCACHE S N, PEGGS K S, MATTES F M, et al. Diagnosis of neuroinvasive astrovirus infection in an immunocompromised adult with encephalitis by unbiased next-generation sequencing［J］. Clin Infect Dis, 2015, 60(6): 919-923.

［31］ MURKEY J A, CHEW K W, CARLSON M, et al. Hepatitis E virus-associated meningoencephalitis in a lung transplant recipient diagnosed by clinical metagenomic sequencing［J］. Open Forum Infect Dis, 2017, 4(3): ofx121.

［32］ SHIGEYASU C, YAMADA M, AOKI K, et al. Metagenomic analysis for detecting *Fusarium solani* in a case of fungal keratitis［J］. Infect Chemother, 2018, 24(8): 664-668.

［33］ SEITZMAN G D, THULASI P, HINTERWIRTH A, et al. Capnocytophaga keratitis: clinical presentation and use of metagenomic deep sequencing for diagnosis［J］. Cornea, 2019, 38(2): 246-248.

［34］ LI H, WANG C, XUN S, et al. An accurate empirical method to predict the adsorption strength for π-orbital contained molecules on two dimensional materials［J］. J Mol Graph Model, 2018, 82: 93-100.

［35］ DOAN T, ACHARYA N R, PINSKY B A, et al. Metagenomic DNA sequencing for the diagnosis of intraocular infections［J］. Ophthalmology, 2017, 124(8): 1247-1248.

［36］ YINDA C K, VANHULLE E, CONCEIÇÃO-NETO N, et al. Gut virome analysis of cameroonians reveals high diversity of enteric viruses, including potential interspecies transmitted viruses［J］. mSphere, 2019, 4(1): e00585-e00518.

［37］ VÄISÄNEN E, MOHANRAJ U, KINNUNEN P M, et al. Global distribution of human protoparvoviruses［J］. Emerg Infect Dis, 2018, 24(7): 1292-1299.

［38］ WARD D V, SCHOLZ M, ZOLFO M, et al. Metagenomic sequencing with strain-level resolution implicates uropathogenic *E. coli* in necrotizing enterocolitis and mortality in preterm infants［J］. Cell Rep, 2016, 14(12): 2912-2924.

［39］ HUANG A D, LUO C, PENA-GONZALEZ A, et al. Metagenomics of two severe foodborne outbreaks provides diagnostic signatures and signs of coinfection not attainable by traditional methods［J］. Appl Environ Microbiol, 2017, 83(3): e02577-e02516.

［40］ ZHOU Y J, WYLIE K M, EL FEGHALY R E, et al. Metagenomic approach for identification of the pathogens associated with diarrhea in stool specimens［J］. J Clin Microbiol, 2016, 54(2): 368-375.

［41］ LOKMER A, CIAN A, FROMENT A, et al. Use of shotgun metagenomics for the identification of protozoa in the gut microbiota of healthy individuals from worldwide populations with various industrialization levels［J］. PLoS One, 2019, 14(2): e0211139.

［42］ ANDERSEN S C, HOORFAR J. Surveillance of foodborne pathogens: towards diagnostic metagenomics of fecal samples［J］. Genes, 2018, 9(1): 14.

［43］ PAUL L, COMSTOCK J, EDES K, et al. Gestational psittacosis resulting in neonatal death identified by next-generation RNA sequencing of postmortem, formalin-fixed lung tissue［J］. Open Forum Infect Dis, 2018, 5(8): ofy172.

［44］ GRAF E H, SIMMON K E, TARDIF K D, et al. Unbiased detection of respiratory viruses by use of rna sequencing-based metagenomics: a systematic comparison to a commercial PCR panel［J］. J Clin Microbiol, 2016, 54(4): 1000-1007.

［45］ LANGELIER C, ZINTER M S, KALANTAR K, et al. Metagenomic sequencing detects respiratory pathogens in hematopoietic cellular transplant patients［J］. Am J Respir Crit Care Med, 2018, 197(4): 524-528.

［46］ WANG J, LI Y, HE X, et al. Gemykibivirus genome in lower respiratory tract of elderly woman with unexplained acute respiratory distress syndrome［J］. Clin Infect Dis, 2019, 69(5): 861-864.

［47］ KALANTAR K L, MOAZED F, CHRISTENSON S C, et al. Metagenomic comparison of tracheal aspirate and mini-bronchial alveolar lavage for assessment of respiratory microbiota［J］. Am J Physiol Lung Cell Mol Physiol, 2019, 316(3): L578-l84.

［48］ KUD J, DAHAN J, ORELLANA G E, et al. A novel rhabdovirus associated with the idaho population of potato cyst nematode *Globodera pallida*［J］. Viruses, 2022, 14(12): 2718.

［49］ PALACIOS G, DRUCE J, DU L, et al. A new arenavirus in a cluster of fatal transplant-associated diseases［J］. N Engl J Med, 2008, 358(10): 991-998.

［50］ BRIESE T, PAWESKA J T, MCMULLAN L K, et al. Genetic detection and characterization of Lujo virus, a new hemorrhagic fever-associated arenavirus from southern Africa［J］. PLoS Pathogens, 2009, 5(5): e1000455.

［51］ PAREKH P J, BALART L A, JOHNSON D A. The influence of the gut microbiome on obesity, metabolic syndrome and gastrointestinal disease［J］. Clin Transl Gastroenterol, 2015, 6(6): e91.

［52］ CRYAN J F, DINAN T G. Mind-altering microorganisms: the impact of the gut microbiota on brain and behaviour［J］. Nat Rev Neurosci, 2012, 13(10): 701-712.

［53］ DAYAMA G, PRIYA S, NICCUM D E, et al. Interactions between the gut microbiome and host gene regulation in cystic fibrosis［J］. Genome Med, 2020, 12(1): 12.

［54］ ZHAO J C, SCHLOSS P D, KALIKIN L M, et al. Decade-long bacterial community dynamics in cystic fibrosis airways［J］. Proc Nat Acad Sci U S A, 2012, 109(15): 5809-5814.

［55］ KAO D, ROACH B, SILVA M, et al. Effect of oral capsule- vs colonoscopy-delivered fecal microbiota transplantation on recurrent *Clostridium difficile* infection: a randomized clinical trial［J］. JAMA, 2017, 318(20): 1985-1993.

［56］ KOWARSKY M, CAMUNAS-SOLER J, KERTESZ M, et al. Numerous uncharacterized and highly divergent microbes which colonize humans are revealed by circulating cell-free DNA［J］. Proc Nat Acad Sci U S A, 2017, 114(36): 9623-9628.

［57］ BACHMANN N L, ROCKETT R J, TIMMS V J, et al. Advances in clinical sample preparation for identification and characterization of bacterial pathogens using metagenomics［J］. Front Public Health, 2018, 6: 363.

［58］ VOTINTSEVA A A, BRADLEY P, PANKHURST L, et al. Same-day diagnostic and surveillance data for tuberculosis via whole-genome sequencing of direct respiratory samples［J］. J Clin Microbiol, 2017, 55(5): 1285-1298.

［59］ KAVVAS E S, CATOIU E, MIH N, et al. Machine learning and structural analysis of *Mycobacterium tuberculosis* pan-genome identifies genetic signatures of antibiotic resistance［J］. Nat Commun, 2018, 9(1): 4306.

［60］ DUNNE W M JR, JAILLARD M, ROCHAS O, et al. Microbial genomics and antimicrobial susceptibility testing［J］. Expert Rev Mol Diagn, 2017, 17(3): 257-269.

［61］ ALIDJINOU E K, DELDALLE J, HALLAERT C, et al. RNA and DNA Sanger sequencing versus next-generation sequencing for HIV-1 drug resistance testing in treatment-naive patients［J］. J Antimicrob Chemother, 2017, 72(10): 2823-2830.

［62］ NOGUERA-JULIAN M, EDGIL D, HARRIGAN P R, et al. Next-generation human immunodeficiency virus sequencing for patient management and drug resistance surveillance［J］. J Infect Dis, 2017, 216(suppl_9): S829-S833.

［63］ HAGE E, WILKIE G S, LINNENWEBER-HELD S, et al. Characterization of human cytomegalovirus genome diversity in immunocompromised hosts by whole-genome sequencing directly from clinical specimens［J］. J Infect Dis, 2017, 215(11): 1673-1683.

［64］ HOULDCROFT C J, BRYANT J M, DEPLEDGE D P, et al. Detection of low frequency multi-drug resistance and novel putative maribavir resistance in immunocompromised pediatric patients with cytomegalovirus[J]. Front Microbiol, 2016, 7: 1317.

[65] RAMANAN P, BRYSON A L, BINNICKER M J, et al. Syndromic panel-based testing in clinical microbiology[J]. Clin Microbiol Rev, 2018, 31(1): e00024-e00017.

[66] MOTRO Y, MORAN-GILAD J. Next-generation sequencing applications in clinical bacteriology[J]. Biomol Detect Quantif, 2017, 14: 1-6.

[67] WONG S Q, LI J, SALEMI R, et al. Targeted-capture massively-parallel sequencing enables robust detection of clinically informative mutations from formalin-fixed tumours[J]. Sci Rep, 2013, 3: 3494.

[68] PARIZE P, MUTH E, RICHAUD C, et al. Untargeted next-generation sequencing-based first-line diagnosis of infection in immunocompromised adults: a multicentre, blinded, prospective study[J]. Clin Microbiol Infect, 2017, 23(8): 574.e1-574.e6.

[69] SCHLABERG R, CHIU C Y, MILLER S, et al. Validation of metagenomic next-generation sequencing tests for universal pathogen detection[J]. Arch Pathol Lab Med, 2017, 141(6): 776-786.

[70] SCHLABERG R, AMPOFO K, TARDIF K D, et al. Human bocavirus capsid messenger RNA detection in children with pneumonia[J]. J Infect Dis, 2017, 216(6): 688-696.

[71] MAROTZ C A, SANDERS J G, ZUNIGA C, et al. Improving saliva shotgun metagenomics by chemical host DNA depletion[J]. Microbiome, 2018, 6(1): 42.

[72] HASAN M R, RAWAT A, TANG P, et al. Depletion of human DNA in spiked clinical specimens for improvement of sensitivity of pathogen detection by next-generation sequencing[J]. J Clin Microbiol, 2016, 54(4): 919-927.

[73] SALTER S J, COX M J, TUREK E M, et al. Reagent and laboratory contamination can critically impact sequence-based microbiome analyses[J]. BMC Biology, 2014, 12: 87.

[74] MACCONAILL L E, BURNS R T, NAG A, et al. Unique, dual-indexed sequencing adapters with UMIs effectively eliminate index cross-talk and significantly improve sensitivity of massively parallel sequencing[J]. BMC Genomics, 2018, 19(1): 30.

[75] GOLDBERG B, SICHTIG H, GEYER C, et al. Making the leap from research laboratory to clinic: challenges and opportunities for next-generation sequencing in infectious disease diagnostics[J]. mBio, 2015, 6(6): e01888- e01815.

[76] GOODWIN S, MCPHERSON J D, MCCOMBIE W R. Coming of age: ten years of next-generation sequencing technologies[J]. Nat Rev Genet, 2016, 17(6): 333-351.

[77] LEFTEROVA M I, SUAREZ C J, BANAEI N, et al. Next-generation sequencing for infectious disease diagnosis and management: a report of the association for molecular pathology[J]. Am J Pathol, 2015, 17(6): 623-634.

[78] GIORDANO F, AIGRAIN L, QUAIL M A, et al. De novo yeast genome assemblies from MinION, PacBio and MiSeq platforms[J]. Sci Rep, 2017, 7(1): 3935.

[79] SCHIRMER M, IJAZ U Z, D'AMORE R, et al. Insight into biases and sequencing errors for amplicon sequencing with the Illumina MiSeq platform[J]. Nucleic Acids Res, 2015, 43(6): e37.

[80] LOMAN N J, MISRA R V, DALLMAN T J, et al. Performance comparison of benchtop high-throughput sequencing platforms[J]. Nat Biotechnol, 2012, 30(5): 434-439.

[81] CHEVAL J, SAUVAGE V, FRANGEUL L, et al. Evaluation of high-throughput sequencing for identifying known and unknown viruses in biological samples[J]. J Clin Microbiol, 2011, 49(9): 3268-3275.

[82] CHEN L, GAO X, XUE W, et al. Rapid metagenomic identification of two major swine pathogens with real-time nanopore sequencing[J]. J Virol Methods, 2022, 306: 114545.

［83］BALÁZS Z, TOMBÁCZ D, SZŰCS A, et al. Long-read sequencing of human cytomegalovirus transcriptome reveals rna isoforms carrying distinct coding potentials［J］. Sci Rep, 2017, 7(1): 15989.

［84］LAM M M C, WYRES K L, WICK R R, et al. Convergence of virulence and MDR in a single plasmid vector in MDR *Klebsiella pneumoniae* ST15［J］. J Antimicrob Chemother, 2019, 74(5): 1218-1222.

［85］BRIESE T, KAPOOR A, MISHRA N, et al. Virome capture sequencing enables sensitive viral diagnosis and comprehensive virome analysis［J］. mBio, 2015, 6(5): e01491- e01415.

［86］SOMASEKAR S, LEE D, RULE J, et al. Viral surveillance in serum samples from patients with acute liver failure by metagenomic next-generation sequencing［J］. Clin Infect Dis, 2017, 65(9): 1477-1485.

［87］GU W, CRAWFORD E D, O'DONOVAN B D, et al. Depletion of Abundant Sequences by Hybridization(-DASH): using Cas9 to remove unwanted high-abundance species in sequencing libraries and molecular counting applications［J］. Genome Biol, 2016, 17: 41.

［88］MCINTYRE A B R, OUNIT R, AFSHINNEKOO E, et al. Comprehensive benchmarking and ensemble approaches for metagenomic classifiers［J］. Genome Biology, 2017, 18(1): 182.

［89］NOOIJ S, SCHMITZ D, VENNEMA H, et al. Overview of virus metagenomic classification methods and their biological applications［J］. Front Microbiol, 2018, 9: 749.

［90］BREITWIESER F P, LU J, SALZBERG S L. A review of methods and databases for metagenomic classification and assembly［J］. Brief Bioinform, 2019, 20(4): 1125-1136.

［91］LINDGREEN S, ADAIR K L, GARDNER P P. An evaluation of the accuracy and speed of metagenome analysis tools［J］. Sci Rep, 2016, 6: 19233.

［92］PEABODY M A, VAN ROSSUM T, LO R, et al. Evaluation of shotgun metagenomics sequence classification methods using in silico and in vitro simulated communities［J］. Brief Bioinform, 2015, 16: 363.

［93］ENDRULLAT C, GLÖKLER J, FRANKE P, et al. Standardization and quality management in next-generation sequencing［J］. Appl Transl Genom, 2016, 10: 2-9.

［94］LUSK R W. Diverse and widespread contamination evident in the unmapped depths of high throughput sequencing data［J］. PLoS One, 2014, 9(10): e110808.

［95］D'AMORE R, IJAZ U Z, SCHIRMER M, et al. A comprehensive benchmarking study of protocols and sequencing platforms for 16S rRNA community profiling［J］. BMC Genomics, 2016, 17: 55.

［96］NELSON M C, MORRISON H G, BENJAMINO J, et al. Analysis, optimization and verification of Illumina-generated 16S rRNA gene amplicon surveys［J］. PLoS One, 2014, 9(4): e94249.

［97］ALLCOCK R J N, JENNISON A V, WARRILOW D. Towards a universal molecular microbiological test［J］. J Clin Microbiol, 2017, 55(11): 3175-3182.

［98］HOLCOMB Z E, TSALIK E L, WOODS C W, et al. Host-based peripheral blood gene expression analysis for diagnosis of infectious diseases［J］. J Clin Microbiol, 2017, 55(2): 360-368.

第 9 章 NGS 技术在微生物其他领域中的应用

9.1 引　言

细菌学的历史可以追溯到 17 世纪初期，当时荷兰科学家列文虎克首次使用自制的显微镜观察到了细菌。随着技术的改进和进步，人们对细菌的认识逐渐加深。在 18 世纪，人们开始使用无菌分离培养技术来研究微生物。这种技术使得科学家能够更深入地研究微生物，并发现了更多的细菌种类。在此基础上，人们开始探索微生物与疾病之间的关系。路易斯·巴斯德和罗伯特·科赫等著名科学家通过实验，证明了微生物可以引起疾病，为后来的抗生素研究和治疗提供了基础。在 19 世纪，科学家发现了许多与疾病有关的微生物，如结核杆菌、霍乱弧菌和炭疽杆菌等。这些发现推动了病原微生物的治疗和预防研究。20 世纪，细菌学得到了飞速发展。随着分子生物学的兴起，人们开始探索微生物的基因组学和遗传学。桑格测序（Sanger sequencing）和聚合酶链反应（polymerase chain reaction，PCR）等技术的发明使得人们能够更深入地研究微生物基因结构和功能。这些技术的发明也促进了分子遗传学领域的发展。在此基础上，基因工程和基因编辑等技术的出现进一步推动了细菌学的发展。这些技术使得科学家能够更精确地研究细菌的生理和代谢过程，并开发新的药物和疫苗来治疗和预防细菌感染。21 世纪初，商业上可用的高通量测序方法的兴起，使人们能够以一种开放的方式获取更多信息，从而实现了方法的大众化。这些技术的发展使得科学家能够更全面地了解微生物的基因组学和生物学。此外，新的基因组测序方法，特别是单细胞测序（single cell sequencing），正在被广泛应用于病原微生物的研究中，以重新解决测序偏差并扩大许多不同病原微生物的参考基因组集。还有新兴的三代测序技术，即单分子实时测序（single-molecule real-time sequencing，SMRT sequencing），可以高效地获得病原体基因组的全长序列，从而加深对病原体的生物学特性和遗传特征的了解。这些新的技术手段，使得宏基因组分类学分析可以利用正在快速生成的更丰富的基因组集，获取更加准确的病原微生物组成信息，为疾病的预防和治疗提供更为精准的数据支持。

总而言之，现代基因组学对病原微生物学的影响深远。利用新的技术方法，一方面能够全面、快速、精准地鉴定病原体种类，包括细菌、病毒、真菌等，从而提供更加准确的诊断和治疗指导；另一方面能够深入了解微生物群落的组成和变化情况，探究微生物与疾病发生的关系，以及人类肠道微生物与健康的关系等。在未来，随着新技术的不断发展和应用，病原微生物学的研究将会迎来更加广阔的发展空间。

9.2 基于 NGS 的微生物定量分析

解析微生物组成及其相对丰度信息，对于微生态研究具有重要的促进作用。16S rRNA 基因在细胞内相对稳定且含有保守序列和高变区序列，因此对不同细菌的相对丰度进行精细定量分析时，必须考虑包括 16S rRNA 基因在内的基因拷贝数。如表 9-1 所示，不同细菌中 16S rRNA 基因的表达量有所差异，拷贝数从 1 至 15 不等，并且与基因组大小、GC% 或特定属或门的细菌没有特定的相关性。例如，两株厚壁菌枯草芽孢杆菌有两个基因拷贝（8 和 10），但其基因组大小相差 4%（表 9-1）。在变形杆菌中，GC% 在 14% ～ 75%，而核糖体操纵子的数量在 1 ～ 15。因此，解释微生物的多样性和丰度应考虑到生物丰度和每个基因组操纵子拷贝数的变化，这些信息可以通过对 16S rRNA 基因定量分析得到，进而得出相对丰度分布、不同分类群丰度估量、总体多样性和相似性测量等结果。只有在确定了所有物种的小群落，才能进行精细分析。有一种软件可以估算 16S rRNA 基因拷贝数和生物体丰度[1]。需要进一步将这些 16S rRNA 基因拷贝数与基因组拷贝数联系起来。

表 9-1　细菌基因组子集中的 16S rRNA 基因拷贝数

门	门中 16S rRNA 基因的平均拷贝数 [a]	物种名称	16S rRNA 基因拷贝数 [b]	基因组大小（bp）[d, e]	GC% [e]
放线菌门	3.1±1.7	弗兰克氏菌 Cc13	2	5 433 628	70.11
		弗兰克氏菌 EuI1c	3	8 815 781	72.3
		放射性耐运动球菌 SRS30216	4	4 956 672	74.2
拟杆菌门	3.5±1.5	坎迪达图斯·苏西亚·穆埃莱里 DMIN（Candidatus Sulcia muelleri）	1	243 933	22.5
		福赛坦氏菌 ATCC 43037	2	3 405 521	47.0
		牙龈卟啉单胞菌 ATCC 33277	4	2 354 886	48.4
蓝细菌门	2.3±1.2	聚囊藻属 PCC 6803	2	3.947 019	47.3
异常球菌 - 栖热菌门	2.7±1.0	嗜热栖热菌 HB-8	2	2 116 056	69.5
		耐辐射球菌 R1	3	3 284 156	66.6
厚壁菌门	5.8±2.8	干酪乳杆菌 ATCC 334	5	2 924 325	46.6
		金黄色葡萄球菌 JH1	6	2 936 936	33.0
		化脓性链球菌 M1 GAS（SF370）	6	1 852 441	38.5
		枯草芽孢杆菌 W23	8	4 027 676	43.9
		枯草芽孢杆菌 168	10	4 215 606	43.5
		短杆菌 NBRC 100599	15	6 296 436	47.3
变形菌门 [c]	2.2±1.3（α）	亨氏巴尔通体 Houston-1	2	1 931 047	38.2
		李氏红杆菌 HTCC2594	1	3 052 398	63.1
	3.3±1.6（β）	坎迪达图斯·津德里亚 昆虫 CARI（Candidatus Zinderia insecticola）	1	208 564	13.5
	2.7±1.4（δ）	脱卤厌氧黏杆菌 2CP-C	2	5 013 479	74.9

续表

门	门中 16S rRNA 基因的平均拷贝数 [a]	物种名称	16S rRNA 基因拷贝数 [b]	基因组大小（bp）[d, e]	GC%[e]
	3.0±1.1（ε）	希尔登堡普通脱硫弧菌	5	3 773 159	63.2
		幽门螺杆菌 26695	2	1 667 867	38.9
		空肠弯曲杆菌 269.97	3	1 845 106	30.4
	5.8±2.8（γ）	蚜虫巴克纳氏菌（Acyrthosiphon pisum）	1	655 725	26.3
		土拉弗朗西斯菌 FSC147	3	1 893 886	32.3
		放线共生聚集菌 D7S-1	6	2 309 073	44.3
		流感嗜血杆菌 86-028NP	6	1 914 490	38.2
		大肠杆菌 K-12 MG1655	7	4 641 652	50.8
		鼠疫耶尔森菌 91001	7	4 803 217	47.7
		肺炎克雷伯菌 HS11286	8	5 682 322	57.1
		霍乱弧菌 N16961	8	4 033 464	47.5
		创伤弧菌 MO6-24/O	9	5 007 768	47.0
		维氏气单胞菌 B565	10	4 551 783	58.7
		需钠弧菌 ATCC 14048	13	5 131 685	45.0
		深发光杆菌 SS9	15	6 403 280	42.0
螺旋体门	2.4±1.0	伯氏疏螺旋体 N40	1	1 339 539	28.6
		齿密螺旋体 ATCC 35405	2	2 843 201	37.9
		芝加哥梅毒螺旋体	2	1 139 281	52.8
互养菌门	2.5±1.0	移动厌氧杆菌 DSM 13181	2	2 160 700	48.0
		嗜热厌氧菌酸氨基虫 DSM 6589	3	1 848 474	63.8
柔膜菌门	1.6±0.5	生殖支原体 G-37	1	580 076	31.7

a 来自 Vetrovsky 和 Baldrian[10]。

b 来自以下来源：核糖体 RNA 数据库（rrnDB）[11]。

c 为每个细分提供值。（α）α 蛋白细菌；（β）β 蛋白杆菌；（δ）δ 蛋白杆菌；（ε）ε 原细菌；（γ）γ 蛋白杆菌。

d "bp" 代表碱基对。

e 来自国家生物技术信息中心（NCBI）生物基因组信息（www.NCBI.nlm.nih.gov/gome）和京都基因和基因组百科全书（KEGG）完整基因组[12]。

　　并非所有细菌都遵循像大肠杆菌那样的染色体复制、延伸、终止及细胞分裂的模式。大肠杆菌的基因组在一个染色体中，并且每个细胞只有一个基因组的拷贝。换句话说，不是所有细菌的基因组结构和复制方式都和大肠杆菌完全相同。因此，为了准确定量，我们还需要了解每种微生物的倍性（表 9-2）。多倍体的生物学意义将取决于所研究的系统，可能涉及多种功能，如基因组拷贝之间的 DNA 重组、通过基因组同源重组替换有害突变或缓解有害突变随时间的累积[2-6]。此外，细胞可以异步复制，显示出异质 DNA 的含量[7, 8]。基因组拷贝数在不同的生长阶段也会发生变化，并且在一个群体中可能观察到不止一个倍体[7, 9]。对多倍体和复制的作用的理解将有助于深入了解基因组结构和内容对具有多个基因组的细胞表型特征的影响程度，以及对每个"组学"平台数据的影响。在一些显著的情况下，宿主及其多倍体共生体的生理学存在互补性，这些功能相互作用仍有待阐明。

表 9-2　细菌和古生物亚群的每个细胞基因组拷贝数

门	物种名称	基因组拷贝数 （平均值或范围）	多倍体	生成时间、生长阶段、环境自由生活/兼性倾斜共生	参考文献
拟杆菌门	布拉塔杆菌属	323～353	多倍体	东方褐腹蟑螂（Blattella orientalis）的必需内共生菌	Lopez-Sanchez 等[13]
		10～18	多倍体	美洲褐腹蟑螂（Periplaneta americana）的必需内共生菌	
	坎迪达图斯·苏西亚·穆埃莱里 Candidatus Sulcia muelleri DMIN	140～880	多倍体	绿色尖头蝉（Draeculacephala minerva）的必需内共生菌	Woyke 等[14]
	卵圆蚜	84～122	多倍体	类芽孢（休眠的孢子样细胞）	Sukenik 等[15]
		1～4	寡倍体	营养细胞	
	聚球藻 PCC 7942	4	寡倍体	指数期和稳态期（代际时间1440分钟）	Griese 等[4]
	聚囊藻 PCC 6803 运动型野生型	218	多倍体	指数生长期	Griese 等[4]
		58		线性生长期（1200分钟）	
		58		平稳期	
异常球菌-栖热菌门	耐辐射球菌	10	寡倍体	指数期和稳态期	Hansen[16]，Minton[17]
		4～8			
	嗜热栖热菌 HB-8	4～5	寡倍体	指数期和稳态期（缓慢生长条件）	Ohtani 等[4]
硬壁菌门	Epulopiscium sp. B 型	20 000～400 000	多倍体	独角鱼共生体	Mendell 等[18]，Angert[19]
		49 000～120 000		Naso tonganus 共生体	
	乳酸乳球菌乳酸亚种 IL1403	2	二倍体	倍增时间223分钟（缓慢生长培养）	Michelsen 等[20]
变形菌门	葡萄酒固氮菌	>40	多倍体	指数后期	Nagpal 等[21]
		>80		早期稳定阶段	Maldonado 等[22]
		>100		后期稳定阶段	
	布氏菌属	120	多倍体	豌豆蚜的斜内共生体；基因组拷贝数随宿主发育阶段而变化	Komaki 和 Ishikawa[6,23]
		(50～200)			
	新月形茎杆菌	2.1	单倍体	倍增时间93分钟	Pecoraro 等[24]
	普通脱硫弧菌	4	寡倍体	倍增时间2400分钟	Postgate 等[25]
	大肠杆菌	2.5/1.2[a]	单倍体	倍增时间103分钟	Pecoraro 等[24]
		6.8/1.7[a]	Mero 寡倍体	倍增时间25分钟	
	淋球菌	3	寡倍体	指数阶段（生成时间60分钟）	Tobiason 和 Seifert[26]
	恶臭假单胞菌	20/14[a]	多倍体	倍增时间46分钟	Pecoraro 等[24]
	产琥珀酸沃廉菌	0.9	单倍体	倍增时间96分钟	Pecoraro 等[24]
螺旋体门	赫氏疏螺旋体	5	寡倍体	晚期指数期（在实验室中保持）	Kitten 和 Barbour[27]
		14（12～17）	多倍体	从小鼠中分离	
广古菌门	海沼甲烷球菌	55	多倍体	指数期和稳态期	Hildenbrand 等[28]
		30			

续表

门	物种名称	基因组拷贝数 （平均值或范围）	多倍体	生成时间、生长阶段、环 境自由生活 / 兼性倾斜共生	参考文献
	热自养甲烷杆菌	2 1 ~ 2	二倍体	指数期和稳态期	Majernik 等 [29]

a 基于来源附近的基因拷贝数 / 末端附近的基因复制数。

9.3　NGS 揭示细菌群体的遗传异质性

无论是在自然界还是实验室，细菌学研究侧重在种群水平。细菌群体并非由数百万个相同的个体组成，在细胞复制过程中，单个细胞的基因组会发生突变，导致同一物种内存在着遗传异质群体。大规模的宏基因组研究表明，微生物群落中存在一些序列离散的种群，这些种群的生物基因组平均核苷酸同一性（average nucleotide identity，ANI）高于 94%，并且它们是自然微生物群落中不可或缺的单元。换言之，这些序列离散的种群在微生物群落中起着重要的作用。不同环境中的细菌可能属于同一种群，但与其他共有种群的遗传同一性显著降低，通常 ANI 低于 80% ~ 85%。与广泛使用的 16S rRNA 基因测序分析相比，这种遗传学指标提供了更高的分辨率 [30, 31]。在我们对细胞进化有更完整的认识之前，最初的菌株定义可能与环境有关。随着独立于培养的"组学"技术的发展，如转录组学、蛋白质组学和代谢组学，细菌学分类进一步完善，并提供自然微生物群落的生态相关特性。通过对序列离散种群中的生态适宜基因和通路进行表征，可以改进尚未培养的细菌的定量分析，这些基因和通路独特地定义了种群基因组的特征。

从 19 世纪 80 年代以来，细菌学领域经历了技术和概念的持续发展，随着新技术的引入和应用，我们对细菌的分类、进化关系和多样性有了更深入的认识。截至 2013 年，有大约 2000 个属和 10 600 种细菌被有效地命名并归类于 29 个门中（详见 www.bacterio.net）。除此之外，还有许多保存在培养物中的细菌有待被分离并进行基因组测序，以便正式命名及划分归属。这些尚未被分离和命名的细菌的基因组信息已经部分收录在 HMP（www.hmpdacc.org）数据库中 [32, 33]。除了传统的分类方法外，全基因组研究使得细菌在系统发育上的定位变得更加精确。但由于全基因组和高质量基因组序列草案数量的限制，向全基因组系统发育学分析的转变受到一定的限制。此外，还需要开发新的工具，以便更好地定义菌株级别的系统发育 [34]，包括基于基因含量的分类。在 16S rRNA 基因系统发育分类和表型分类相互竞争的情况下，这可能会导致一些分类上的冲突。此外，许多数据库，如 Ribosomal Database Project、Greengenes、SILVA 和 Human Oral Microbiome Database 等，也在继续扩展其分析的范围，除了已经被正式命名的细菌外，还包括未被命名的细菌，并保持了我们进行 16S rRNA 基因系统发育分析的能力 [35-38]。

9.4 宏基因组揭示微生物群落生态系统的复杂性

从小规模角度来看，微生物群落的动态核心在于微生物的共存、微生物网络和群落发展。通过生物信息学，我们能够重新定义群落成员之间的相互关系，并探索它们之间的社会组织、竞争和排斥规则。

宏基因组方法能够对个体内和群体间的多个位点进行深入的比较分析，第一次这种类型的分析是在马尾藻海的不同海洋采样站进行并完成的[39]。最近，研究人员对 HMP 队列中的 18 个身体部位和 22 个人体栖息地进行了系统的研究及概述[40, 41]。这种生物地理学与不同结构的关系网络有关。传统微生物学表明，这些关系可以与生物膜产生直接物理作用，最终形成相互作用组[42]。当分析 NGS 数据时，该网络扩展为共现网络，其中菌群类型通常但不总是在一个地点同时出现。尽管我们还没有理解这些复杂关系，但代谢相互依赖性存在于营养物质的降解级联中，并影响微生物群和宿主。

在微生物的生态系统中，正如基因组分析所揭示的，基因水平转移似乎是一种具有补充功能的竞争选择[43]。一个具体的例子是人类肠道细菌类杆菌（*Bacteroides plebius*）与海洋细菌进行基因交换，这种基因转移有助于促进一些携带外源布氏杆菌基因的人群消化海藻[44]。在多种群落中，互惠合作也是一种可行的选择，既能提高营养素的摄入量，又能避免受到宿主的侵害[45-47]。

随着对海量数据集研究的深入，我们越发明显地看到交互的复杂性。人类肠道宏基因组学（metagenomics of the human intestinal tract，MetaHIT）项目的初步研究揭示，肠道微生物组中微生物基因的数量超过人类基因的 100 倍，仅在肠道中就存在着超过 300 万个细菌基因[48]。为了理解生命体系的适应能力，我们需要在不同层面上进行观察，从酶消化过程中蛋白质分子的结构修饰到细胞内分子的梯度，从细胞提高营养吸收或逃离毒素的趋化能力，到细胞表面蛋白质在细胞间的直接相互作用，以及形成生物膜的细胞组合和生物膜与其所附着表面的细胞间的互动。这些相互作用、机制和优化的综合尺度对于生存、休眠或成长至关重要，而这取决于我们对存在数百万年的规则的理解。

9.5 微生物群与宿主的共同进化

在生命的漫长进化历程中，微生物群和宿主之间的联系与合作无处不在。这种互利关系可以在不同的栖息地中发展并维持共同进化。微生物和宿主之间相互作用的演化，促进了宿主的适应能力，并导致了宿主的进化，与此同时，宿主也通过提供适宜的生存环境和营养物质来支持微生物的生存（图 9-1）。微生物和宿主的共同进化是动态发展的，例如牡蛎幼虫后期到成年期，青蛙的不同变态阶段，以及哺乳动物从出生到成年期都会发生微生物群的变化[49-52]。尽管微生物群的相对丰度会随时间而变化，但是单个特定菌株在环境中建立后是相对稳定的[53, 54]。

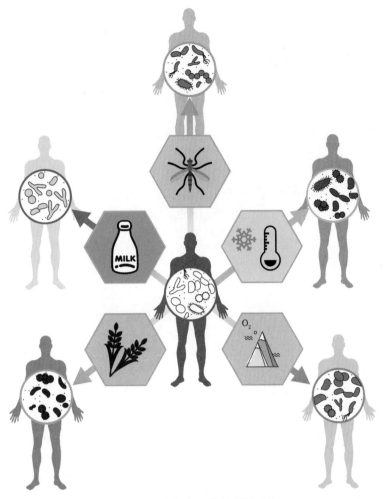

图 9-1　人类与微生物的共同进化

　　人类微生物组项目（human microbiome project，HMP）联合会为了重新定义健康的概念，招募了没有促炎症状或疾病迹象的志愿者[40, 55]。对身体多个部位的宏基因组数据集进行研究，结果表明微生物的多样性是保持身体健康的关键[40, 55]。此外，还有其他研究表明，微生物群可以参与消化系统、免疫系统、内分泌系统和神经系统等多系统的生理功能（图 9-2），微生物群对于消化系统的健康尤其重要，它们有助于分解食物并生成重要的营养物质，另外，微生物群还能够调节免疫系统，帮助宿主抵御疾病[56-58]。

　　在过去的一个世纪，人类的平均寿命有了显著提高，但我们仍未完全理解微生物与人类祖先直接的互惠关系对此进展的影响。一项关于牙斑钙化的研究表明，从新石器时代到中世纪，口腔微生物群比现在更加多样化并且相对稳定[59]。对于墨西哥北部 1400 年前的粪便化石的研究发现，肠道微生物群在当时的城市居民中比现代人更加多样化，而当时乡村人群的肠道微生物群则与现代人类的更加相似[60]。尽管我们已经开始了解微生物群对我们生存的重要性，但仍有许多问题需要解决。

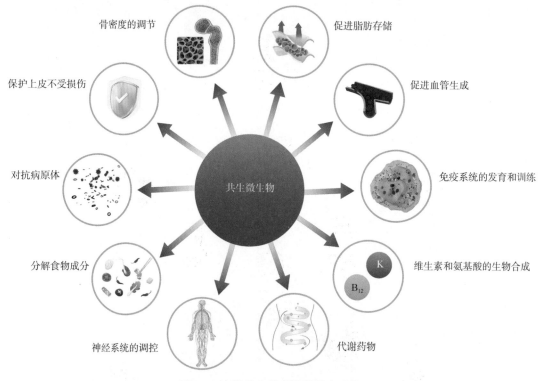

图 9-2　人类共生微生物的基本功能

9.6　微生物在疾病治疗中的应用

　　微生物群与人类密不可分，不仅在人体内维持着生态平衡，还能够对人类健康产生重要影响。微生物群与多种疾病的发生和发展密切相关，微生物群能够通过多种途径调节人体免疫系统、内分泌系统和神经系统，从而影响人体健康。在治疗一些疾病时，调整微生物组成成为一种新的治疗策略，如粪菌移植、益生菌治疗等。在德国的一个修道院发现的成人骨骼显示出轻微到严重牙周炎的症状，研究人员从牙齿骨骼中提取的 DNA 成功重建了一种已知病原体——福赛斯坦纳菌（*Tannerella forsythia*）的基因组[61]，并且鉴定出了其他与牙周炎相关的物种的分子特征。

　　疾病治疗是社会关注的焦点，而微生物调控是其中的一个重要组成部分。在新石器时代，植物疗法可能是治疗疾病的常用方法，现如今精炼提纯的化合物作为药物治疗疾病。无论药物来源如何，这些抗菌剂都可以通过调节微生物群落的结构和代谢潜力来实现治疗效果[62, 63]。NGS 技术使我们更深入地理解了治疗期间微生物组对宿主的广泛影响，并且能够更好地观察治疗后宿主微生物组的恢复情况[64]。

　　传统抗生素治疗的有限疗效使得治疗难治性复发性艰难梭菌感染（*Clostridium difficile infection*）成为医学领域长期面临的难题。然而，近年来粪菌移植（fecal microbiota transplantation，FMT）这一新方法应运而生，可有效解决此问题。FMT 通过粪便样本提取供体微生物组，移植至受体肠道，迅速重塑受体肠道微生物组，有效对抗艰难梭菌感染，该方法已被广泛应用[65,66]。

重新审视宿主 - 微生物组的关系可能需要重新评估治疗的成功与失败。在治疗过程中，药物可以调整宿主微生物群的组成，使特定细菌定位于淋巴样组织或细胞，并协同调节和影响治疗药物的疗效[67]。因此，微生物组不仅是治疗的目标，还可以作为治疗效果的调节剂，通过改变预期效果来调整治疗效果[67,68]。对宿主 - 微生物群相互作用的分子基础进行深入研究，可能有助于推动新的治疗策略的开发，减少某些现有治疗的毒性。

尽管新的方法正在被设计开发，但传统的东方和西方医学领域已经开始相互融合，以了解微生物组在健康和疾病中的作用。在东亚国家，中医药广泛应用于治疗各种疾病长达数千年。其中，舌苔分析是中医学的基本实践之一，已被用于基于微生物群的热证和寒证的区分[69]。通过观察到的差异，舌苔相关微生物群可以作为新型亚型人类宿主群体的生物标志物。

9.7　微生物在食品和农业生产中的应用

在食品生产方面，许多古代文明早在现代微生物学发展之前就已开始利用细菌。在亚洲，人们在公元 1000 年前就开始使用低温乳酸发酵技术来保存食物，以备过冬。这种方法现在已经演变成了世界知名的美食——泡菜。通过对泡菜发酵过程的宏基因组分析，人们更深入地了解了一个多月发酵过程中微生物群落组成、pH 和呼吸相关功能的调节[70]。在中世纪，欧洲人开发了奶酪生产工艺，这种工艺至今仍然广受欢迎。如今，意大利的 Mozarella、Grana Padano 和 Parmigiano Reggiano 奶酪虽然来自不同的地理区域，但都是由具有相似代谢功能的微生物群落生产的，这些微生物群落由嗜热、酸性和适度耐热的乳酸菌组成[71]。微生物群在食品制备中的广泛应用还包括美洲可可豆的处理、中东用小米制成的饮料 Boza 以及用苔麸面粉发酵制作的酸面包 Injera 等。植物根系分泌物可以改变土壤中的微生物组成。在农业领域，宏基因组学方法提供了一种潜在途径，即使用混合植物化学物质来改变土壤微生物群落的结构，以支持有益的微生物群，从而最大化植物与土壤微生物的相互作用，提高作物产量、可持续性和抗病能力[72]。在水产养殖方面，宏基因组学方法可以用来设计预防策略，通过控制肠道微生物群来增强鱼类的健康。最近，商业价值较高的温水鱼类（如斑点鲶和大口黑鲈）的肠道微生物群已被鉴定，这为优化鱼类生长和控制疾病提供了帮助[73]。

9.8　人类活动对微生物群落的影响

随着我们对人类行为、人类微生物组以及人类生活环境的相互作用有了更深入的理解，整体的复杂性也随之急剧增加。个人或社会所做出的选择将直接影响我们与周围微生物群的互动，这种影响不仅局限于我们自身，还会对其他物种产生积极、中性或消极的影响。

例如，饮用水分配系统中微生物群落的构成取决于水源、管道材料（如铜、不锈钢或聚氯乙烯）以及私人和市政供水服务对饮用水消毒方案和方法的选择，以确保我们获得安全的饮用水[74-76]。虽然不同地区或当地可能存在不同的饮用水源微生物群，但对洁净安全饮用水的需求却是普遍存在的。

住宅、学校和医院建筑采用不同的设计，包括控制气流、温度、相对湿度和内部交互表面，可能会对建筑物表面及其内部空气中的微生物群产生影响[77, 78]。此外，交通方式，无论是私人交通还是公共交通，可能会让我们的暴露程度与在相同环境条件下在室外暴露的情况相当，这表明安全问题也与暴露量有关[79, 80]。

不同社会对土地和水资源的使用方式可能会对环境中的微生物群落产生长期影响，而这种影响可能也在更广泛的范围内存在。例如，飓风可以将大量微生物细胞雾化到对流层上层，从而可能对水文循环、云层和气候产生影响[45]。微生物群落与社会之间的相互作用是双向的，但是直到现在我们对这种关系还知之甚少。

近来，为了更好地管理我们的内部生态和生物圈，一系列积极的措施得以推动。这些措施包括广泛传播科学理论，体现在参加在线科学课程的人数众多，公民科学素质不断增强[81, 82]。此外，我们还可以通过开源软件和公开出版的科学文献获得更多接触相关科学工具的机会[83]。

9.9 基于NGS技术的微生物组研究与挑战

下一代测序技术获得的初步数据，使我们能够确定微生物组的基因含量。当我们从微生物组的基因组或转录组中获得大量数据时，需要对这些信息进行处理，以便更深入地了解其中的内容，而不仅仅是简单地比较基因数量。参考基因组的序列可用于多方面的分析，如基因定义、基因功能、基因分类等。1995年，第一个基因组的测序完成于分离的流感嗜血杆菌[84]。自那时起，基因组序列的数量迅速增长，多个国际数据库得以建立并可查询基因序列，包括日本DNA数据库（DNA Data Bank of Japan，DDBJ）、欧洲核苷酸档案（European Nucleotide Archive，ENA）和美国国家生物技术信息中心（National Center for Biotechnology Information，NCBI）的基因序列数据库（GenBank）以及其他专门的数据库。然而，为了跟上宏基因组学的进展，参考基因组的数量仍需增加。除了可培养性之外，基因目录和单细胞基因组有助于扩展信息库，推进多层次的分析[48, 85-89]。

伴随国际研究取得的进展，参考菌株存放库中尚未测序的可培养菌株数量正在减少，解析以前被认为不可培养的菌株是新的挑战。一些曾被归类为"尚不可培养"的菌株现在存放在美国标准生物品收藏中心（American Type Culture Collection，ATCC），并已通过HMP进行测序[88]，有待进一步的功能研究。为了深入理解微生物组与环境的相互作用，需要进行大规模的新生物学研究，并建立整合生物间系统发育和功能关系的生态模型。当前或未来可用的细菌分离物可促进其在动态基因组的生化研究以及微生物群落中的功能研究。这将有助于改进宏基因组的组装和注释，并有助于量化其在栖息地中的微生物群落的作用。

　　微生物存在于广泛的环境中，并且具备极其多样的生理功能。对微生物群落的功能了解可以从基于基因的知识中获得，也可以从与宏基因组学等其他组学的交叉中获得。新陈代谢是活细胞的关键，多个数据库，如京都基因与基因组百科全书（Kyoto Encyclopedia of Genes and Genomes，KEGG）、代谢途径和酶数据库（MetaCyc）、碳水化合物活性酶数据库（CAZy）和布伦瑞克酶数据库（BRENDA），能够推断与预测细胞功能，以更好地了解单个物种或复杂群落的情况[90-93]。然而，新陈代谢并不是细胞的唯一功能，还有很多未知功能有待探索研究。例如，国际保存库中有大量的保守蛋白质，需要确定其功能，以加深我们对蛋白质组的理解[94, 95]。

9.10　总　　结

　　NGS 技术是一种高通量、高精度的核酸测序技术，具有快速、准确、高通量、低成本等特点，广泛应用在微生物领域中。NGS 技术可以快速、准确地测定微生物基因组序列，通过比对基因组序列和基因注释，可以获得更多的微生物基因组信息，如功能注释、代谢途径、毒力因子等，为微生物基因组学的研究提供更为详细的数据。利用 NGS 技术对微生物样本进行高通量测序，通过对 16S rRNA 等标记基因序列的测序，可以对微生物群落进行分类鉴定和多样性分析，了解微生物群落的物种组成、丰度、多样性等信息，鉴定未知或新生物种。NGS 技术在微生物群落中的应用可揭示微生物群落的多样性、组成和结构，为环境和生态学研究提供了新的工具和方法。NGS 技术还可以快速、准确地测定微生物转录组序列，通过对转录组数据的分析，可以获得微生物基因表达水平、RNA 编辑、可变剪切等信息。全基因序列的测序还能够揭示微生物的基因组结构、基因组组装、基因功能和调控等信息，进一步研究微生物群落的功能和代谢途径。NGS 技术不仅为微生物学研究提供了新的方法和途径，也为微生物学研究和应用提供了新的思路和方法，极大地推动微生物学和生物技术的发展。综上所述，NGS 技术在微生物领域中有着广泛的应用，为微生物学的研究提供了高通量、高精度的技术手段，可以快速、准确地获得微生物群落、基因组、转录组代谢组等方面的数据信息，为微生物学的研究提供了更为详细的数据支持。

参 考 文 献

[1] KEMBEL S W, WU M, EISEN J A, et al. Incorporating 16S gene copy number information improves estimates of microbial diversity and abundance[J]. PLoS Comput Biol, 2012, 8(10): e1002743.

[2] FAUST K, SATHIRAPONGSASUTI J F, IZARD J, et al. Microbial co-occurrence relationships in the human microbiome[J]. PLoS Comput Biol, 2012, 8(7): e1002606.

[3] ZAHRADKA K, SLADE D, BAILONE A, et al. Reassembly of shattered chromosomes in *Deinococcus radiodurans*[J]. Nature, 2006, 443(7111): 569-573.

[4] GRIESE M, LANGE C, SOPPA J. Ploidy in cyanobacteria[J]. FEMS Microbiol Lett, 2011, 323(2): 124-131.

[5] PECORARO V, ZERULLA K, LANGE C, et al. Quantification of ploidy in proteobacteria revealed the existence of monoploid, (mero-)oligoploid and polyploid species[J]. PLoS One, 2011, 6(1): e16392.

[6] KOMAKI K, ISHIKAWA H. Genomic copy number of intracellular bacterial symbionts of aphids varies in

response to developmental stage and morph of their host[J]. Insect Biochem Mol Biol, 2000, 30(3): 253-258.

[7] MÜLLER S, BABEL W. Analysis of bacterial DNA patterns—an approach for controlling biotechnological processes[J]. J Microbiol Methods, 2003, 55(3): 851-858.

[8] MÜLLER S, NEBE-VON-CARON G. Functional single-cell analyses: flow cytometry and cell sorting of microbial populations and communities[J]. FEMS Microbiol Rev, 2010, 34(4): 554-587.

[9] CARO A, GROS O, GOT P, et al. Characterization of the population of the sulfur-oxidizing symbiont of Codakia orbicularis(Bivalvia, Lucinidae)by single-cell analyses[J]. Appl Environ Microbiol, 2007, 73(7): 2101-2109.

[10] VĚTROVSKÝ T, BALDRIAN P. The variability of the 16S rRNA gene in bacterial genomes and its consequences for bacterial community analyses[J]. PLoS One, 2013, 8(2): e57923.

[11] LEE Z M P, BUSSEMA C 3RD, SCHMIDT T M. rrnDB: documenting the number of rRNA and tRNA genes in bacteria and Archaea[J]. Nucleic Acids Res, 2009, 37(suppl_1): D489- D493.

[12] KANEHISA M, ARAKI M, GOTO S, et al. KEGG for linking genomes to life and the environment[J]. Nucleic Acids Res, 2008, 36(suppl_1): D480-D484.

[13] LÓPEZ-SÁNCHEZ M J, NEEF A, PATIÑO-NAVARRETE R, et al. Blattabacteria, the endosymbionts of cockroaches, have small genome sizes and high genome copy numbers[J]. Environmental Microbiology, 2008, 10(12): 3417-3422.

[14] WOYKE T, TIGHE D, MAVROMATIS K, et al. One bacterial cell, one complete genome[J]. PLoS One, 2010, 5(4): e10314.

[15] SUKENIK A, KAPLAN-LEVY R N, WELCH J M, et al. Massive multiplication of genome and ribosomes in dormant cells(akinetes)of *Aphanizomenon ovalisporum*(Cyanobacteria)[J]. ISME J, 2012, 6(3): 670-679.

[16] HANSEN M T. Multiplicity of genome equivalents in the radiation-resistant bacterium *Micrococcus radiodurans*[J]. J Bacteriol, 1978, 134(1): 71-75.

[17] MINTON K W. DNA repair in the extremely radioresistant bacterium *Deinococcus radiodurans*[J]. Mol Microbiol, 1994, 13(1): 9-15.

[18] MENDELL J E, CLEMENTS K D, CHOAT J H, et al. Extreme polyploidy in a large bacterium[J]. Proc Natl Acad Sci U S A, 2008, 105(18): 6730-6734.

[19] ANGERT E R. DNA replication and genomic architecture of very large bacteria[J]. Annu Rev Microbiol, 2012, 66: 197-212.

[20] MICHELSEN O, HANSEN F G, ALBRECHTSEN B, et al. The MG1363 and IL1403 laboratory strains of *Lactococcus lactis* and several dairy strains are diploid[J]. J Bacteriol, 2010, 192(4): 1058-1065.

[21] NAGPAL P, JAFRI S, REDDY M A, et al. Multiple chromosomes of *Azotobacter vinelandii*[J]. J Bacteriol, 1989, 171(6): 3133-3138.

[22] MALDONADO R, JIMÉNEZ J, CASADESÚS J. Changes of ploidy during the *Azotobacter vinelandii* growth cycle[J]. J Bacteriol, 1994, 176(13): 3911-3919.

[23] KOMAKI K, ISHIKAWA H. Intracellular bacterial symbionts of aphids possess many genomic copies per bacterium[J]. J Mol Evol, 1999, 48(6): 717-722.

[24] PECORARO V, ZERULLA K, LANGE C, et al. Quantification of ploidy in proteobacteria revealed the existence of monoploid, (mero-)oligoploid and polyploid species[J]. PLoS One, 2011, 6(1): e16392.

[25] POSTGATE J R, KENT H M, ROBSON R L, et al. The genomes of *Desulfovibrio gigas* and *D. vulgaris*[J]. J Gen Microbiol, 1984, 130(7): 1597-1601.

[26] TOBIASON D M, SEIFERT H S. The obligate human pathogen, *Neisseria gonorrhoeae*, is polyploid[J]. PLoS Biol, 2006, 4(6): e185.

［27］ KITTEN T, BARBOUR A G. The relapsing fever agent *Borrelia hermsii* has multiple copies of its chromosome and linear plasmids［J］. Genetics, 1992, 132(2): 311-324.

［28］ HILDENBRAND C, STOCK T, LANGE C, et al. Genome copy numbers and gene conversion in methanogenic archaea［J］. J Bacteriol, 2011, 193(3): 734-743.

［29］ MAJERNÍK A I, LUNDGREN M, MCDERMOTT P, et al. DNA content and nucleoid distribution in *Methanothermobacter thermautotrophicus*［J］. J Bacteriol, 2005, 187(5): 1856-1858.

［30］ GORIS J, KONSTANTINIDIS K T, KLAPPENBACH J A, et al. DNA-DNA hybridization values and their relationship to whole-genome sequence similarities［J］. Int J Syst Evol Micr, 2007, 57: 81-91.

［31］ CARO-QUINTERO A, KONSTANTINIDIS K T. Bacterial species may exist, metagenomics reveal［J］. Environ Microbiol, 2012, 14(2): 347-355.

［32］ HUMAN MICROBIOME JUMPSTART REFERENCE STRAINS CONSORTIUM, NELSON K E, WEINSTOCK G M, et al. A catalog of reference genomes from the human microbiome［J］. Science, 2010, 328(5981): 994-999.

［33］ DEWHIRST F E, CHEN T, IZARD J, et al. The human oral microbiome［J］. J Bacteriol, 2010, 192(19): 5002-5017.

［34］ HUANG K, BRADY A, MAHURKAR A, et al. MetaRef: a pan-genomic database for comparative and community microbial genomics［J］. Nucleic Acids Res, 2014, 42(D1): D617- D624.

［35］ CHEN T, YU W H, IZARD J, et al. The Human Oral Microbiome Database: a web accessible resource for investigating oral microbe taxonomic and genomic information［J］. Database-Oxford, 2010: baq013.

［36］ COLE J R, WANG Q, FISH J A, et al. Ribosomal Database Project: data and tools for high throughput rRNA analysis［J］. Nucleic Acids Res, 2014, 42(D1): D633- D642.

［37］ MCDONALD D, PRICE M N, GOODRICH J, et al. An improved Greengenes taxonomy with explicit ranks for ecological and evolutionary analyses of bacteria and archaea［J］. ISME J, 2012, 6(3): 610-618.

［38］ QUAST C, PRUESSE E, YILMAZ P, et al. The SILVA ribosomal RNA gene database project: improved data processing and web-based tools［J］. Nucleic Acids Res, 2013, 41(D1): D590-D596.

［39］ VENTER J C, REMINGTON K, HEIDELBERG J F, et al. Environmental genome shotgun sequencing of the Sargasso Sea［J］. Science, 2004, 304(5667): 66-74.

［40］ HUMAN MICROBIOME PROJECT C. Structure, function and diversity of the healthy human microbiome［J］. Nature, 2012, 486(7402): 207-214.

［41］ ZHOU Y J, GAO H Y, MIHINDUKULASURIYA K A, et al. Biogeography of the ecosystems of the healthy human body［J］. Genome Biol, 2013, 14(1): R1.

［42］ KOLENBRANDER P E, PALMER R J, JR, PERIASAMY S, et al. Oral multispecies biofilm development and the key role of cell-cell distance［J］. Nat Rev Microbiol, 2010, 8(7): 471-480.

［43］ SMILLIE C S, SMITH M B, FRIEDMAN J, et al. Ecology drives a global network of gene exchange connecting the human microbiome［J］. Nature, 2011, 480(7376): 241-244.

［44］ HEHEMANN J H, CORREC G, BARBEYRON T, et al. Transfer of carbohydrate-active enzymes from marine bacteria to Japanese gut microbiota［J］. Nature, 2010, 464(7290): 908-912.

［45］ DELEON-RODRIGUEZ N, LATHEM T L, RODRIGUEZ R L, et al. Microbiome of the upper troposphere: species composition and prevalence, effects of tropical storms, and atmospheric implications［J］. Proc Natl Acad Sci U S A, 2013, 110(7): 2575-2580.

［46］ RAMSEY M M, WHITELEY M. Polymicrobial interactions stimulate resistance to host innate immunity through metabolite perception［J］. Proc Natl Acad Sci U S A, 2009, 106(5): 1578-1583.

［47］ SIEBER J R, MCINERNEY M J, GUNSALUS R P. Genomic insights into syntrophy: the paradigm for anaerobic metabolic cooperation[J]. Annu Rev Microbiol, 2012, 66: 429-452.

[48] QIN J J, LI R Q, RAES J, et al. A human gut microbial gene catalogue established by metagenomic sequencing[J]. Nature, 2010, 464(7285): 59-65.

[49] RINGEL-KULKA T, CHENG J, RINGEL Y, et al. Intestinal microbiota in healthy U.S. young children and adults--a high throughput microarray analysis[J]. PLoS One, 2013, 8(5): e64315.

[50] JOST T, LACROIX C, BRAEGGER C P, et al. New insights in gut microbiota establishment in healthy breast fed neonates[J]. PLoS One, 2012, 7(8): e44595.

[51] TRABAL FERNÁNDEZ N, MAZÓN-SUÁSTEGUI J M, VÁZQUEZ-JUÁREZ R, et al. Changes in the composition and diversity of the bacterial microbiota associated with oysters(*Crassostrea corteziensis*, *Crassostrea gigas* and *Crassostrea sikamea*)during commercial production[J]. FEMS Microbiol Ecol, 2014, 88(1): 69-83.

[52] KOHL K D, CARY T L, KARASOV W H, et al. Restructuring of the amphibian gut microbiota through metamorphosis[J]. Environ Microbiol Rep, 2013, 5(6): 899-903.

[53] FAITH J J, GURUGE J L, CHARBONNEAU M, et al. The long-term stability of the human gut microbiota[J]. Science, 2013, 341(6141): 1237439.

[54] SCHLOISSNIG S, ARUMUGAM M, SUNAGAWA S, et al. Genomic variation landscape of the human gut microbiome[J]. Nature, 2013, 493(7430): 45-50.

[55] SEGATA N, HAAKE S K, MANNON P, et al. Composition of the adult digestive tract bacterial microbiome based on seven mouth surfaces, tonsils, throat and stool samples[J]. Genome Biol, 2012, 13(6): R42.

[56] TILLISCH K, LABUS J, KILPATRICK L, et al. Consumption of fermented milk product with probiotic modulates brain activity[J]. Gastroenterology, 2013, 144(7): 1394-1401.e1-4.

[57] ROUND J L, MAZMANIAN S K. The gut microbiota shapes intestinal immune responses during health and disease[J]. Nat Rev Immunol, 2009, 9(5): 313-323.

[58] Diaz Heijtz R, WANG S G, ANUAR F, et al. Normal gut microbiota modulates brain development and behavior[J]. P Natl Acad Sci U S A, 2011, 108(7): 3047-3052.

[59] ADLER C J, DOBNEY K, WEYRICH L S, et al. Sequencing ancient calcified dental plaque shows changes in oral microbiota with dietary shifts of the Neolithic and industrial revolutions[J]. Nature Genetics, 2013, 45(4): 450-455.

[60] TITO R Y, KNIGHTS D, METCALF J, et al. Insights from characterizing extinct human gut microbiomes[J]. PLoS One, 2012, 7(12): e51146.

[61] WARINNER C, RODRIGUES J F, VYAS R, et al. Pathogens and host immunity in the ancient human oral cavity[J]. Nat Genet, 2014, 46(4): 336-344.

[62] PÉREZ-COBAS A E, ARTACHO A, KNECHT H, et al. Differential effects of antibiotic therapy on the structure and function of human gut microbiota[J]. PLoS One, 2013, 8(11): e80201.

[63] DETHLEFSEN L, HUSE S E, SOGIN M L, et al. The pervasive effects of an antibiotic on the human gut microbiota, as revealed by deep 16S rRNA sequencing[J]. PLoS Biol, 2008, 6(11): e280.

[64] HILL D A, HOFFMANN C, ABT M C, et al. Metagenomic analyses reveal antibiotic-induced temporal and spatial changes in intestinal microbiota with associated alterations in immune cell homeostasis[J]. Mucosal Immunol, 2010, 3(2): 148-158.

[65] BRACE C, GLOOR G B, ROPELESKI M, et al. Microbial composition analysis of *Clostridium difficile* infections in an ulcerative colitis patient treated with multiple fecal microbiota transplantations[J]. J Crohns Colitis, 2014, 8(9): 1133-1137.

[66] SONG Y, GARG S, GIROTRA M, et al. Microbiota dynamics in patients treated with fecal microbiota

transplantation for recurrent *Clostridium difficile* infection[J]. PLoS One, 2013, 8(11): e81330.

[67] VIAUD S, SACCHERI F, MIGNOT G, et al. The intestinal microbiota modulates the anticancer immune effects of cyclophosphamide[J]. Science, 2013, 342(6161): 971-976.

[68] GOLEVA E, JACKSON L P, HARRIS J K, et al. The effects of airway microbiome on corticosteroid responsiveness in asthma[J]. Am J Respir Crit Care Med, 2013, 188(10): 1193-1201.

[69] JIANG B, LIANG X J, CHEN Y, et al. Integrating next-generation sequencing and traditional tongue diagnosis to determine tongue coating microbiome[J]. Sci Rep, 2012, 2: 936.

[70] JUNG J Y, LEE S H, KIM J M, et al. Metagenomic analysis of kimchi, a traditional Korean fermented food[J]. Appl Environ Microbiol 2011, 77(7): 2264-2274.

[71] DE FILIPPIS F, LA STORIA A, STELLATO G, et al. A selected core microbiome drives the early stages of three popular Italian cheese manufactures[J]. PLoS One, 2014, 9(2): e89680.

[72] BADRI D V, CHAPARRO J M, ZHANG R F, et al. Application of natural blends of phytochemicals derived from the root exudates of Arabidopsis to the soil reveal that phenolic-related compounds predominantly modulate the soil microbiome[J]. J Biol Chem, 2013, 288(7): 4502-4512.

[73] LARSEN A M, MOHAMMED H H, ARIAS C R. Characterization of the gut microbiota of three commercially valuable warmwater fish species[J]. J Appl Microbiol, 2014, 116(6): 1396-1404.

[74] HWANG C, LING F Q, ANDERSEN G L, et al. Microbial community dynamics of an urban drinking water distribution system subjected to phases of chloramination and chlorination treatments[J]. Appl Environ Microbiol, 2012, 78(22): 7856-7865.

[75] HONG P Y, HWANG C, LING F Q, et al. Pyrosequencing analysis of bacterial biofilm communities in water meters of a drinking water distribution system[J]. Appl Environ Microbiol, 2010, 76(16): 5631-5635.

[76] HOLINGER E P, ROSS K A, ROBERTSON C E, et al. Molecular analysis of point-of-use municipal drinking water microbiology[J]. Water Res, 2014, 49: 225-235.

[77] KEMBEL S W, JONES E, KLINE J, et al. Architectural design influences the diversity and structure of the built environment microbiome[J]. ISME J, 2012, 6(8): 1469-1479.

[78] MEADOW J F, ALTRICHTER A E, KEMBEL S W, et al. Bacterial communities on classroom surfaces vary with human contact[J]. Microbiome, 2014, 2(1): 7.

[79] STEPHENSON R E, GUTIERREZ D, PETERS C, et al. Elucidation of bacteria found in car interiors and strategies to reduce the presence of potential pathogens[J]. Biofouling, 2014, 30(3): 337-346.

[80] ROBERTSON C E, BAUMGARTNER L K, HARRIS J K, et al. Culture-independent analysis of aerosol microbiology in a metropolitan subway system[J]. Appl Environ Microbiol, 2013, 79(11): 3485-3493.

[81] CRALL A W, JORDAN R, HOLFELDER K, et al. The impacts of an invasive species citizen science training program on participant attitudes, behavior, and science literacy[J]. Public Underst Sci, 2013, 22(6): 745-764.

[82] JANSSENS A C, KRAFT P. Research conducted using data obtained through online communities: ethical implications of methodological limitations[J]. PLoS Med, 2012, 9(10): e1001328.

[83] DAVIS P M, WALTERS W H. The impact of free access to the scientific literature: a review of recent research[J]. J Med Libr Assoc, 2011, 99(3): 208-217.

[84] FLEISCHMANN R D, ADAMS M D, WHITE O, et al. Whole-genome random sequencing and assembly of *Haemophilus influenzae* Rd[J]. Science, 1995, 269(5223): 496-512.

[85] KYRPIDES N C, HUGENHOLTZ P, EISEN J A, et al. Genomic encyclopedia of bacteria and archaea: sequencing a myriad of type strains[J]. PLoS Biol, 2014, 12(8): e1001920.

[86] BEALL C J, CAMPBELL A G, DAYEH D M, et al. Single cell genomics of uncultured, health-associated

Tannerella BU063(Oral Taxon 286)and comparison to the closely related pathogen *Tannerella forsythia*[J]. PLoS One, 2014, 9(2): e89398.

[87] MASON O U, HAZEN T C, BORGLIN S, et al. Metagenome, metatranscriptome and single-cell sequencing reveal microbial response to Deepwater Horizon oil spill[J]. ISME J, 2012, 6(9): 1715-1727.

[88] METHÉ B A, NELSON K E, POP M. A framework for human microbiome research[J]. Nature, 2012, 486(7402): 215-221.

[89] RINKE C, SCHWIENTEK P, SCZYRBA A, et al. Insights into the phylogeny and coding potential of microbial dark matter[J]. Nature, 2013, 499(7459): 431-437.

[90] LOMBARD V, GOLACONDA RAMULU H, DRULA E, et al. The carbohydrate-active enzymes database(CAZy)in 2013[J]. Nucleic Acids Res, 2014, 42(D1): D490-D495.

[91] CASPI R, ALTMAN T, DALE J M, et al. The MetaCyc database of metabolic pathways and enzymes and the BioCyc collection of pathway/genome databases[J]. Nucleic Acids Res, 2010, 38(Database issue): D473-D479.

[92] KANEHISA M, GOTO S, FURUMICHI M, et al. KEGG for representation and analysis of molecular networks involving diseases and drugs[J]. Nucleic Acids Res, 2010, 38(suppl_1): D355- D360.

[93] SCHOMBURG I, CHANG A, PLACZEK S, et al. BRENDA in 2013: integrated reactions, kinetic data, enzyme function data, improved disease classification: new options and contents in BRENDA[J]. Nucleic Acids Res, 2013, 41(D1): D764- D772.

[94] WILKE A, HARRISON T, WILKENING J, et al. The M5nr: a novel non-redundant database containing protein sequences and annotations from multiple sources and associated tools[J]. Brief Bioinform, 2012, 13: 141.

[95] GOODACRE N F, GERLOFF D L, UETZ P. Protein domains of unknown function are essential in bacteria[J]. mBio, 2013, 5(1): e00744- e00713.

第10章 微生物组研究的未来前景

10.1 引　　言

　　自安东尼·范·列文虎克首次观察到肉眼无法看到的微生物以来，迄今人类对微生物的了解仍然相当有限。因此，人们对微生物领域的深层机制产生了浓厚的兴趣，希望能够更充分地了解这一领域。在过去的十年里，方法论的快速发展显著提高了我们研究微生物群落的能力。宏基因组学方法通过分离和培养个体物种，消除了许多阻碍微生物群落生态学研究的障碍，提供了更多有价值的信息，使我们能够更好地了解群落的多样性、组成、功能和代谢能力。

　　微生物大多是肉眼看不见的，它们能够在多种环境中生存，包括我们身体内部。人类微生物组的组成、建立和构成的稳定性取决于宿主的遗传、免疫竞争以及所选择的生活方式。我们所选择的生活方式将决定我们接触哪些外部和内部环境因素，这些因素可能会暂时或永久地影响人类微生物组组成。图10-1描述了一些可能会影响皮肤、口腔和肠道微生物群的生活方式相关因素，包括我们所携带、接触、呼吸和摄入的物质。其他媒介也可以影响微生物群落的成分，如分泌物、排泄物、气溶胶、气流、动物、水、饮料、食物、工具和盥洗用品等。这些因素能够干预微生物的生态系统，促进微生物群落的变化和演化。

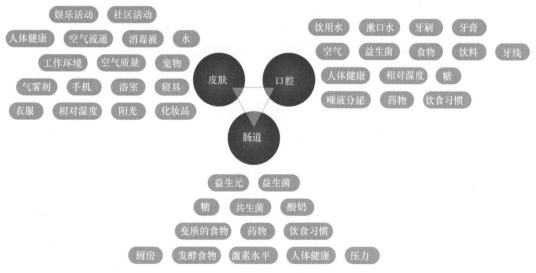

图 10-1　生活方式的选择影响人类微生物组组成

在日常生活中，人类暴露于许多外部和内部环境因素，这些因素会影响其微生物组的组成。皮肤、口腔和肠道中的微生物群是人类微生物组的代表。每个身体部位都受到一系列环境因素的调节，其中一些因素，如健康状况、饮食、药物和压力，会影响多个身体部位的微生物群，而另一些因素，如牙刷和牙膏，则会直接影响特定身体部位的微生物群

微生物群落的形成取决于多种环境因素，如 pH、温度、海拔、天气、土壤类型、养分、相对湿度、空气质量、污染物，以及微生物竞争对手等。因此，可以说人类是地球上其他生命形式的一部分，并与它们相互关联。作为超级生物体，人类的存在不仅影响着自身，也影响着周围环境。

10.2　宏基因组学在农业和食品微生物学中的研究前景

适宜的营养是生物体生存的重要因素。农业和食品微生物学可以从宏基因组学的进展中获益，以改善食品安全，提高家畜和农作物的产量，并改进检测威胁食品生产和供应的问题。世界卫生组织估计，全世界每年约有 220 万人死于食源性和水传播的病原体感染，包括细菌、病毒和寄生虫[1]。保障食品和水安全是保障人类健康的重要屏障。高通量的宏基因组学方法正成为检测和监测食源性病原体、食源性疾病暴发和传播途径以及食品和食品相关环境的有力工具。尽管使用宏基因组学方法检测食品中特定食源性病原体可能还存在问题，但我们已经成功应用宏基因组学确定了样本中沙门氏菌血清型的存在，这些样本通过细菌学手动分析方法和实时聚合酶链检测则呈阴性反应[1, 2]。为了促进政府机构和食品行业对宏基因组学方法的使用，有必要开发适合食品微生物实验室的生物信息学工具并建立适当的法律和伦理框架。在食品工业中使用宏基因组学方法，可以更好地了解与食品相关的微生物群落，从而提高食品的生产力、质量和安全性[1]。

未来粮食安全面临的主要挑战包括消除全球饥饿、为更多人提供理想的食物以及利用可持续的方式生产所需的食物[3]。操纵地上 - 地下植物微生物群的相互作用或许是一种可行战略，以限制害虫繁殖，促进作物生长，从而提高农业产量。植物与地下土壤微生物群的相互作用增强了植物的适应性，如植物根际促生菌（plant growth-promoting rhizobacteria，PGPR）可以影响植物生长并增强植物对病原体的抵抗力。宏基因组学方法对于揭示农业系统中植物与地下微生物群之间的相互作用是至关重要的。为了更好地了解和鉴定不同作物中 PGPR 的活性，需要对根际微生物组的组成和功能进行更深入的研究。基于根际微生物组分析设计的 PGPR 干预措施，可用于促进农业系统中的植物生长和害虫防御。接种 PGPR 等有益细菌于土壤中或许是一种可持续的方法，能够在不使用化肥的情况下增加作物产量。此外，土壤微生物群控制可潜在地用于增加固氮作用并减少肥料的使用和随后的氮化作用，从而带来经济和生态效益。

10.3　宏基因组学在人类发育和疾病微生物中的研究展望

自 20 世纪 80 年代以来，随着测序技术的进步，微生物世界的多样性和功能性逐渐被揭示。近年来，随着宏基因组学方法的应用，人们对动物与微生物群之间相互作用的复杂性有了更深入的了解，特别是在肠道微生物群方面的研究。动物的消化道与多种复杂的微生物群落共同进化，这些微生物群落对宿主的饮食做出反应，并在宿主的发育阶段向其提供代谢信号及其他功能[4]。肠道通透性促进了微生物群代谢产物的运输，使得肠道微生物群与宿主器官和组织之间的相互作用信号得以实现[5]。这些相互作用不仅会影响宿主的免疫系统和神经系统，还会影响其他行为，包括交配[4,6,7]。

宏基因组学方法的应用让我们更好地了解到人类宿主与其微生物组之间复杂的代谢相互作用，揭示了宿主整个生命周期中微生物组多样性和个体之间微生物组组成的差异，图10-2 对其进行了总结。随着对宿主与肠道微生物组之间相互作用规模和复杂性的了解不断

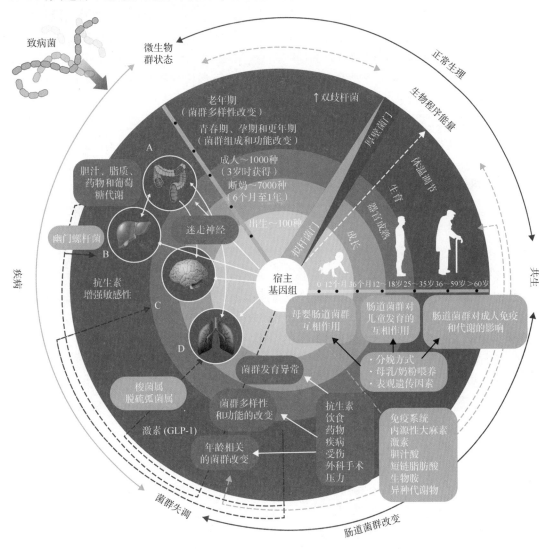

图 10-2 发育和疾病中的肠道菌群

肠道微生物群对人类健康的影响从出生持续到老年。母体微生物群可能影响胎儿的宫内环境和产后健康。出生时，大约有 100 种微生物在结肠中生长。早期环境因素（如分娩方式）、营养因素（如母乳喂养或奶粉喂养）以及表观遗传因素都会影响健康肠道及其微生物共生体的发育。肠道微生物组成在生命早期的变化将影响生命后期患病的概率。在哺乳期间，婴儿微生物群落迅速发展；微生物多样性的变化发生在整个童年和成年生活中，而在老年阶段，拟杆菌减少而厚壁菌门增加。肠道微生物群对于维持整个生命的正常生理活动和能量产生非常重要。体温调节、繁殖和组织生长都是依赖能量的过程，可能部分依赖于肠道微生物产生的能量。外部环境因素（如抗生素使用、饮食、压力、疾病和受伤）以及哺乳动物宿主基因组不断影响肠道微生物群的多样性和功能，从而影响人类健康

加深，我们对于人类健康、疾病和衰老的认识也在不断改变[5]。由于宿主与微生物组代谢相互作用存在于宿主的整个生命周期中，并且呈现出终生变化，因此制定针对肠道微生物组的特定干预治疗成为必要的措施。

宏基因组学研究揭示了疾病与宿主 - 微生物群之间的相互作用和稳态变化的联系。这些发现激发了医学界对肠道微生物群的治疗干预措施的兴趣。人类对微生物的改造已经进行了数百年，但直到 20 世纪初，才第一次有意将微生物改造用于人类健康。俄国微生物学家伊里亚·伊里奇·梅契尼科夫于 1907 年提出，通过摄入乳酸菌可以改善健康和延长寿命，并启动了现代益生菌运动。益生菌是活性微生物，适量食用时对宿主有益。比较基因组学方法可以揭示某些益生菌特异的遗传成分，而宏基因组学方法有助于更全面地研究益生菌的作用[8]。宏基因组学结合其他组学技术可以寻找代谢产物和它们与宿主 - 微生物群反馈机制之间的途径，益生菌可以通过这种机制调节宿主健康状况。

为了更好地设计和利用微生物治疗，需要开展广泛的多组学研究，以全面了解肠道微生物群的生态变化与疾病之间的关系。应用广谱抗菌药后与继发感染相关的微生物组结构和稳态变化是什么？免疫后特定类群的消失如何影响宿主 - 微生物组相互作用的稳态和生态动力学？微生物群修饰将很快进入个体化和预防医学的领域[9-12]。

迄今为止，微生物群治疗潜力的最佳证据是粪便微生物群移植。用健康供体的微生物组替代患者的肠道微生物组在治疗耐药性艰难梭菌感染方面已取得成功[13, 14]。对粪菌移植前后艰难梭菌感染患者进行更深入的宏基因组学研究，以确定是否可以通过引入特定微生物获得相同的治疗效果，或者是否能够完全替代所需肠道微生物组。基于微生物群调节的治疗的有效性必须通过它们拥有持续恢复健康稳态的能力来证明。首次随机临床试验的成功证明了 FMT 治疗复发性艰难梭菌感染的有效性，FMT 患者促使粪便库的建立，最终促进靶向治疗的发展[13, 15, 16]。FMT 的成功表明，微生物组移植需建立严格的传染病筛查规定，类似于器官移植。

10.4　微生物组数据在临床应用中的隐私安全管理

2013 年 11 月，美国食品药品监督管理局（FDA）批准 NGS 系统作为人类基因组测序的诊断设备上市[17]。FDA 批准 Illumina 测序平台在临床中研究人类全基因组，为发展基于测序的新临床试验奠定了基础，其中也包括微生物组分析。未来，整合患者基因组和微生物组数据，可能会改变临床研究和患者护理中的医学变异识别度。这些联合数据集有助于进一步了解疾病易感性或药物反应等情况，从而设计出个性化护理方案和早期干预治疗措施。微生物组数据在临床中的应用具有广泛的前景和潜力，可用于疾病预测、疾病诊断、治疗方案的个性化设计等。例如，微生物组数据可用于研究肠道菌群与肠道疾病的关系，如炎性肠病和肠癌等；可用于研究女性生殖道微生物群落的变化与妇科疾病的关系，如细菌性阴道病和宫颈癌等；也可用于研究皮肤微生物群落与皮肤疾病的关系，如痤疮和湿疹等。此外，微生物组数据还可用于研究人类微生物组的变化与环境因素、生活方式和饮食习惯等的关系。

在将微生物组数据应用于临床之前，我们仍需克服许多挑战。首先，微生物组数据在不同个体中的分布差异非常大，需要进行大量的研究和验证来建立参考范围和可报告范围[18]。其次，微生物组数据的复杂性使得其在临床实验室中的应用存在许多挑战。临床实验室改进修正案（Clinical Laboratory Improvement Amendments，CLIA）需要制定新标准，以消除微生物组的复杂性，并且确保微生物组数据的准确性、精密度、分析灵敏度和特异性。微生物组数据的分析需要考虑到计算效率、分类分辨率等问题，必须寻求更加快速、高效的分析算法。另外，微生物组数据在临床中的应用还需要考虑伦理道德和法律问题。例如，保护患者隐私和数据安全的问题，以及建立适当的监管和验证政策的问题。此外，微生物组数据在临床中的应用需要医生和卫生保健专业人员在微生物组数据的解释方面进行培训，以确保他们能够正确地理解和应用微生物组数据。

微生物组数据在临床中的应用具有广泛的前景和潜力。越来越多的证据显示微生物群在人类疾病、发育和衰老等方面扮演着重要角色，这不但引起了公众的极大兴趣，并且促进了微生物组领域的公民科学运动[19, 20]。公民科学运动是指普通公众参与科学研究的活动。在微生物组领域，公民科学运动促进了微生物组数据的收集和分析。一些大型项目，如美国肠道协会和人类食品项目的合作、艾尔弗·斯隆基金会（Alfred P. Sloan Foundation）和阿贡国家实验室（Argonne National Laboratory，ANL）的家庭微生物组研究以及国际空间站公民和大学研究人员结合的微生物生态学研究（Microbial Ecology Research Combined Citizens and University Researchers by ISS，MERCCURI）项目的空间站微生物组分析等，这些项目的流行和成功归因于公众需要获取可能影响他们生活和健康的科学信息。公民科学运动为个人赋予了权力，但同时也引发了一些伦理问题，并对参与这些项目的研究人员施加了额外的压力[21, 22]。在降低公民科学家期望的同时，需要确保研究人员正确使用收集到的数据，帮助改善人类受试者的健康并推动该领域的发展[23]。

然而，微生物组数据的收集和分析也面临着一些挑战，包括公民科学运动、数据隐私和安全问题。微生物组数据的收集和分析涉及个人隐私和数据安全。微生物组样本不仅包含个体的微生物组，还可能包含样本供体的遗传信息。因此，要成功开展大众微生物组项目，就必须严格控制所有流程，包括样本收集、管理、数据分析和交流[24-27]。我们需要针对微生物组数据隐私和安全的问题采取一系列措施。首先，需要建立严格的流程和规定，确保微生物组数据的收集、管理和分析符合法律和伦理标准。其次，需要加强公众和研究人员的教育和培训，提高他们对微生物组数据隐私和安全问题的认识和意识。同时，还需加强对微生物组数据的管理和监督，确保数据的安全性和隐私性。最后，要加强数据分析算法和技术的研究与开发，提高微生物组数据分析的准确性和可靠性。使用自选参与者的数据在方法上存在局限性。由于选择偏差、信息偏差和混杂效应的存在，对使用自选参与者的研究结果需要谨慎解释[28]。为了识别并可能补偿这些偏差和混杂效应，需要采用适当的分析方法[28]。使用自我选择的参与者可能会将微生物组分析的健康益处限制在一小部分人群中，因为收集的数据因社会经济学、种族和（或）捐赠者的疾病状态而存在偏差。

在保护微生物组数据隐私和安全的同时，我们也需要尽可能地保护参与者的个人隐私。在收集微生物组样本时，需要尽可能地减少遗传信息的收集。在管理和存储微生物组数据时，需要采用加密和其他安全措施来保护数据的安全性。在分析微生物组数据时，需要采用匿名化和去识别化技术保护参与者的个人隐私。

总之，随着微生物组数据在临床中的应用越来越广泛，微生物组数据的隐私和安全问题也越来越受到关注。我们需要采取措施来保护微生物组数据的隐私和安全，同时尽可能地保护参与者的个人隐私。这需要公众、研究人员和政策制定者共同努力，建立一套完整的隐私保护和安全框架，加强对微生物组数据的管理和监督，以及对公众和研究人员的教育和培训，提高他们对微生物组数据隐私和安全问题的意识。只有这样，才能充分发挥微生物组数据在临床中的应用价值，为人类健康和医疗领域的发展做出更大的贡献。

10.5　微生物组研究的伦理道德问题

在 21 世纪，随着互联网和其他数字技术的发展，个人信息的获取变得更加快捷，引起了人们对隐私和数据权利问题的担忧。这种易获得性也对人类学科研究的监管产生了重大影响。在微生物组研究中，许多问题都与监管有关，例如如何选择和招募人类受试者、个人或群体无名化的可能性以及披露发现所涉及的信息风险[29-33]。此外，微生物组研究的对象可以通过收集行为调查和（或）微生物群样本中的信息来确定。除了与研究产生的相关数据问题外，还存在着关于人类微生物组样本的知情同意和所有权等问题[34-36]。爱丽丝·霍金斯和基兰·奥多尔蒂提出了一个有趣且发人深省的问题："你的排泄物归谁所有？"，这个问题引起了对微生物组研究中隐私、同意、所有权、结果返回、治理和利益分享等问题的讨论[36]。虽然微生物组研究存在一些特有的伦理问题，但在人类基因组计划和最近的全基因组关联研究中，类似的伦理问题也引发了广泛的争议[32, 37]。

为了应对当代研究中涉及微生物组领域所面临的伦理问题，美国卫生与公众服务部（United States Department of Health and Human Services，HHS）于 2011 年提前发布了一份规则制定通知（Advance Notice of Proposed Rule Making，ANPRM），其主题为"人体研究保护：加强对研究对象的保护，减轻调查员的负担，降低延误和模糊性"，旨在修改目前已知的保护人类实验对象的联邦政策，即"共同规则"[38]。ANPRM 提出了一些变化，包括：①机构审查委员会（Institution Review Board，IRB）审查当代研究；②为多机构研究建立单一的 IRB 审查；③反对使用生物标本的特定书面材料；④保障可识别或可能识别的数据的安全；⑤解决系统收集和分析数据的问题及不良事件；⑥扩大联邦规则的适用范围，使其适用于在全国进行的所有研究，无论其资金来源如何，只要这些机构从一个共同的管理机构获得部分资金用于使用人类实验对象进行研究，就必须遵守这些规则。尽管带来了许多挑战[39]，但是保护人类实验对象的安全和权益是至关重要的。

为了正确规范地收集和使用微生物组技术产生的数据，需要实施新的指导方针来解决所面临的伦理问题。同时，为了跟上最新的技术进步，监管机构必须建立一个更具灵活性和适应性的评估系统，以推动微生物组研究的发展。

就像科学家一样，艺术家也可以揭示和突显与新技术相关的伦理和隐私问题。为了加强人们对生物技术的认识，加布里埃尔·巴西亚·科伦坡发明了一种艺术装置——"DNA自动售货机"，该装置展示了那些捐赠口腔漱洗液并从中提取 DNA 的个人的图像，以及装在瓶子内的 DNA 样本。该装置所提供的基因信息包括口腔微生物组和人类 DNA。人们可能想知道这些材料如何使用，并期待预先包装好的微生物群落出现在超市货架上。

另一方面，这场伦理辩论的重要问题是微生物群是否有权利。在"为了全人类利益"的假设下，我们是否有技术能力永久根除微生物群体成员，或者通过合成生物学"创造新的微生物群"[40-42]。

10.6　总　　结

微生物组研究是指研究各种微生物的基因组及其在生物体内的作用和相互关系，目前已经成为生物学、医学和生态学等领域的热门研究方向。未来，微生物组研究将涉及多个领域并期待取得更大的突破。首先，微生物组与人类健康密切相关，微生物组的失调与多种疾病的发生有关，微生物组研究将广泛应用于医学领域。通过研究微生物组，我们能更深入地了解人体及其微生物群落之间的相互作用，进一步帮助诊断和治疗疾病，例如，肠道菌群失调与多种肠胃疾病的关系，以及微生物组在癌症治疗中的应用等。其次，微生物组研究将有助于环境保护。微生物在自然界中扮演着重要的角色，如参与土壤、水和空气的生态循环，分解有机物质和降解污染物等。通过研究微生物群落的结构、功能和相互关系深入了解微生物的生态学功能，将进一步提高环境保护的效率和水平。最后，微生物组研究将有助于发展生物工程技术。微生物在生产、制药和食品工业中具有广泛的应用，如利用微生物发酵生产酒精、酸奶、面包等，或者利用微生物生成药物。通过研究微生物的基因组、代谢途径和代谢产物等为生物工程技术的发展提供更多的思路和方法。总之，微生物组研究将在医学、环境保护和生物工程等领域发挥重要作用，为人类的健康和生产生活带来更多的好处。

微生物组数据的伦理问题和数据安全是微生物组研究中需要高度关注的问题。微生物组数据中包含了个体生物信息，如基因结构、表达水平、菌群组成等，研究者需要采取措施保护被研究者的隐私权，如对数据进行去标识化、限制数据的使用范围、加强数据访问权限管理等，并且需要征得被研究者的知情同意。微生物组数据的安全问题也是保护数据完整性和保密性的重要保障。微生物组数据的泄露可能会导致数据被恶意利用、破坏或篡改等，这将对研究的真实性和可信度产生严重的影响。因此，有必要通过加密数据传输、建立安全的数据存储和备份体系、加强数据审计等措施保障数据的安全性。此外，微生物组数据的使用也需要遵循一定的伦理原则和规范，如避免歧视、保护研究对象的权益、不得将数据用于商业目的等。综上所述，微生物组数据的伦理问题和数据安全是微生物组研究中需要高度关注的问题，研究者需要采取措施保障数据的安全性和合法性，并且遵循伦理原则和规范。

参 考 文 献

［1］ BERGHOLZ T M, MORENO SWITT A I, WIEDMANN M. Omics approaches in food safety: fulfilling the promise?［J］. Trends Microbiol, 2014, 22(5): 275-281.

［2］ LUKJANCENKO O, WASSENAAR T M, USSERY D W. Comparison of 61 sequenced *Escherichia coli* genomes［J］. Microb Ecol, 2010, 60(4): 708-720.

［3］ GODFRAY H C, BEDDINGTON J R, CRUTE I R, et al. Food security: the challenge of feeding 9 billion people［J］. Science, 2010, 327(5967): 812-818.

［4］ KOHL K D, CARY T L, KARASOV W H, et al. Restructuring of the amphibian gut microbiota through metamorphosis［J］. Environ Microbiol Rep, 2013, 5(6): 899-903.

［5］ NICHOLSON J K, HOLMES E, KINROSS J, et al. Host-gut microbiota metabolic interactions［J］. Science(New York, NY), 2012, 336(6086): 1262-1267.

［6］ SHARON G, SEGAL D, RINGO J M, et al. Commensal bacteria play a role in mating preference of Drosophila melanogaster［J］. Proc Nat Acad Sci U S A, 2010, 107(46): 20051-20056.

［7］ JOST T, LACROIX C, BRAEGGER C P, et al. New insights in gut microbiota establishment in healthy breast fed neonates［J］. PLoS One, 2012, 7(8): e44595.

［8］ VEIGA P, GALLINI C A, BEAL C, et al. *Bifidobacterium animalis* subsp. *lactis* fermented milk product reduces inflammation by altering a niche for colitogenic microbes［J］. Proc Nat Acad Sci U S A, 2010, 107(42): 18132-18137.

［9］ GUYONNET D, CHASSANY O, DUCROTTE P, et al. Effect of a fermented milk containing *Bifidobacterium animalis* DN-173 010 on the health-related quality of life and symptoms in irritable bowel syndrome in adults in primary care: a multicentre, randomized, double-blind, controlled trial［J］. Aliment Pharmacol Ther, 2007, 26(3): 475-486.

［10］ KEKKONEN R A, LUMMELA N, KARJALAINEN H, et al. Probiotic intervention has strain-specific anti-inflammatory effects in healthy adults［J］. World J Gastroenterol, 2008, 14(13): 2029-2036.

［11］ LEMON K P, ARMITAGE G C, RELMAN D A, et al. Microbiota-targeted therapies: an ecological perspective［J］. Sci Transl Med, 2012, 4(137): 137rv5.

［12］ LICHT T R, HANSEN M, BERGSTRÖM A, et al. Effects of apples and specific apple components on the cecal environment of conventional rats: role of apple pectin［J］. BMC Microbiology, 2010, 10: 13.

［13］ CAMMAROTA G, IANIRO G, GASBARRINI A. Fecal microbiota transplantation for the treatment of *Clostridium difficile* infection: a systematic review［J］. J Clin Gastroenterol, 2014, 48(8): 693-702.

［14］ PETROF E O, GLOOR G B, VANNER S J, et al. Stool substitute transplant therapy for the eradication of *Clostridium difficile* infection: 'RePOOPulating' the gut［J］. Microbiome, 2013, 1(1): 3.

［15］ OWENS C, BROUSSARD E, SURAWICZ C. Fecal microbiota transplantation and donor standardization［J］. Trends Microbiol, 2013, 21(9): 443-445.

［16］ SMITH M B, KELLY C, ALM E J. Policy: How to regulate faecal transplants［J］. Nature, 2014, 506(7488): 290-291.

［17］ COLLINS F S, HAMBURG M A. First FDA authorization for next-generation sequencer［J］. New Engl J Med, 2013, 369(25): 2369-2371.

［18］ GARGIS A S, KALMAN L, BERRY M W, et al. Assuring the quality of next-generation sequencing in clinical laboratory practice［J］. Nat Biotechnol, 2012, 30(11): 1033-1036.

［19］ CRALL A W, JORDAN R, HOLFELDER K, et al. The impacts of an invasive species citizen science training program on participant attitudes, behavior, and science literacy［J］. Public Underst Sci, 2013, 22(6):

745-764.

[20] FREITAG A, PFEFFER M J. Process, not product: investigating recommendations for improving citizen science "success" [J]. PLoS One, 2013, 8(5): e64079.

[21] KAYE J, CURREN L, ANDERSON N, et al. From patients to partners: participant-centric initiatives in biomedical research[J]. Nat Rev Genet, 2012, 13(5): 371-376.

[22] MCGUIRE A L, ACHENBAUM L S, WHITNEY S N, et al. Perspectives on human microbiome research ethics[J]. J Empir Res Hum Res Ethics, 2012, 7(3): 1-14.

[23] BERKMAN B E, HULL S C, ECKSTEIN L. The unintended implications of blurring the line between research and clinical care in a genomic age[J]. Per Med, 2014, 11(3): 285-295.

[24] WOLF S M, CROCK B N, VAN NESS B, et al. Managing incidental findings and research results in genomic research involving biobanks and archived data sets[J]. Genet Med, 2012, 14(4): 361-384.

[25] METHÉ B A, NELSON K E, POP M, et al. A framework for human microbiome research[J]. Nature, 2012, 486(7402): 215-221.

[26] MCGUIRE A L, COLGROVE J, WHITNEY S N, et al. Ethical, legal, and social considerations in conducting the Human Microbiome Project[J]. Genome Res, 2008, 18(12): 1861-1864.

[27] HOFFMANN D E, FORTENBERRY J D, RAVEL J. Are changes to the common rule necessary to address evolving areas of research? A case study focusing on the human microbiome project[J]. J Law Med Ethics, 2013, 41(2): 454-469.

[28] JANSSENS A C, KRAFT P. Research conducted using data obtained through online communities: ethical implications of methodological limitations[J]. PLoS Med, 2012, 9(10): e1001328.

[29] WOLF S M, CROCK B N, VAN NESS B, et al. Managing incidental findings and research results in genomic research involving biobanks and archived data sets[J]. Genet Med, 2012, 14(4): 361-384.

[30] METHÉ B A, NELSON K E, POP M, et al. A framework for human microbiome research[J]. Nature, 2012, 486(7402): 215-221.

[31] MCGUIRE A L, COLGROVE J, WHITNEY S N, et al. Ethical, legal, and social considerations in conducting the Human Microbiome Project[J]. Genome Research, 2008, 18(12): 1861-1864.

[32] HOFFMANN D E, FORTENBERRY J D, RAVEL J. Are changes to the common rule necessary to address evolving areas of research? A case study focusing on the human microbiome project[J]. J Law Med Ethics, 2013, 41(2): 454-469.

[33] TRYKA K A, HAO L N, STURCKE A, et al. NCBI's database of genotypes and phenotypes: dbGaP[J]. Nucleic Acids Res, 2014, 42(D1): D975-D979.

[34] SLASHINSKI M J, MCCURDY S A, ACHENBAUM L S, et al. "Snake-oil," "quack medicine, " and "industrially cultured organisms: " biovalue and the commercialization of human microbiome research[J]. Bmc Med Ethics, 2012, 13: 28.

[35] MASTER Z, NELSON E, MURDOCH B, et al. Biobanks, consent and claims of consensus[J]. Nature Methods, 2012, 9(9): 885-888.

[36] HAWKINS A K, O'DOHERTY K C. "Who owns your poop?" : insights regarding the intersection of human microbiome research and the ELSI aspects of biobanking and related studies[J]. BMC Med Genomics, 2011, 4: 72.

[37] LEWIS C, HILL M, SKIRTON H, et al. Non-invasive prenatal diagnosis for fetal sex determination: benefits and disadvantages from the service users' perspective[J]. Eur J Hum Genet, 2012, 20(11): 1127-1133.

[38] BERGHOLZ T M, SWITT A I M, WIEDMANN M. Omics approaches in food safety: fulfilling the

promise?[J]. Trends Microbiol, 2014, 22(5): 275-281.

[39] HENRY L M. INTRODUCTION: Revising the common rule: prospects and challenges[J]. J Law Med Ethics, 2013, 41(2): 386-389.

[40] SMITH H O, HUTCHISON C A 3rd, PFANNKOCH C, et al. Generating a synthetic genome by whole genome assembly: phi X174 bacteriophage from synthetic oligonucleotides[J]. P Natl Acad Sci U S A, 2003, 100(26): 15440-15445.

[41] COCKELL C S. The microbial stages of humanity[J]. Interdiscipl Sci Rev, 2011, 36(4): 301-313.

[42] RIIS S. The ultimate technology: the end of technology and the task of nature[J]. Artif Life, 2013, 19(3-4): 471-485.